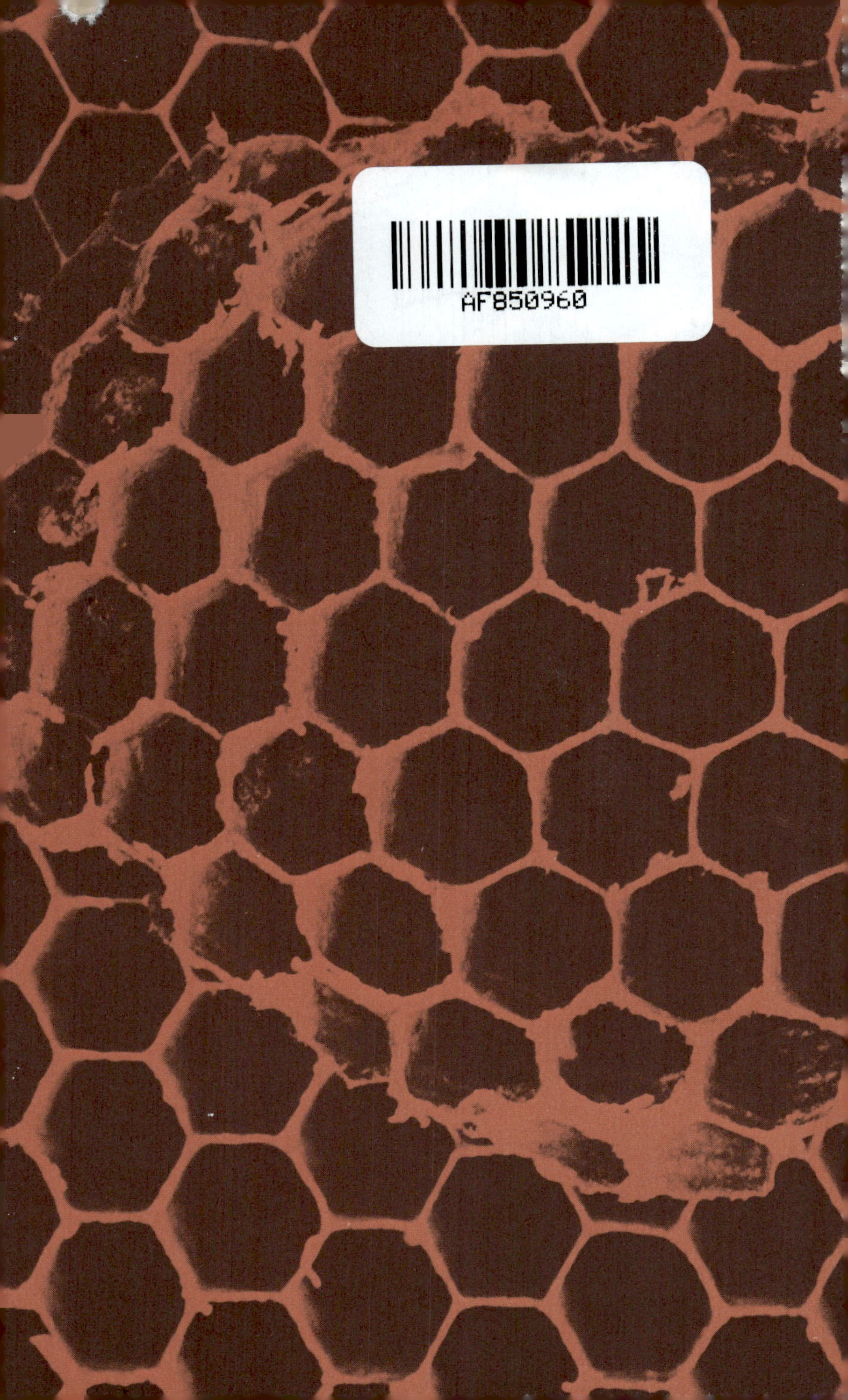

GUÍA DE LOS ANIMALES PARÁSITOS
DE NUESTRAS CASAS

HENRI MOURIER
OVE WINDING

Ilustraciones originales de
EBBE SUNESEN

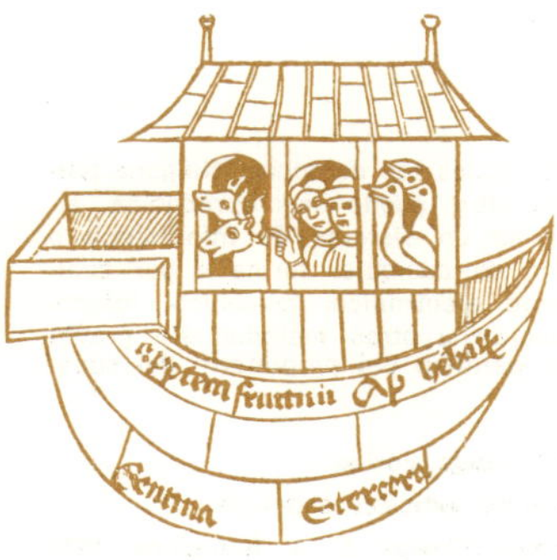

Ediciones Omega, S. A. - Casanova, 220 - Barcelona-36

La edición original de esta obra ha sido publicada en danés por la editorial C. E. C. Gads Forlag, de Copenhague, con el título
VILDE DYR I HUS OG HJEM

Traducido por
Josep M. Recasens
Licenciado en Ciencias Biológicas

ISBN: 84-282-0534-5
Depósito legal: B. 44713 - 1978
Printed in Spain
Imprenta Juvenil, S. A.
Maracaibo, 11 - Barcelona-30

Cómo utilizar este libro

Una vez encontrada la huella o señal de un animal en la casa, como por ejemplo: excrementos, agujeros en la madera o una carpeta roída, la lista del contenido guiará al lector a la sección del libro en donde se encuentran descritas dichas huellas o señales. Las ilustraciones ayudarán en la identificación del animal en cuestión.
Cuando se encuentre un animal en la casa, el lector debe consultar primero la clave de la página 12. Ésta y las siguientes claves le conducirán a las láminas en color y entonces podrá comparar su ejemplar con los tipos de animales representados. Naturalmente se puede ir primero a las láminas y mirar en ellas sin consultar las claves.
Las láminas indican las páginas en las que se encuentra una descripción más detallada del animal, y el índice remitirá a otros lugares del libro en donde también se menciona dicho animal.
En distintos lugares a lo largo del libro el lector encontrará secciones especiales que tratan de la prevención y control de ataques por plagas y otros animales que, de una forma u otra, afectan a la vida del hombre en su hogar

ÍNDICE DE MATERIAS

Prólogo

Al escribir este libro, el propósito ha sido hacer un manual práctico que dé una amplia relación de los animales que pueden encontrarse en el interior de las casas en Europa, poniendo particular atención en los rastros y vestigios que dejan y en los daños que a veces causan. El uso de este libro no requiere ningún conocimiento previo de zoología y la identificación de los ejemplares se basa únicamente en características externas que pueden ser observadas a simple vista o con una buena lupa corriente.

Este libro no ha sido escrito únicamente para los propietarios de casas, sino que debería ser de igual utilidad para aquellas personas que en su vida diaria han de enfrentarse con problemas relacionados con animales nocivos en las casas, tiendas, almacenes y fábricas. De ningún modo todos los animales que se encuentran en las casas son perjudiciales de alguna forma, por lo que este libro debería también interesar a todos los aficionados a la zoología.

Este libro empezó a escribirse con la colaboración de Preben Dahlstrom, que antes de morir hizo las claves de identificación de las páginas 12-17 y las láminas en color en las páginas 8 y 19. El fotógrafo de este libro y los dos autores están asociados al Laboratorio Estatal Danés de Plagas, y le están muy reconocidos a su director desde 1948 a 1975, Hans Wickmand.

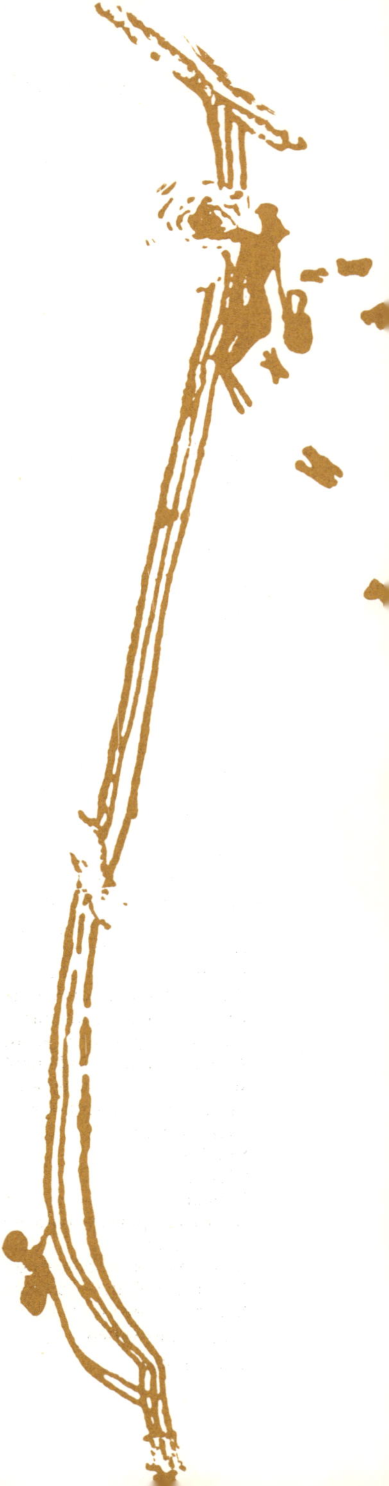

Introducción

Si echamos una mirada retrospectiva a la historia del hombre, que quizás cubre el período de un millón de años, nos daremos cuenta que durante el noventa y nueve por ciento de este tiempo ha sido un cazador y un recolector de comida. Es decir, ha recogido fruta y vegetales, y larvas y otros pequeños invertebrados comestibles. En un período temprano de su historia, el hombre también aprendió a cazar animales mayores con armas y métodos cada vez más perfeccionados. La provisión de alimento para la familia o el grupo dependía de lo que el campo circundante tenía que ofrecer, y el hombre no sabía cómo almacenar la comida en cantidad. Por todo ello, nuestros ancestros no conocían las verdaderas plagas de los alimentos almacenados, pero sin embargo debieron tener problemas con larvas de moscardas que atacaban su caza y con otras plagas que dañaban sus cueros y su propia piel.

Tampoco debieron ser perdonados por los verdaderos parásitos. Los piojos debieron infestar sus cabellos y las chinches de las camas y las pulgas se debieron multiplicar, generación tras generación, durante miles de años. El sueño debió de ser perturbado por los mosquitos con su incesante zumbido, y también por los numerosos pequeños invertebrados que vivían en sus hogares. Éstos debieron comprender enjambres de moscas y otros insectos que eran atraídos por los desechos domésticos.

Hace 10 000 años aproximadamente hubo un cambio significativo. El hombre empezó a plantar y cosechar vegetales y a criar animales domésticos. Esta nueva forma de vida trajo consigo muchas ventajas, ya que procuró una existencia mucho más segura y el suelo pudo alimentar a mucha más gente cuando fue usado de esta forma. Sin embargo, también trajo problemas. Los animales que hasta entonces se habían alimentado de hierbas salvajes dispersas tuvieron entonces la oportunidad, cuando las plantas de las que se alimentaban eran sembradas en campos enteros, de multiplicarse como hasta entonces nunca lo habían hecho. Algunos invertebrados especialistas en cuanto a su alimentación, que anteriormente vivían en invierno de lo que habían recolectado en verano y en otoño, pudieron entonces explotar los enormes almacenes de comida recolectada por el hombre introduciéndose en ellos.

Cuando el hombre empezó a establecer viviendas permanentes, éstas proveyeron de un excelente alojamiento a muchas especies de animales, ya fuera en la vivienda misma o en los anexos usados por los animales domésticos. También había madera que roer y telas y cueros que comer.

Los edificios proveyeron de nuevos terrenos de caza a animales tales como las arañas, y también de lugares para anidar y pasar el invierno a muchos animales que hasta entonces habían usado árboles huecos y hendiduras en las rocas. A través de los tiempos, estas facilidades aportadas por el hombre aumentaron, y aún hoy, con todos nuestros adelantos técnicos, estamos muy lejos de estar solos en nuestras viviendas y almacenes.

Recogiendo miel:
pintura mural de unos 3000 años a. C.

LAS CASAS COMO HÁBITATS DE ANIMALES

Además de un clima favorable, un animal debe tener el alimento adecuado y bastantes lugares para esconderse o refugiarse para que se pueda desarrollar bien. Desde luego, la casa, por regla general, tiene suficientes escondrijos, pero no siempre satisface los otros requisitos. Sería erróneo suponer que el confortable calor de nuestras casas durante todo el año sería ideal para muchos invertebrados; para ellos está lejos de ser éste el caso.
El clima en nuestras casas es muy distinto del clima veraniego que encontramos en las latitudes templadas al aire libre. Las temperaturas de las habitaciones pueden ser casi las mismas que las de un día cálido de verano, pero el aire es a veces completamente seco, dando un clima semejante al desértico. Esto es algo que a veces nosotros mismos lo podemos encontrar incómodo, pero para la mayor parte de invertebrados puede ser catastrófico.
Por todo ello, muy pocos de los animales encontrados dentro de las casas se encuentran también fuera, al aire libre. Esto no es aplicable a muchos animales invertebrados pequeños tales como las mariposas nocturnas, que entran a través de ventanas y puertas por las noches, siendo atraídas por la luz. Éstas mueren pronto a menos que puedan encontrar su camino de salida.
La mayor parte de los «animales domésticos» provienen originariamente de otras partes del mundo. Es bastante curioso que sólo unos pocos de ellos se hayan encontrado viviendo en forma salvaje, por lo que no siempre es posible saber exactamente su procedencia original, pero la mayor parte de ellos se originaron probablemente en las regiones tropicales y subtropicales. Seguramente los animales con dichos hábitos especializados nunca han sido numerosos en forma salvaje, y sólo pudieron llegar a tener éxito al introducirse en un hábitat hecho por el hombre. Algunas de las especies implicadas han estado asociadas con hábitats humanos durante miles de años, y durante este largo período de tiempo, que para los insectos significarían miles de generaciones, han tenido plena oportunidad de desarrollar tipos nuevos con hábitos y formas que difieren considerablemente de las formas ancestrales originales.
Los insectos y otras plagas de invertebrados que viven dentro de las casas no deben mirarse, por tanto, como visitantes casuales, sino más bien como residentes altamente especializados. Están relativamente libres de competidores y de predadores y poseen normalmente un abundante suministro de alimento adecuado.

NOMBRES DE ANIMALES Y SISTEMÁTICA

Para utilizar un libro de este tipo es esencial conocer el método de nomenclatura de los animales. El estudio científico conocido como sistemática trata de la nomenclatura de animales y plantas, y de su ordenación en grupos que indican las relaciones de unos con otros.
La sistemática moderna está basada en el trabajo del naturalista sueco Carl von Linné (1707-1778), conocido también como Linneo. Este científico dio un nombre en latín a todas las plantas y animales conocidos entonces y los ordenó en grupos de acuerdo con su aspecto físico. Escogió el latín debido a que en su tiempo era el lenguaje científico internacional.
Los principios de la nomenclatura establecidos por Linneo todavía hoy están en uso. El nombre científico de un animal o planta consta de dos nombres, el primero indica el género y el segundo la especie. En este libro es necesario utilizar los nombres científicos, debido a que muchos de los animales mencionados no tienen nombre común en español, y cuando lo tienen, no se le denomina igual en los distintos puntos del país.
En 1859 se publicó un libro que ha tenido un profundo efecto sobre el conocimiento del hombre y del mundo que le rodea. Este libro era *El Origen de las Especies*, del científico inglés Char-

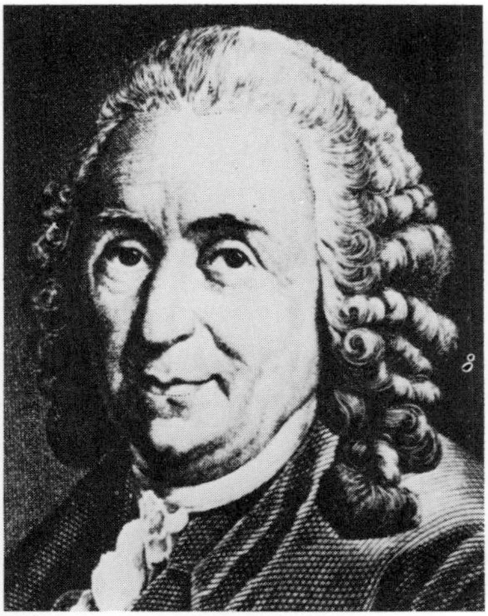

Carl von Linné (1707-1778)

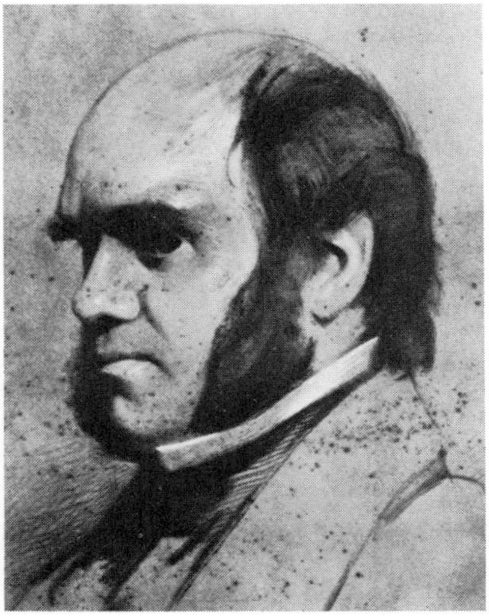

Charles Darwin (1809-1882)

les Darwin (1809-1882), el cual propuso la teoría de la selección natural, que pretende explicar cómo todas las especies existentes se han desarrollado a partir de especies que han existido en épocas pasadas. Ya que en la época de Darwin la sistemática no había llegado a ser más que un medio para denominar a los animales y plantas, en muchos casos tuvo que demostrar su parentesco para poder agrupar juntos a aquellos que se habían desarrollado a partir de un antecesor común. El reino animal se ha dividido en 14 grupos mayores conocidos como fila (singular filum). Sólo unos pocos de ellos tienen representantes que se encuentran en el interior de las casas, a saber: anélidos, moluscos, artrópodos y vertebrados. Los anélidos están representados únicamente por las lombrices, véase pág. 195. Los moluscos, grupo que incluye a los gasterópodos y bivalvos, no se encuentran normalmente en las casas, exceptuando ciertas babosas que aparecen en las bodegas (véase pág. 164). Los vertebrados o animales con columna vertebral incluyen a los peces, anfibios, reptiles, aves y mamíferos, entre los cuales se encuentra el hombre.

Los artrópodos son animales con patas articuladas. Este grupo contiene los crustáceos, escorpiones, milpiés, ciempiés, ácaros, arañas y por último los insectos, aunque no por ello son los menos abundantes. Se han descrito cerca de un millón de especies animales y de ellas más de las tres cuartas partes son artrópodos. Por tanto, no es sorprendente que la mayor parte de los animales encontrados en las casas pertenezcan a este grupo.

ESTRUCTURA DE LOS ARTRÓPODOS

Como su nombre indica, los artrópodos tienen sus patas divididas en segmentos articulados, y también el cuerpo está segmentado. Sin embargo, el hecho más sorprendente es que, en contraste con los vertebrados, los artrópodos tienen un esqueleto externo. Su piel está modificada para formar un duro exoesqueleto, el cual sirve de protección y también para la inserción de los músculos.

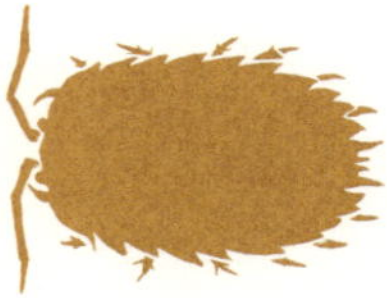

Los *crustáceos* son principalmente animales acuáticos y respiran mediante branquias. El cuerpo está dividido en cabeza, tórax y abdomen. La cabeza tiene tres pares de apéndices transformados en piezas bucales y dos pares de antenas. Los crustáceos que nos interesan, las cochinillas de humedad conocidas científicamente como isópodos.

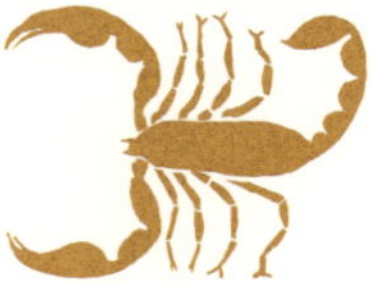

El cuerpo de un *escorpión* tiene una parte anterior o cefalotórax con cuatro pares de patas y un abdomen sin patas. El último segmento abdominal forma una especie de cola que termina en un aguijón. Poseen dos pares de piezas bucales y un par tiene forma de pinza.

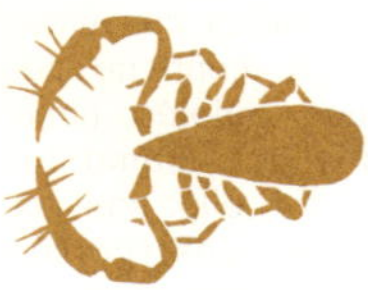

De los *falsos escorpiones* se puede decir que son parecidos a los verdaderos escorpiones, pero sin cola y sin aguijón.

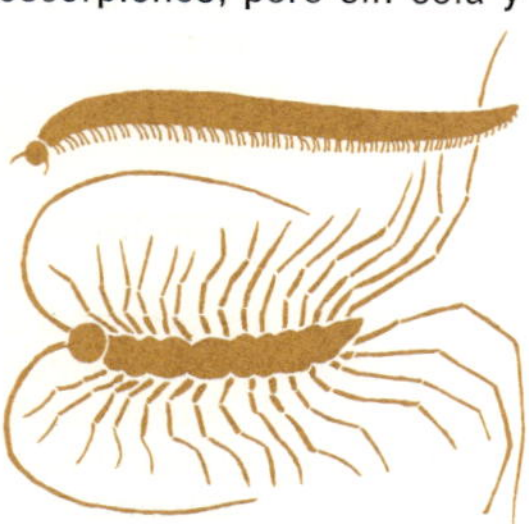

Los *milpiés* y *ciempiés* poseen una cabeza diferenciada, pero el tórax y el abdomen están unidos. El cuerpo con numerosos segmentos, en cada uno de ellos hay un par de patas en los ciempiés o dos en los milpiés (Diplópodos).

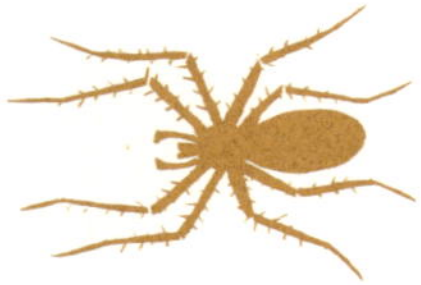

Las *arañas* tienen un cuerpo formado por dos partes de casi el mismo tamaño. La parte anterior está formada por la cabeza modificada y el tórax; en ella se encuentran los ojos, las piezas bucales y cuatro pares de patas. La parte posterior o abdomen no tiene patas, las hileras son patas modificadas.

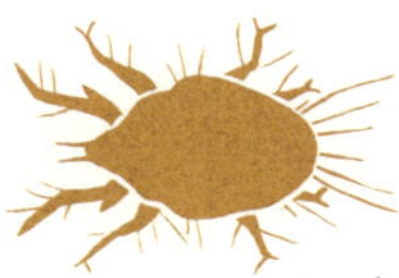

Los *ácaros* también poseen cuatro pares de patas, pero tienen la cabeza, el tórax y el abdomen fusionados formando un cuerpo que no muestra segmentación aparente.

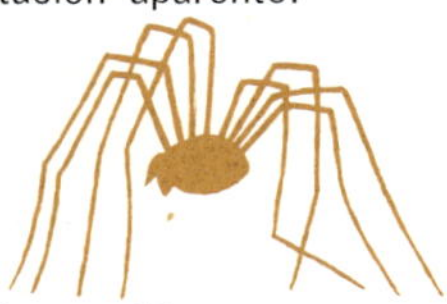

Los *opiliones* aparentemente tienen un cuerpo insegmentado, pero son mucho mayores que los ácaros, y los cuatro pares de patas son extremadamente largas en relación con el cuerpo.

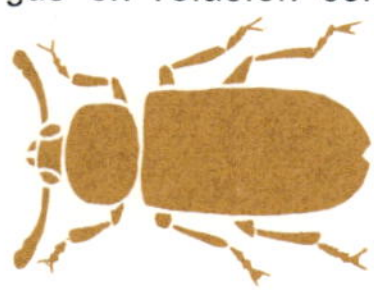

Los *insectos* son el grupo dominante dentro de los artrópodos. El cuerpo está dividido en tres partes: cabeza, tórax y abdomen. La cabeza lleva las piezas bucales, los ojos y las antenas. El tórax tiene tres segmentos, cada uno con un par de patas, y en la mayoría de insectos hay un par de alas sobre cada uno de los dos últimos segmentos torácicos. Los doce segmentos restantes que forman el abdomen contienen los órganos tales como el tubo digestivo y gónadas.

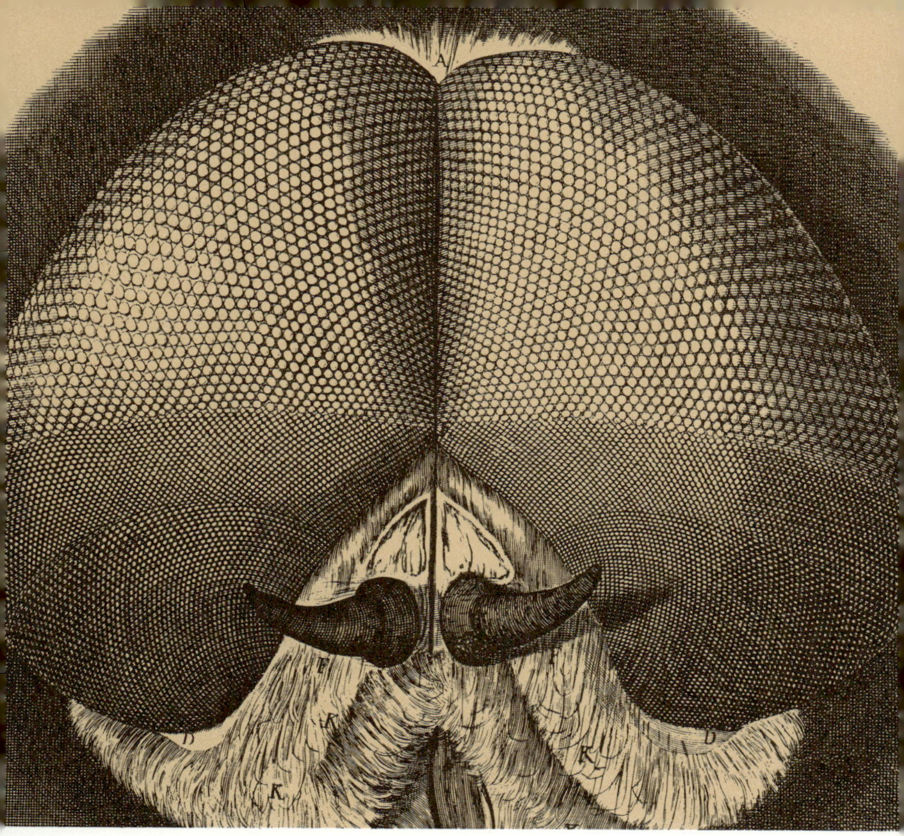

Ojo compuesto de una mosca. Grabado en cobre de Robert Hooke: micrografía, 1665.

SENTIDOS Y COMPORTAMIENTO DE LOS ARTRÓPODOS

La supervivencia de un animal depende sobre todo de su habilidad para evitar ser comido por los depredadores y para encontrar alimento y de su capacidad para encontrar otros miembros de su especie para reproducirse. Por lo tanto, el animal debe tener unos órganos de los sentidos capaces de recibir la información de lo que está ocurriendo a su alrededor, y debe poseer un sistema nervioso que pueda transmitir esta información a los órganos capaces de dar una respuesta apropiada. Con su pesado exoesqueleto, los insectos y otros artrópodos parecen un tanto rígidos, y podemos preguntarnos hasta qué punto son capaces de percibir sensaciones. De hecho reciben una gran cantidad de información sobre lo que está sucediendo a su alrededor, y en general tienen el mismo tipo de sentidos que el hombre y otros vertebrados: tacto, oído, vista, sentidos de frío y calor y los sentidos químicos del gusto y del olfato. Sin embargo, sería erróneo pensar que perciben el mundo externo de igual forma que nosotros.

En los artrópodos, el sentido del *tacto* está asociado con distintos tipos de pelos (también denominados quetas o sedas). Cuando se toca un pelo, éste estimula a una célula sensorial que a su vez manda un mensaje al sistema nervioso central.

El *oído* puede estar asociado con pelos

que se mueven a causa de las ondas sonoras, pero hay también algunos insectos que tienen desarrollados verdaderos órganos timpánicos, como por ejemplo los grillos.
Dichos órganos son parecidos a una parte del oído de un vertebrado, ya que poseen una membrana delgada que es la que vibra mediante las ondas sonoras.
La *vista* en los insectos se sirve de unos grandes ojos compuestos laterales, que a menudo están formados por miles de ojitos individuales u omatidios.
El *gusto* y el *olfato* están muy bien desarrollados en muchos insectos. Están asociados con ciertos pelos sensoriales especializados, que se hallan situados en diversas partes del cuerpo, pero particularmente en las piezas bucales y las antenas.
La percepción del *frío* y el *calor* no está localizada en órganos sensoriales especiales, pero los artrópodos han llegado a poder conocer la temperatura principalmente por sus efectos sobre sus procesos metabólicos internos.
Por todo ello, los artrópodos están muy bien provistos de sentidos que a menudo son extremadamente sensibles. Por ejemplo, una moscarda puede oler la carne a una distancia de varios kilómetros y encontrar el camino para llegar hasta ella con una exactitud infalible.
El comportamiento de los invertebrados suele parecer muy racional, pero en realidad no hay pruebas de que puedan pensar sobre lo que están haciendo. Si su actividad normal parece que es racional, es debido a que poseen unos modelos de comportamiento innatos que en ciertas situaciones tienen lugar debido a un conjunto dado de estímulos. Los animales tales como los insectos y otros artrópodos que viven poco tiempo de hecho están mejor dotados para la efectividad de las reacciones instintivas que para tener una capacidad de aprendizaje bien desarrollada, ya que no tienen tiempo de adquirir una experiencia y aprender de ella.

¿DE DÓNDE VIENEN LOS INVERTEBRADOS?

Durante largo tiempo se pensó que los invertebrados pequeños aparecían espontáneamente de la suciedad y del polvo, y de hecho incluso se creía que los pequeños vertebrados, tales como los ratones, provenían de los tejidos de lana. Fue ya en 1650 que el físico italiano Francesco Redi demostró finalmente que los «gusanos» eran las larvas de las moscas. Colocó carne y cabezas de pescado en dos recipientes, puso una tapadera sobre uno de ellos y dejó el otro destapado. Después de varios días aparecieron «gusanos» en el recipiente abierto, que había sido visitado por moscardas, pero sin embargo no había ninguno en el recipiente cerrado. Éste fue un experimento muy sencillo, pero que demostró un principio biológico muy importante, que dice que incluso los animales más pequeños no surgen espontáneamente, sino que siempre son

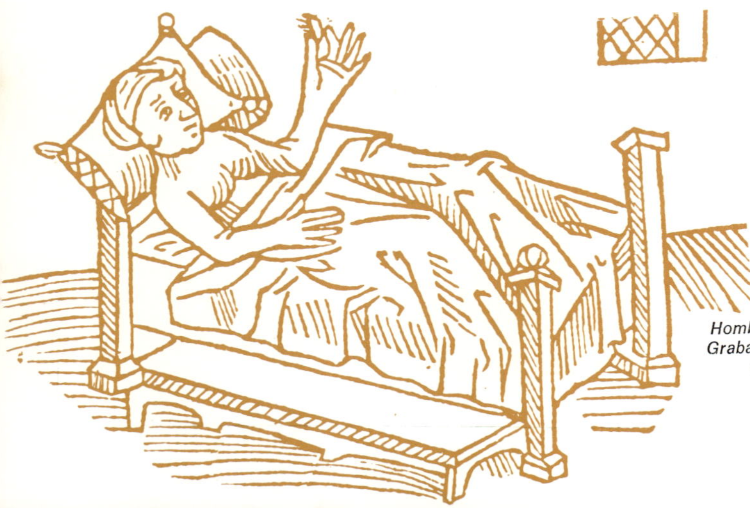

Hombre con pulga. Grabado en madera del siglo XVI.

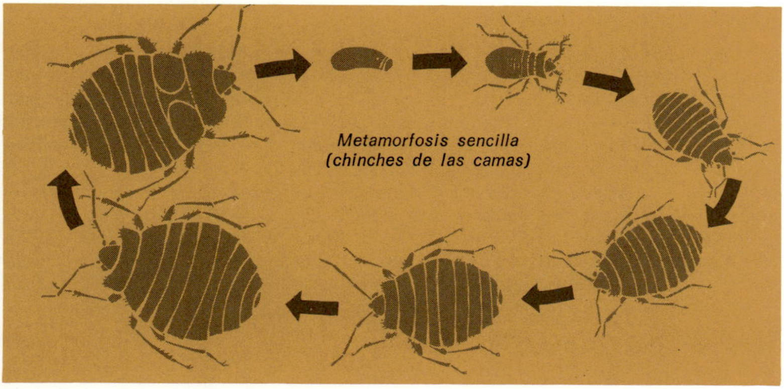

producidos por animales de la misma especie. Hay una buena razón para la mención de este principio, ya que muchas personas todavía tienen la convicción profundamente arraigada de que animales tales como los piojos y las pulgas pueden surgir de la suciedad. Esto no es cierto, aunque es verdad que es más difícil desembarazarse de ellos en los lugares donde las condiciones de higiene son malas.

DESARROLLO DE LOS ARTRÓPODOS

La mayor parte de los artrópodos ponen huevos, pero hay unos pocos que paren crías vivas. Una de las desventajas de poseer un esqueleto externo es que no se puede producir un crecimiento gradual, por lo que los artrópodos tienen que mudar varias veces durante su vida, llegando a ser cada vez un poco mayores. El desarrollo de los insectos está asociado con el proceso conocido como metamorfosis, el cual se puede realizar de dos formas distintas. En algunos insectos tales como las chinches y las cucarachas, las crías recién nacidas son de aspecto semejante a versiones en miniatura de los adultos. Pasan por un número de fases separadas por una serie de mudas. Esto se conoce como metamorfosis sencilla. Otros insectos, tales como las moscas, escarabajos y mariposas, tienen metamorfosis complicada, en la cual las primeras fases no muestran un parecido total con los adultos. En este caso hay una fase inmóvil especial, la de pupa, que se produce entre la larva y el adulto. Cuando emerge el insecto adulto de la fase de pupa cesa el crecimiento; así pues, no es cierta la idea de que, por ejemplo, las pequeñas moscas puedan llegar a ser moscas grandes.

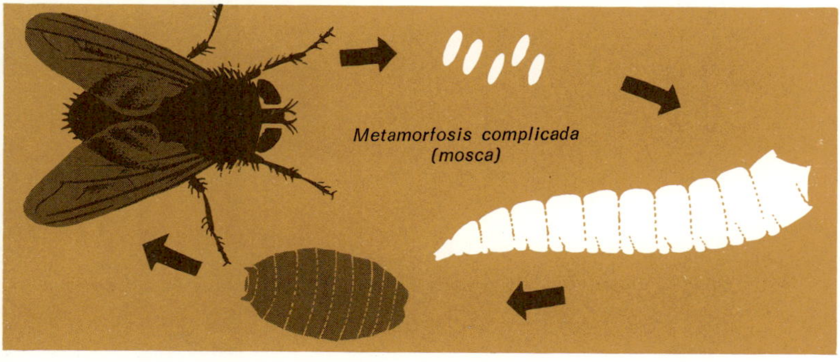

Claves de identificación

En primer lugar hay que mirar las figuras que se hallan al lado de la clave, a mano derecha. La llave situada a lo largo de cada una de estas figuras incluye de dos a cuatro opciones. Seleccione la alternativa más apropiada. La elección le conducirá a una nueva figura o directamente a una especie o a un grupo animal. Las claves se basan totalmente en caracteres externos, que se pueden ver a simple vista o con la ayuda de una lupa de 5 aumentos.
Naturalmente se puede cometer un error y entonces se debe empezar de nuevo. Es una buena idea usar las láminas como ayuda cuando se manejan las claves.
En vista de la naturaleza del material, estas claves son muy aproximadas. No se pueden usar en los campos o bosques, ya que han sido diseñadas exclusivamente para la identificación de animales que se encuentran normalmente en el interior de las casas.

Clave de los principales grupos

1
- Sin patas **2**
- Con tres pares de patas. A menudo con alas .... **Insectos,** clave II, pág. 13
  Nota: los ácaros recién nacidos también tienen tres pares de patas, pero son extremadamente pequeños, menores de 1 mm; véase lám. 3, pág. 20.

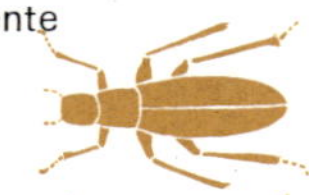

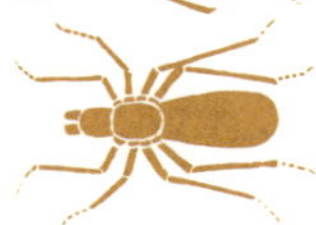

- Con cuatro pares de patas .... **arañas,** etc., clave I, pág. 13
- Con más de cuatro pares de patas **3**

2

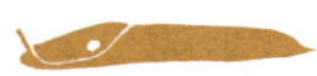

- Puede ser una babosa .... **babosas,** véase pág. 18

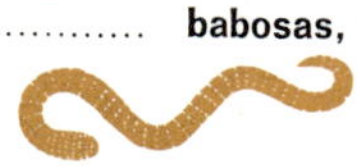

- Puede ser un gusano .... **gusanos,** véase pág. 18

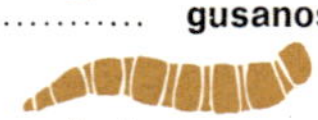

- Puede ser una larva de insecto .... **larvas de insectos,** clave III, pág. 13

3

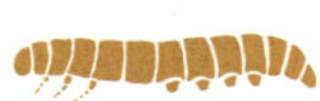

- Con tres pares de patas verdaderas y pies en el abdomen .... **ciertas larvas de insectos,** clave III, pág. 13

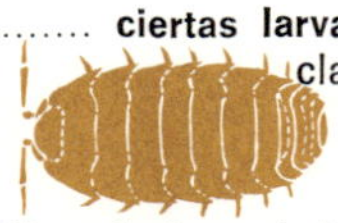

- Con siete pares de patas .... **cochinillas de humedad,** véase pág. 18
- Con muchas patas, más de 14 pares **4**

4

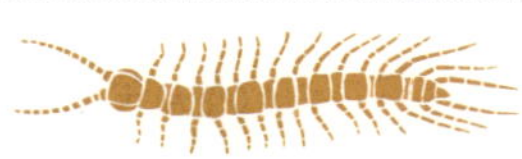

- Animales planos, patas sobresaliendo lateralmente ...... **ciempiés,** véase pág. 18

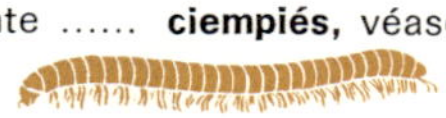

- Animales cilíndricos, patas situadas ventralmente .... **milpiés,** véase pág. 18

CLAVE I, animales con cuatro pares de patas; arañas, ácaros, escorpiones, etc.

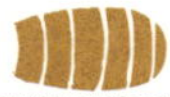

1 Abdomen con articulaciones diferenciadas **2**

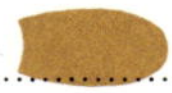

Abdomen sin articulaciones diferenciadas **4**

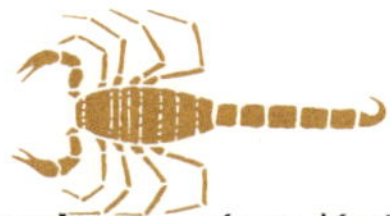

2 Abdomen alargado formando cola
con aguijón .... **escorpiones**, véase lámina 2, pág. 19

Abdomen no terminado en una cola **3**

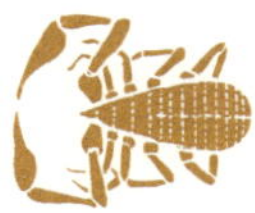

3 Animales pequeños
(menores de 5 mm) con pinzas ...... **falsos escorpiones**, véase lámina 2, pág. 19

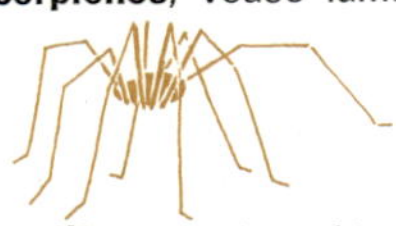

Animales mayores con patas muy largas ...... **opiliones,** véase lámina 2, pág. 19

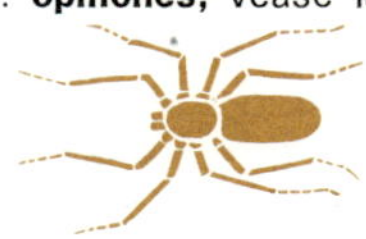

4 Cuerpo claramente dividido en dos partes ...... **arañas,** véase lámina 2, pág. 19

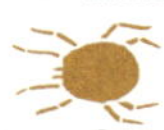

Animales muy pequeños con cuerpo indiviso ... **ácaros,** véase lámina 3, pág. 20

CLAVE II, animales con tres pares de patas; insectos

1 Alas bien desarrolladas **2**
Nota: las alas anteriores se pueden haber
desarrollado como «escudos» que cubren las
alas de vuelo cuando éstas no se utilizan.

Sin alas **9**

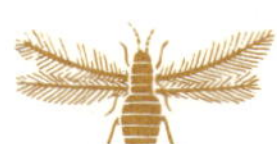

2 Alas pequeñas, con franjas peludas.
Animales pequeños, de menos de 2 mm .... **trips,** lámina 5, pág. 22

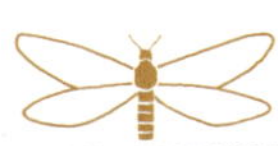

Todas las alas transparentes, posiblemente
con unos pocos pelos **3**

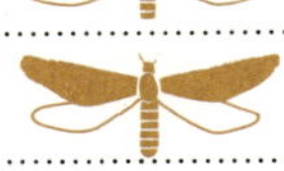

El par de alas frontales no transparentes **5**

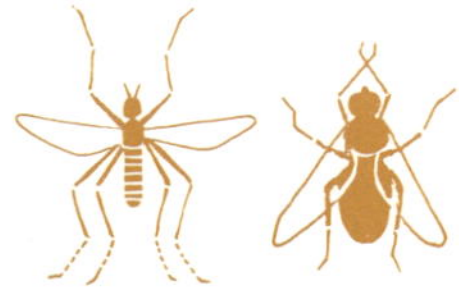

3 Con un solo par de alas transparentes .... **mosquitos y moscas,** véanse láminas 13, 14, 15, págs. 30-32

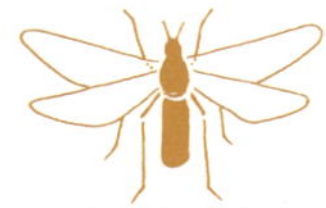

Con 2 pares de alas transparentes 4

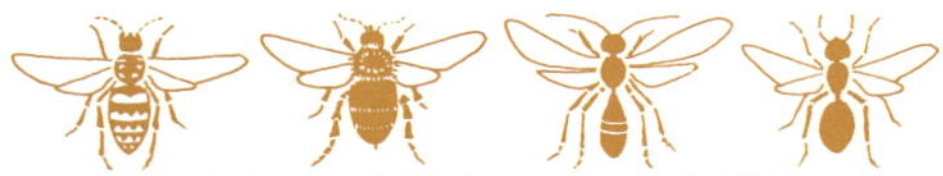

4 El par anterior de alas más grandes que el posterior .... **avispas, abejas, calcídidos, icneumónidos y «hormigas voladoras»,** láminas 11-13, págs. 28-30

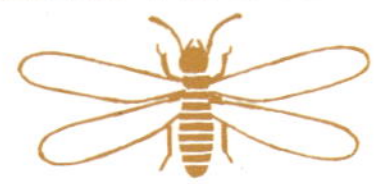

Todas las alas aproximadamente del mismo tamaño, transparentes o de color humo .... **termitas aladas,** lámina 3, pág. 20

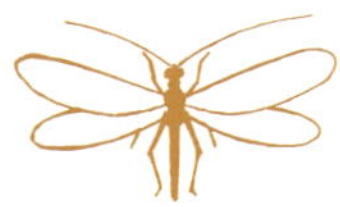

Todas las alas aproximadamente del mismo tamaño, verdosas .... **crisópidos,** lámina 5, pág. 22

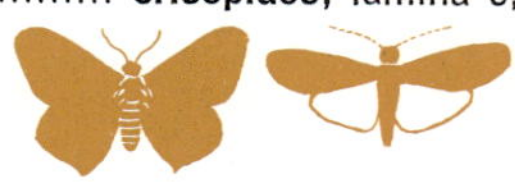

5 Alas densamente cubiertas de escamas, que desaparecen con facilidad al frotarlas .... **mariposas y polillas,** láminas 6, 7, págs. 23-24

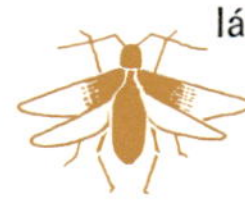

El par anterior de alas transformado en un escudo que se parece al pergamino, coriáceo y duro 6

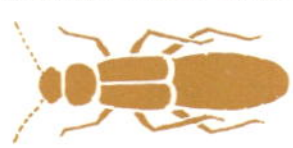

6 Alas anteriores cortas cubriendo sólo la parte anterior del abdomen 7

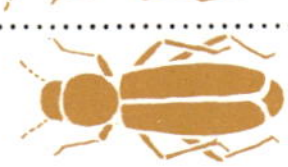

Alas anteriores cubriendo todo o casi todo el abdomen 8

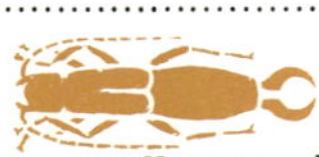

7 Abdomen terminado en un par de pinzas .... **tijeretas,** lámina 3, pág. 20

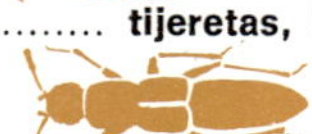

Abdomen no terminado en pinzas ...... **escarabajos estafilínidos,** lámina 8, pág. 25

8

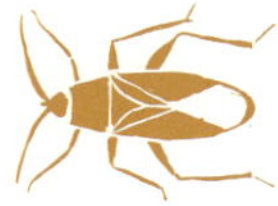

La parte frontal de las alas anteriores coriácea y la parte posterior clara y transparente .... **chinches,** lámina 5, pág. 22

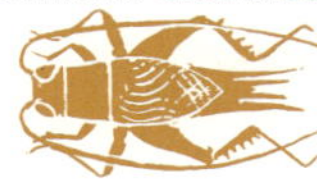

Alas anteriores (tegmen) coriáceas con venas diferenciadas, antenas largas parecidas a látigos .... **cucarachas o grillos,** láminas 3, 4, págs. 20-21

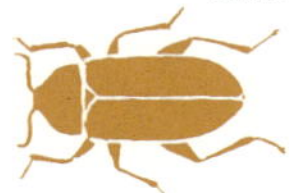

Alas anteriores (élitros) formando escudos duros, sin venas diferenciadas. Antenas normalmente cortas, no parecidas nunca a látigos .... **escarabajos,** láminas 9-11, págs. 26-28

9

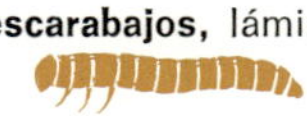

Alargado, parecido a un gusano .... **ciertas larvas de insectos,** clave III, pág. 16

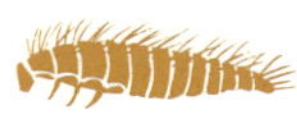

Alargado o más regordete, con pelos tupidos .... **ciertas larvas de insectos,** clave III, pág. 16

No parecido a un gusano y sin pelos **10**

0

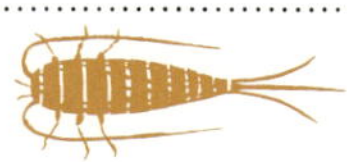

Con tres largas «colas» segmentadas con las que finaliza su parte posterior ...... **pececitos de plata,** lámina 3, pág. 20

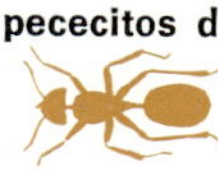

Con «talle de avispa» .... **hormigas,** lámina 13, pág. 30

Sin largas «colas» y sin «talle de avispa» **11**

1

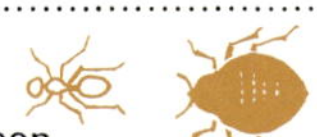

Animales grandes, por ejemplo los adultos son más grandes que una hormiga negra normal de jardín **12**

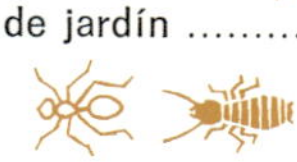

Aproximadamente del tamaño de una hormiga negra pero de color claro .... **termitas,** lámina 3, pág. 20

Más pequeños que una hormiga negra normal **14**

2

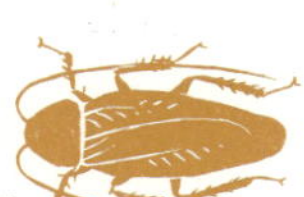

Con piezas bucales punzantes y antenas muy largas semejantes a látigos .... **cucarachas,** lámina 4, pág. 21

Con trompa (probóscide) suctora doblada por debajo de la cabeza **13**

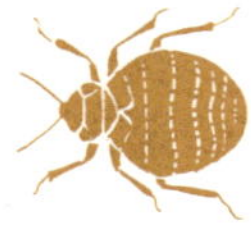

13 Contorno del cuerpo casi circular .... **chinches de las camas,** lámina 5, pág. 22

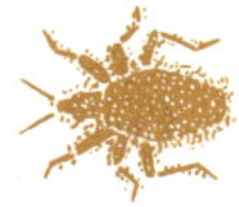

Contorno del cuerpo oval, siempre cubierto de polvo o tierra .... **reduvio enmascarado (ninfas),** lámina 5, pág. 22

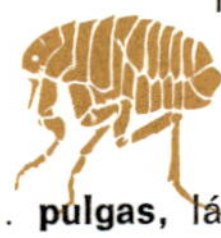

14 Oscuro, brillante, duro (casi imposible de aplastar) .... **pulgas,** lámina 15, pág. 32
De color más claro y más blando (se aplasta con facilidad) **15**

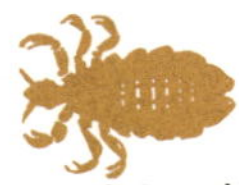

15 Inactivo, viviendo como parásito sobre el hombre y los animales .... **piojos,** lámina 4, pág. 21
Activo, de vida libre **16**

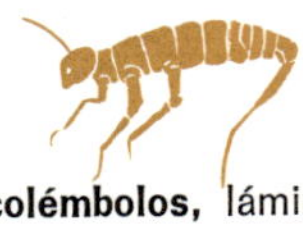

16 Con un órgano saltador (fúrcula) en forma de pinza en su extremo posterior .... **colémbolos,** lámina 3, pág. 20

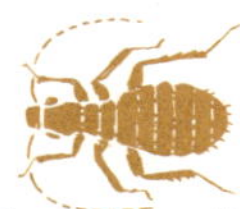

Sin órgano saltador .... **piojos de los libros,** lámina 4, pág. 21

Clave III, larvas de insectos

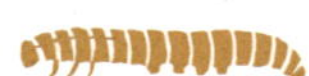

1 Con pies en el abdomen .... **tenebrios,** lámina 16, págs. 104-105
Sin pies **2**

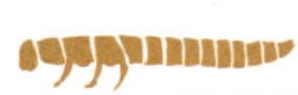

2 Con potentes patas funcionales **3**
Sin patas o con pequeñas patas rudimentarias **4**

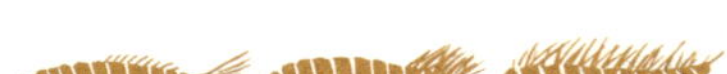

3 Con densidad de pelos y el extremo posterior con un penacho de pelos ... **larvas de derméstidos,** lám. 16, págs. 104-5
Con pelos esparcidos o desnudos .... **larvas de ciertos escarabajos,** lámina 16, págs. 104-105

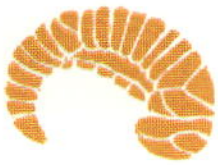

La larva es curvada 5

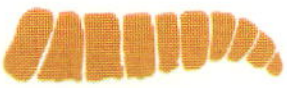

La larva no es curvada 6

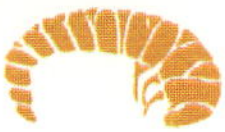

Con patas pequeñas .... **larvas de ciertos escarabajos** (incluyendo escarabajos del polvo, de las pieles y escarabajos araña), lámina 16, págs. 104-105

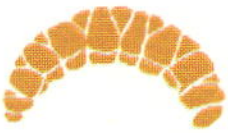

Ausencia completa de patas .... **larvas de ciertos escarabajos** (gorgojos y escarabajos de la corteza de los árboles), lámina 16, págs. 104-105

Encontradas en la madera, a menudo debajo de la corteza 7
Encontradas en otros lugares 8

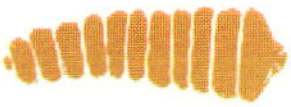

Parte anterior muy ancha. .... **larvas de longicornios,** lámina 16, págs. 104-105

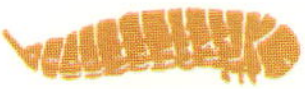

Parte anterior no muy ancha, con una púa al final de la parte trasera ...... **larvas de sírices,** lámina 16, págs. 104-105

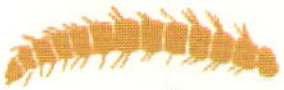

Pequeña (menos de 5 mm de largo), con pelos .... **larvas de pulga,** pág. 41

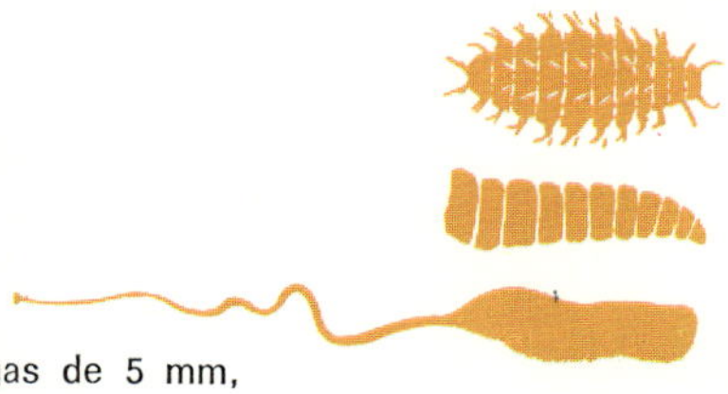

Normalmente más largas de 5 mm, sin pelos, pero de aspecto muy variable .... **larvas de mosca,** lámina 16, págs. 104-105

LIMACOS O BABOSAS
(tamaño natural)

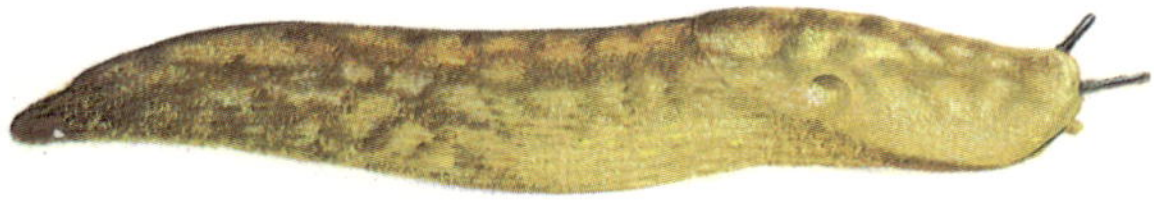

Babosa amarilla,
véanse págs. 103 y 164

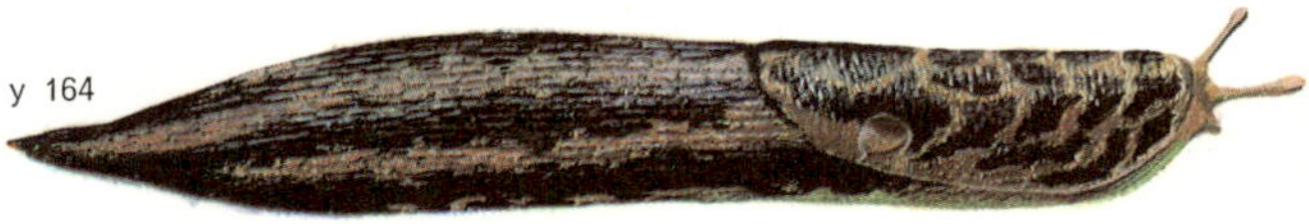

Gran babosa,
véanse págs. 103 y 164

GUSANOS

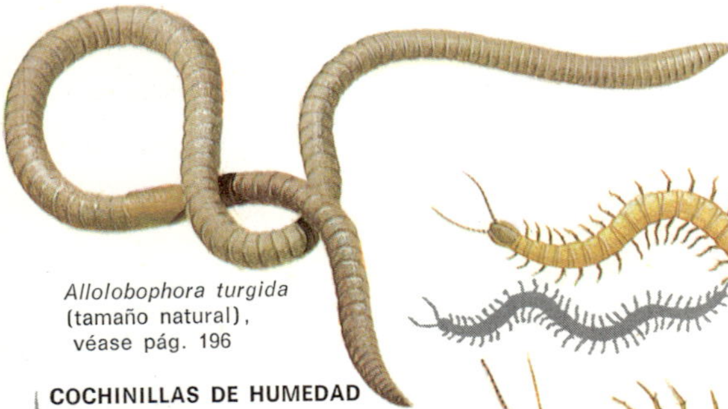

Allolobophora turgida
(tamaño natural),
véase pág. 196

CIEMPIÉS (QUILÓPODOS)

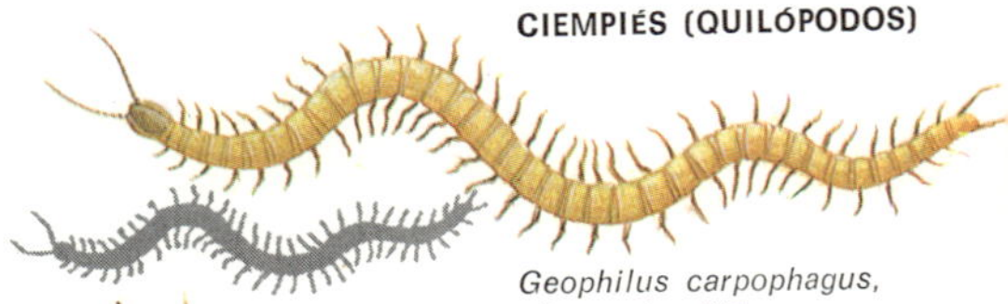

Geophilus carpophagus,
véase pág. 197

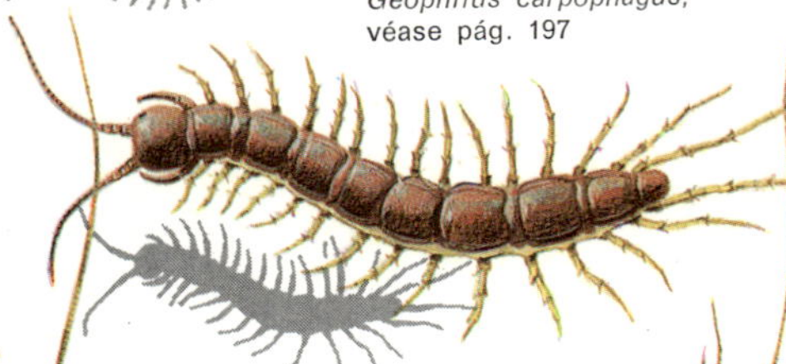

Lithobius forficatus, véase pág. 197

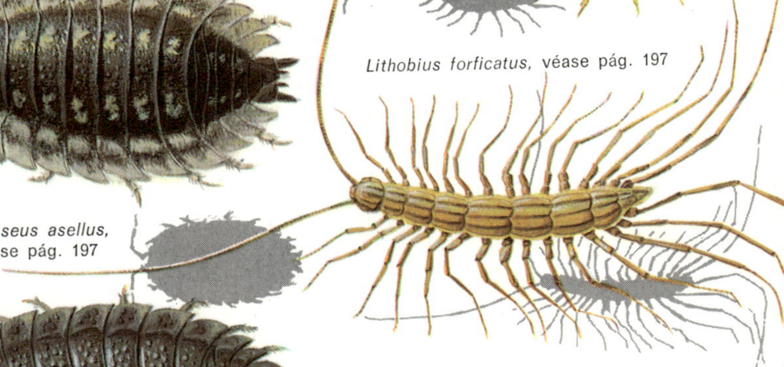

Ciempiés doméstico, véanse págs. 34 y 198.

COCHINILLAS DE HUMEDAD

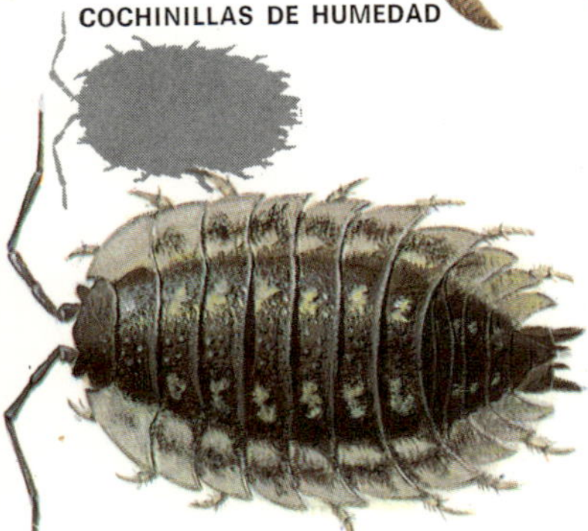

Oniseus asellus,
véase pág. 197

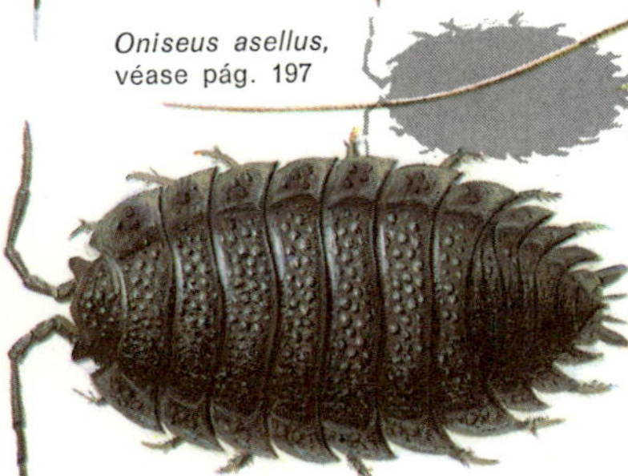

Porcellio scaber, véase pág. 197

MILPIÉS (DIPLÓPODOS)

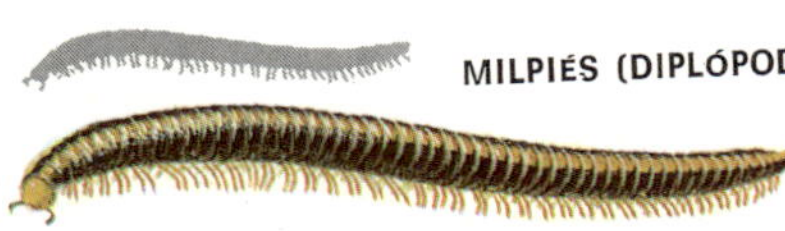

Ommatoiulus sabulosus, véase pág. 198

Las sombras en gris muestran el tamaño natural de los animales

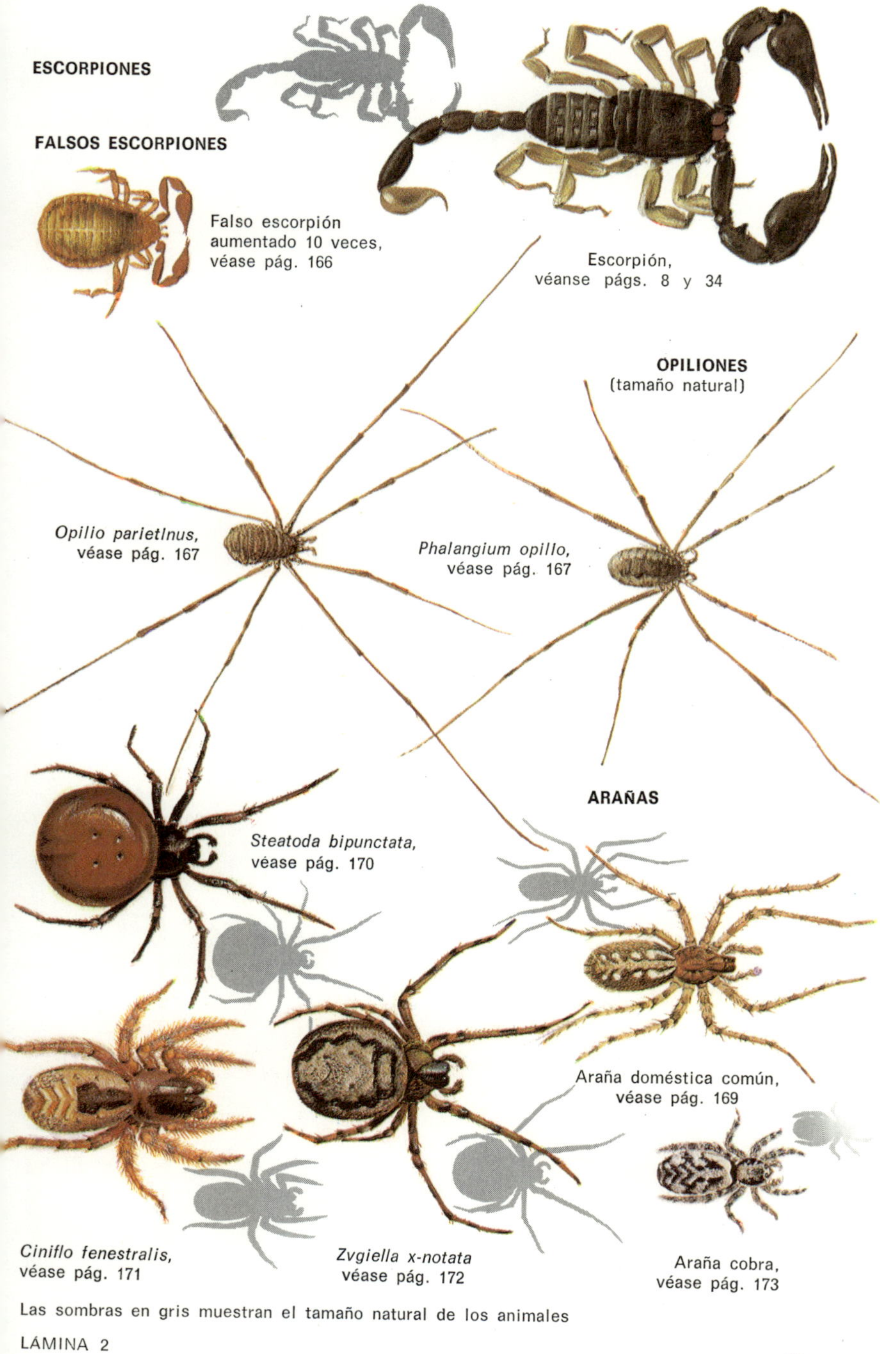

ESCORPIONES

FALSOS ESCORPIONES

Falso escorpión aumentado 10 veces, véase pág. 166

Escorpión, véanse págs. 8 y 34

OPILIONES
(tamaño natural)

Opilio parietlnus, véase pág. 167

Phalangium opillo, véase pág. 167

ARAÑAS

Steatoda bipunctata, véase pág. 170

Araña doméstica común, véase pág. 169

Ciniflo fenestralis, véase pág. 171

Zvgiella x-notata véase pág. 172

Araña cobra, véase pág. 173

Las sombras en gris muestran el tamaño natural de los animales

LÁMINA 2

ÁCAROS
Todos los ácaros están aumentados de 10-20 veces

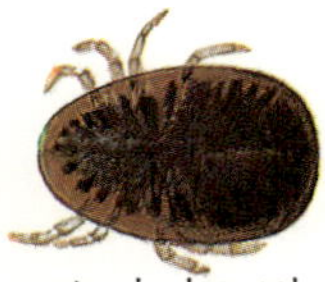

Garrapata de las palomas, véase pág. 36

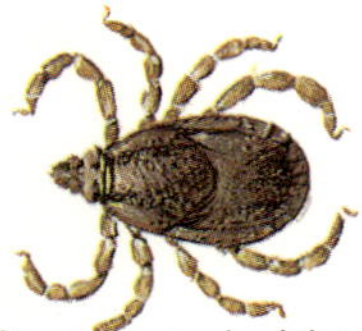

Garrapata parda del perro, véase pág. 37

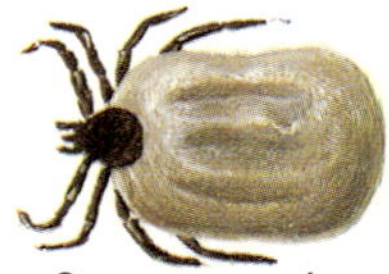

Garrapata común, véase pág. 36

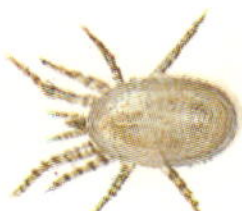

Ácaro de las gallinas, véase pág. 35

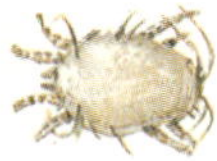

Ácaro de las camas, véase pág. 35

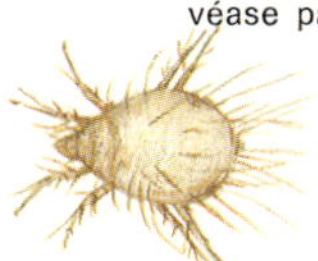

Ácaro común doméstico, véase pág. 100

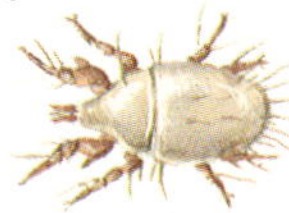

Ácaro de la harina, véanse págs. 57 y 212

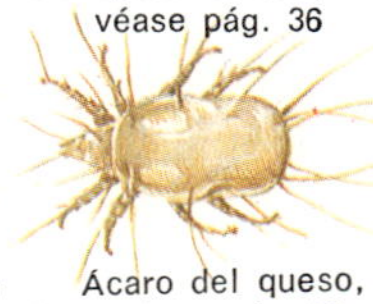

Ácaro del queso, véase pág. 58

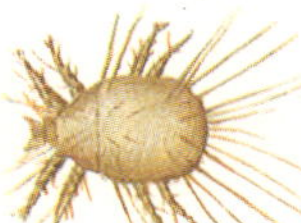

Tyrophagus longior, véase pág. 58

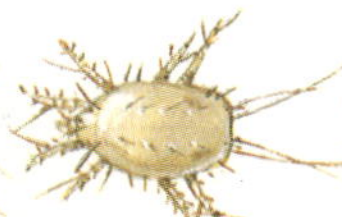

Ácaro de las ciruelas pasas, véanse págs. 35 y 59

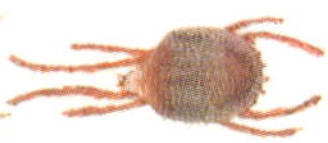

Bryobia praetiosa, véase pág. 198

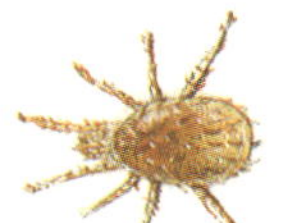

Ácaro gamásido, véase pág. 199

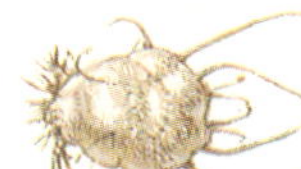

Arador de la sarna, véase pág. 35

INSECTOS (las sombras en gris muestran el tamaño natural de los animales).

Tisanuros

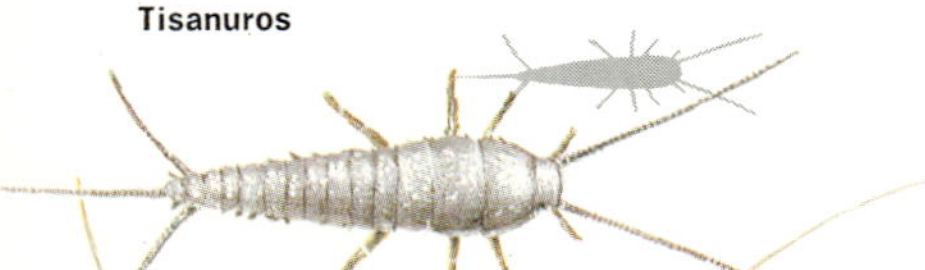

Pececito de plata, véase págs. 59 y 100

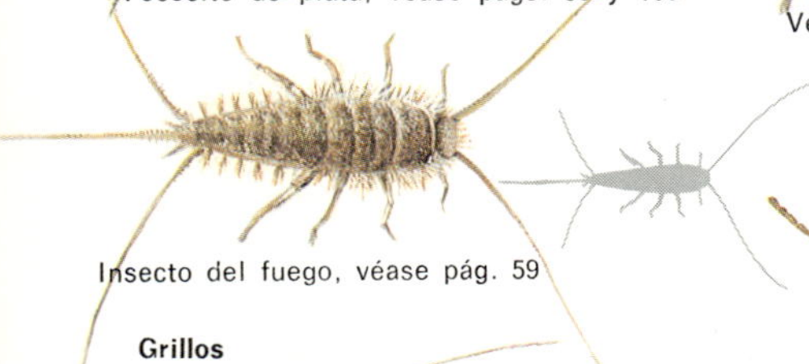

Insecto del fuego, véase pág. 59

Colémbolos

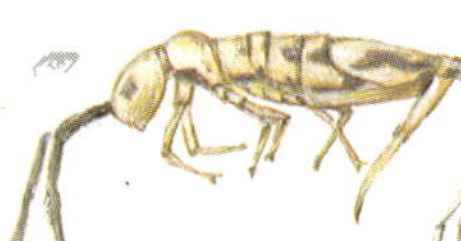

Véanse págs. 38 y 199

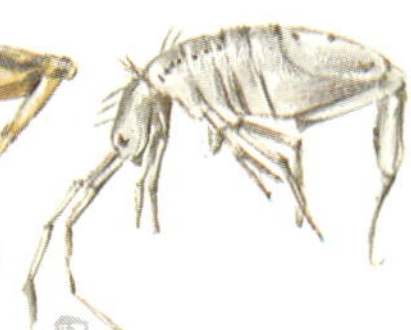

Véanse págs. 38 y 199

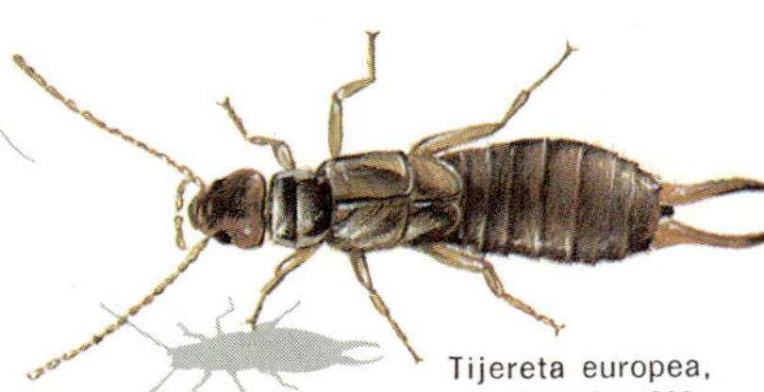

Tijereta europea, véase pág. 200

Grillos

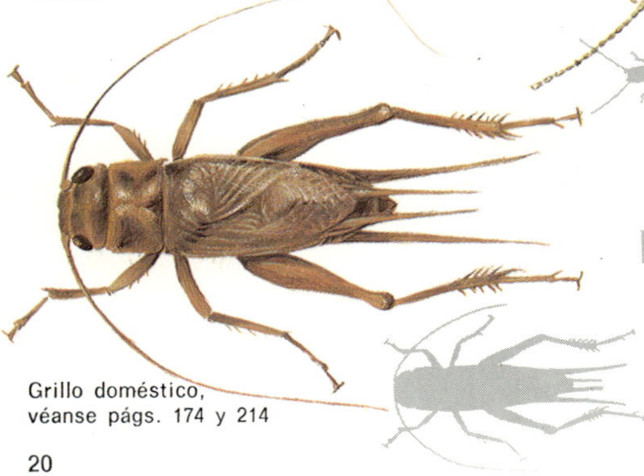

Grillo doméstico, véanse págs. 174 y 214

TERMITAS O TERMES

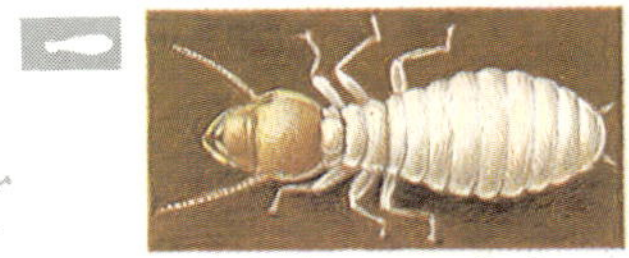

Reticulotermes flavipes, véase pág. 149

Cucarachas

Las sombras en gris muestran el tamaño natural de los animales que están aumentados.

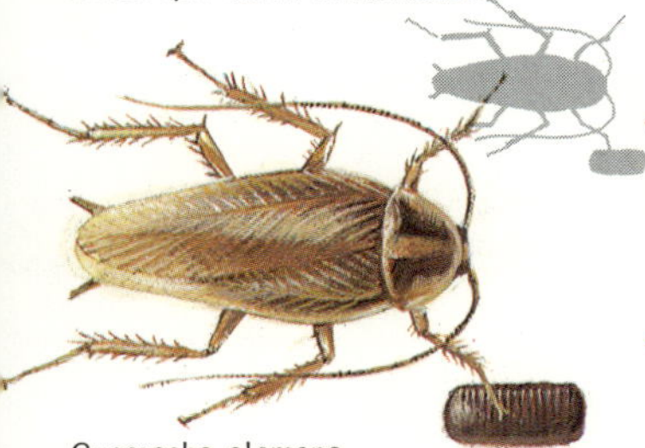

Cucaracha alemana, véase pág. 59

Ooteca

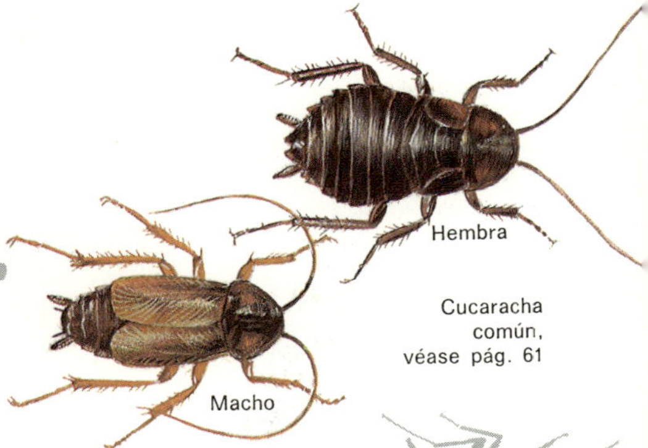

Cucaracha común, véase pág. 61

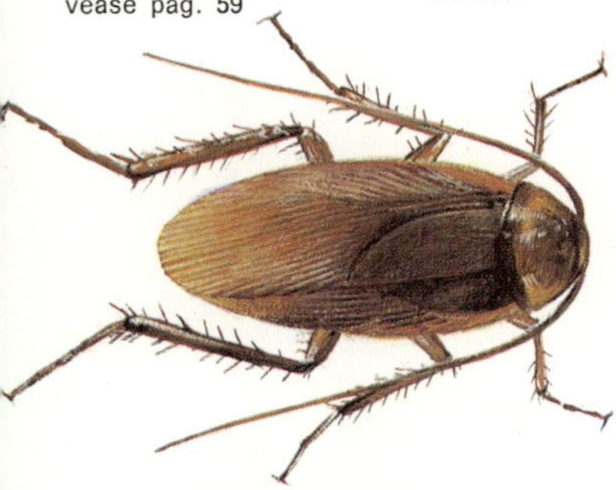

Cucaracha americana, véase pág. 62

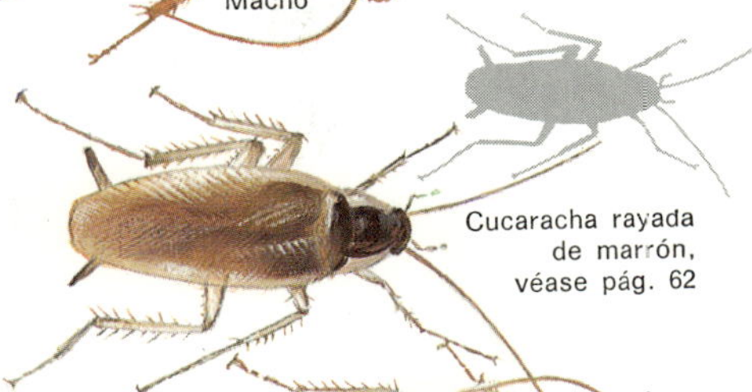

Cucaracha rayada de marrón, véase pág. 62

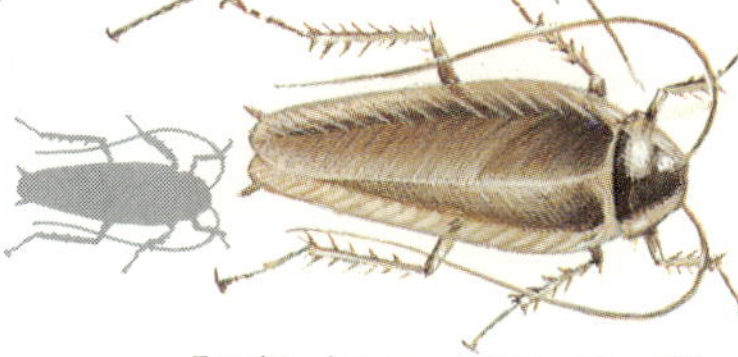

Ectobia lapona, véase pág. 201

Piojos de los libros

Aumentados de 10 a 20 veces

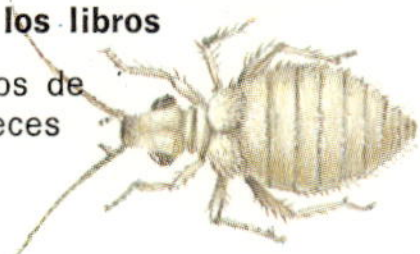

Piojo alado de los libros, véase pág. 107

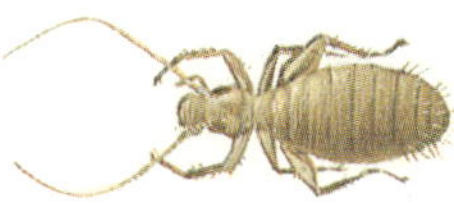

Piojo alado de los libros sin alas, véase pág. 107

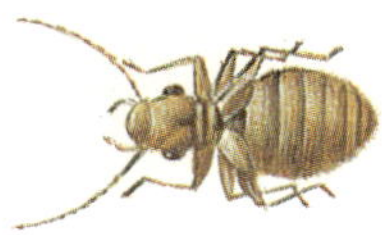

Piojo de los libros, véanse págs. 63 y 214

Piojos masticadores

Aumentados de 10 a 20 veces

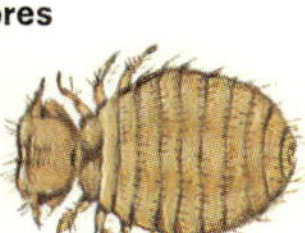

Trichodectes canis, véase pág. 41

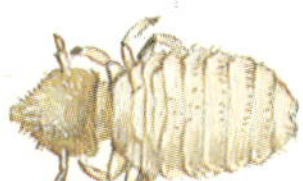

Felicola subrostratus, véase pág. 41

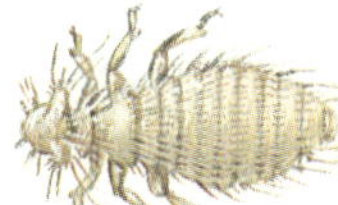

Piojo de las plumas, véase pág. 41

Piojos chupadores

Aumentados de 10 a 20 veces

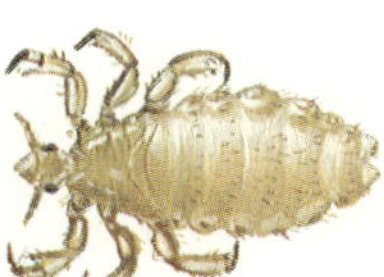

Piojo del cabello (del hombre) véase pág. 39

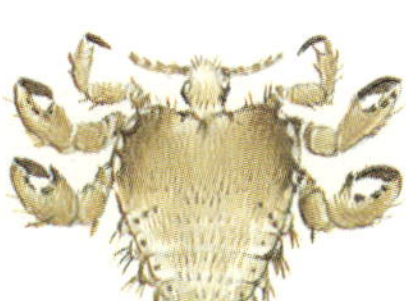

Ladilla, véase pág. 40

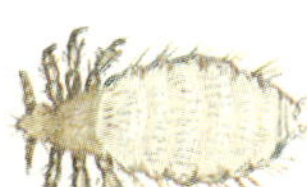

Piojo del perro, véase pág. 41

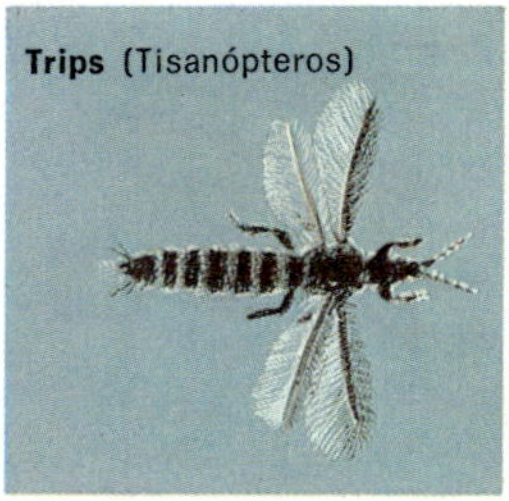

Trips, véanse págs. 38 y 200

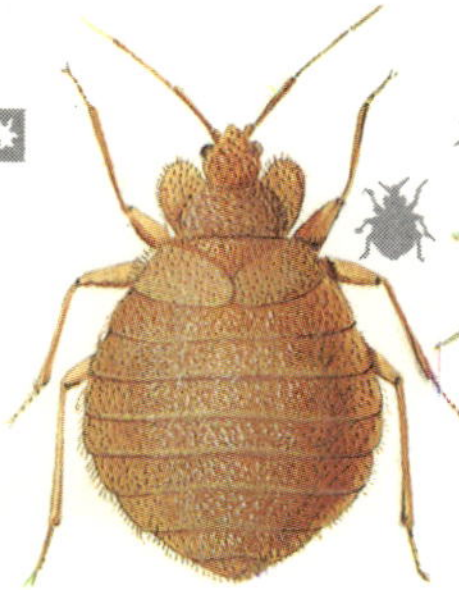

Verdadera chinche de las camas, véanse págs. 43, 206 y 212

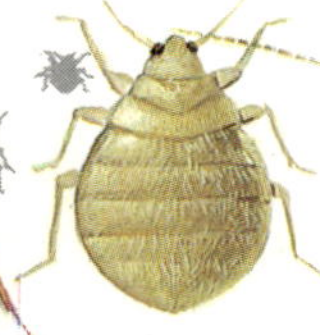

Chinche de los aviones, pág. 45

Chinches

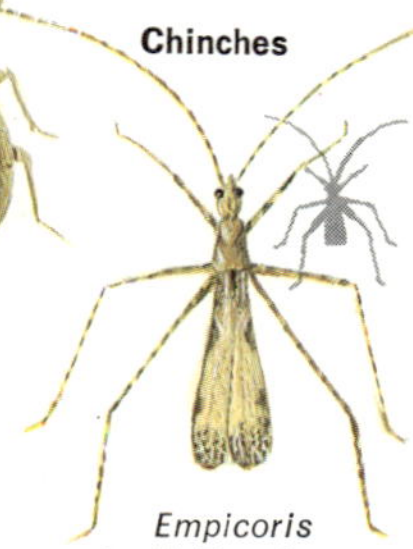

Empicoris culiciformis, véase pág. 175

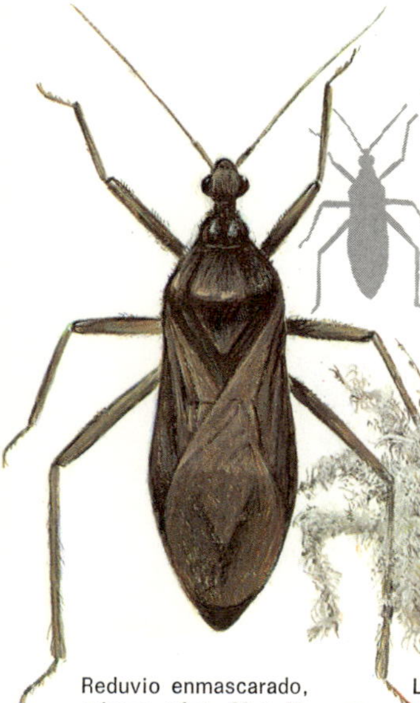

Reduvio enmascarado, véanse págs. 32 y 45

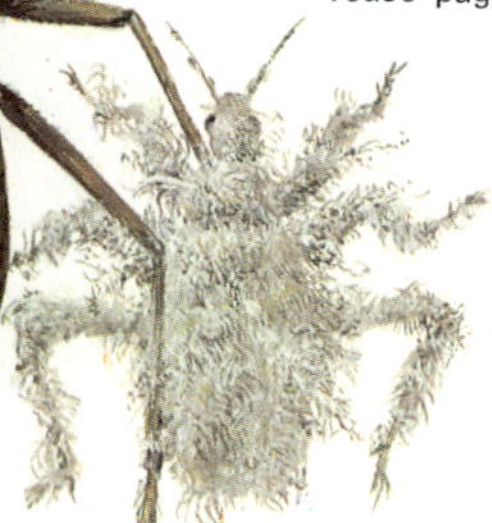

Larva

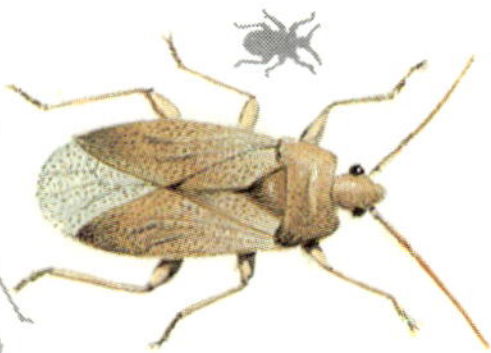

Chinche de los desechos véase pág. 45

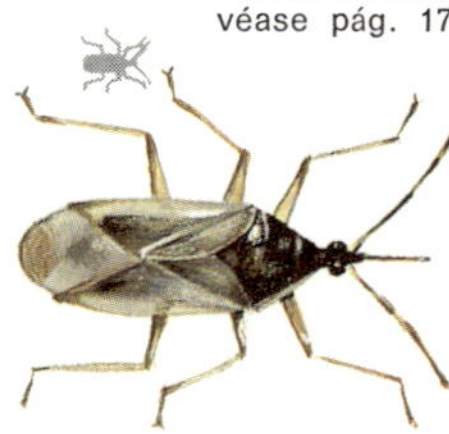

Chinche común de las flores, véase pág. 47

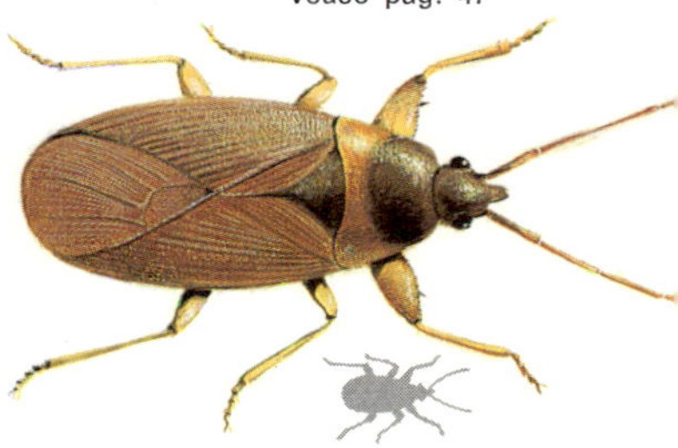

Chinche de los conos, véase pág. 202

Crisopas

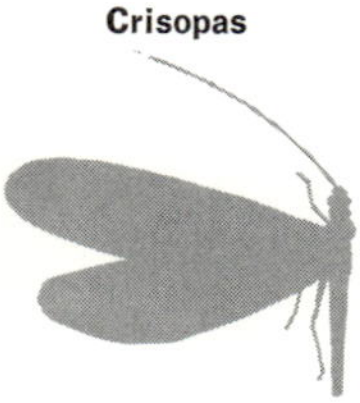

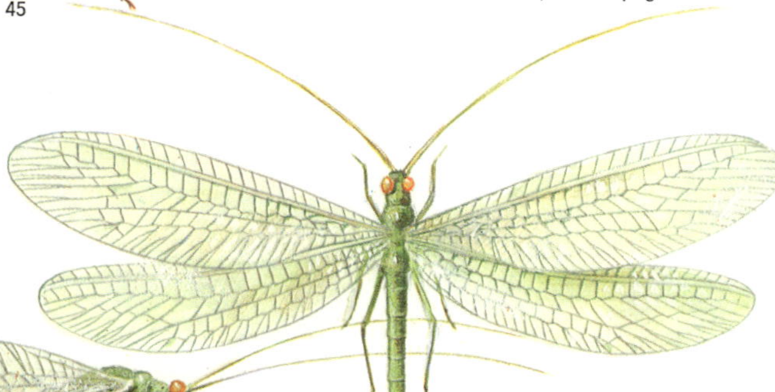

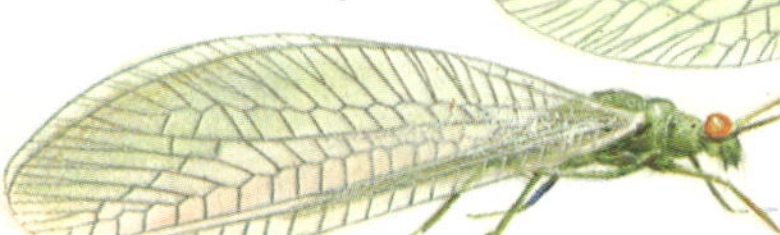

En reposo

Crisopa verde, véase pág. 189

Las sombras en gris muestran el tamaño natural de los animales.

Para las larvas, véase lám. 16, págs. 104-5

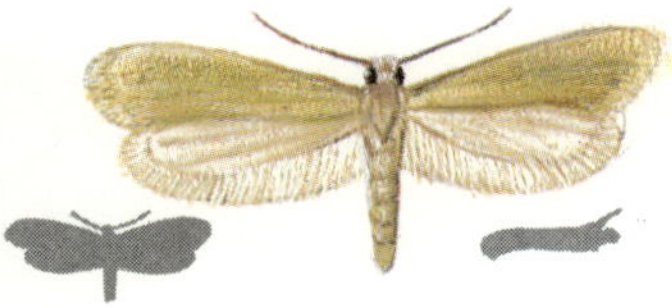

Polilla común de las pieles,
véase pág. 94

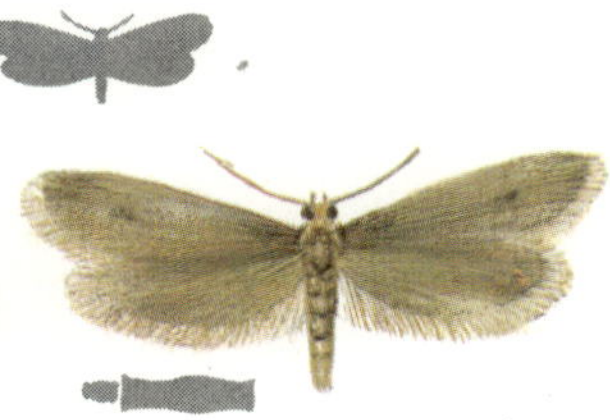

Polilla portaestuche
de los roperos
véase pág. 96

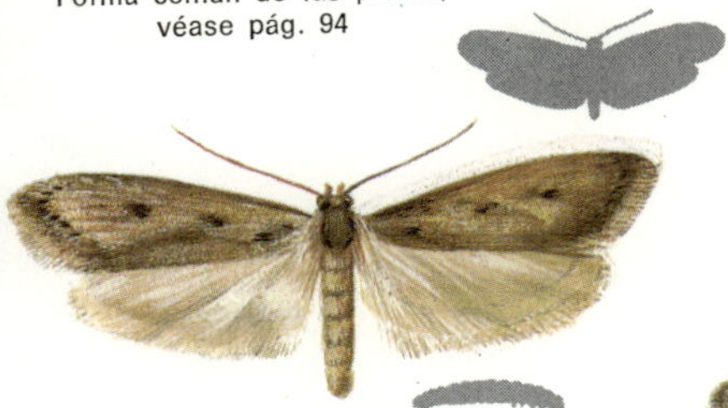

Polilla doméstica parda,
véanse págs. 66 y 96

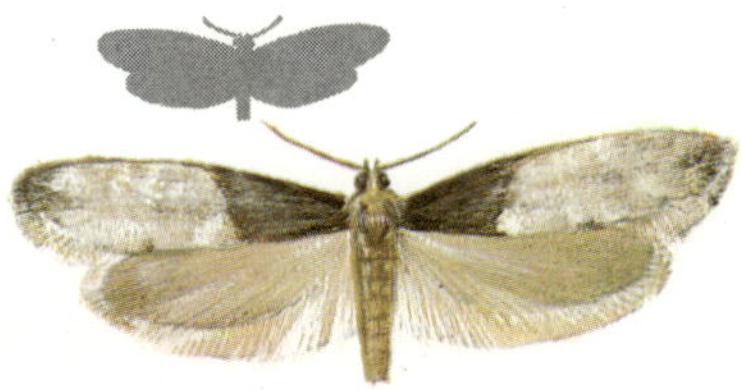

Polilla blanca y negra
de las tapicerías,
véase pág. 96

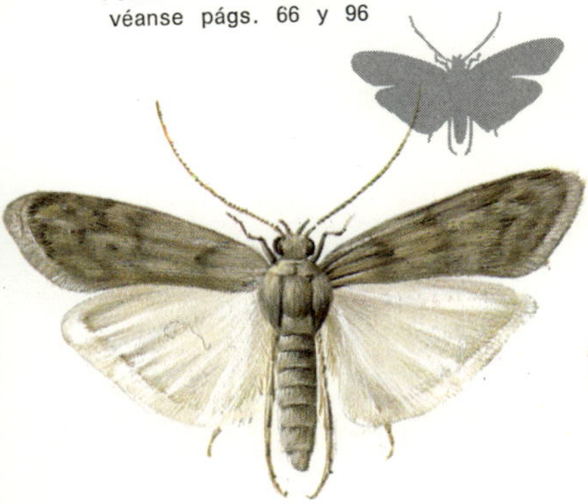

Polilla mediterránea,
véase pág. 63

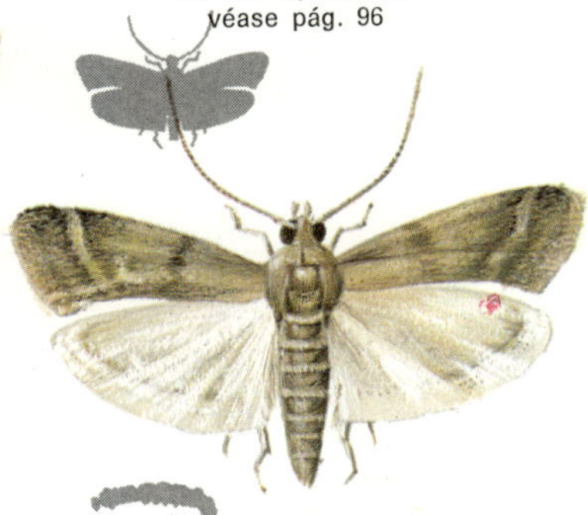

Polilla del cacao,
véase pág. 64

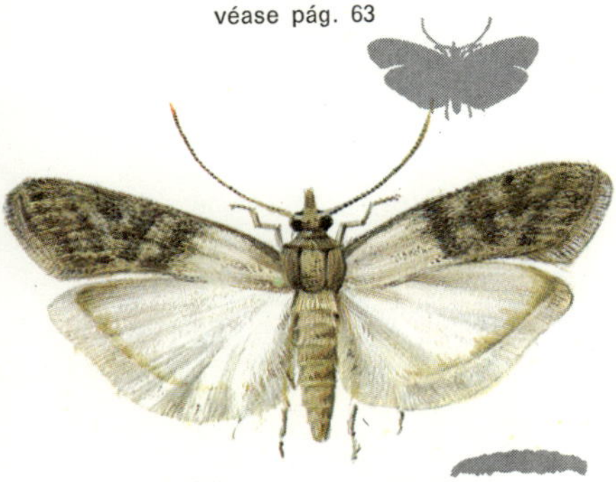

Polilla india de la harina,
véase pág. 64

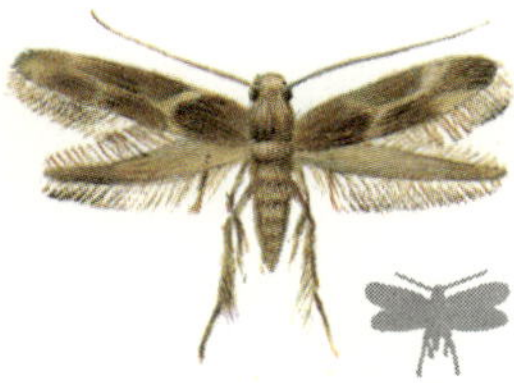

Polilla del vino,
véase pág. 66

Las sombras en gris muestran el tamaño natural de los animales y de sus larvas.

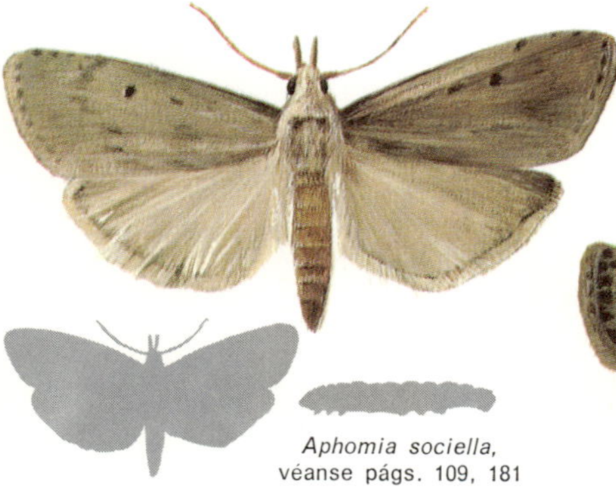

Aphomia sociella,
véanse págs. 109, 181

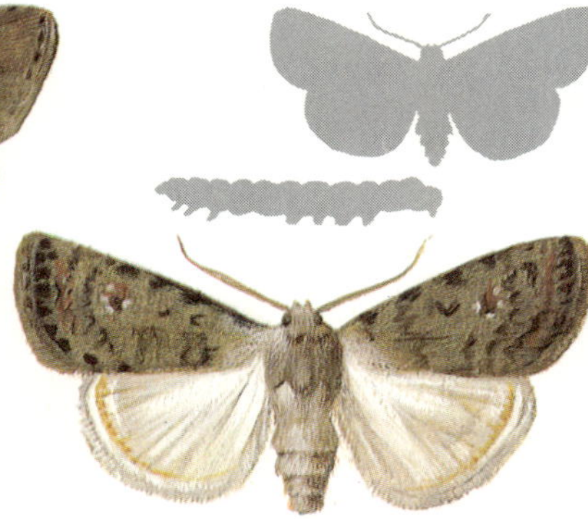

Caradrina clavipalpis, véase pág. 159

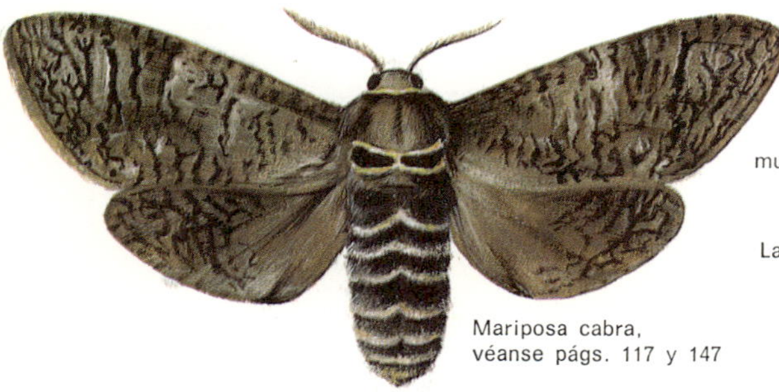

Las sombras en gris muestran el tamaño natural

Larvas, véanse págs. 104-5

Mariposa cabra,
véanse págs. 117 y 147

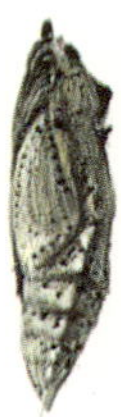

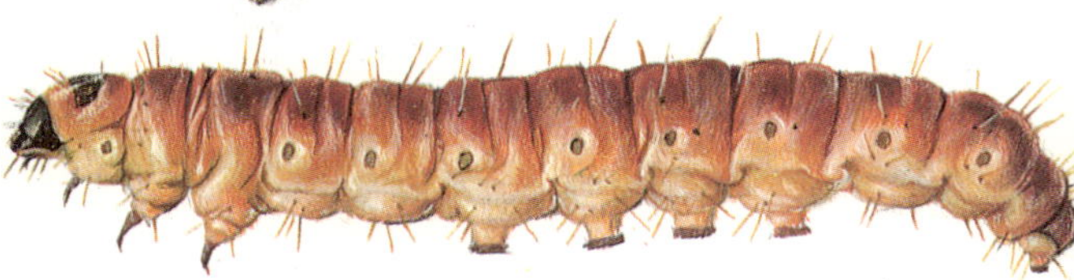

Larva de la mariposa cabra

Pupa de *Pieris brassicae*,
véase pág. 193

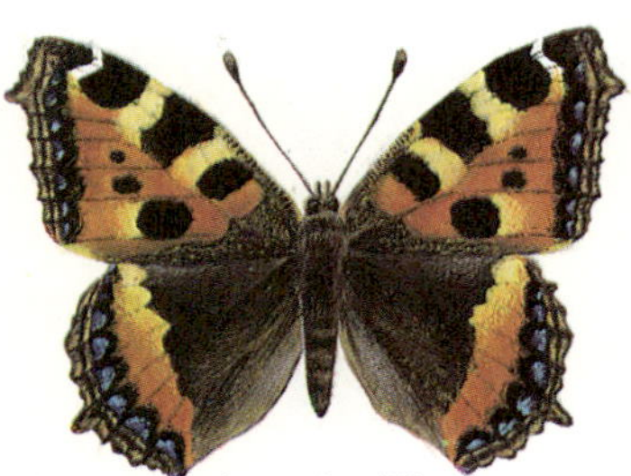

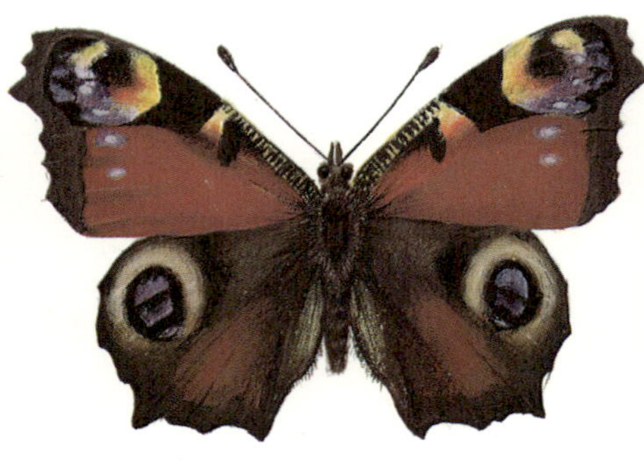

Pavo real, véase pág. 192

Ortiguera, véase pág. 192

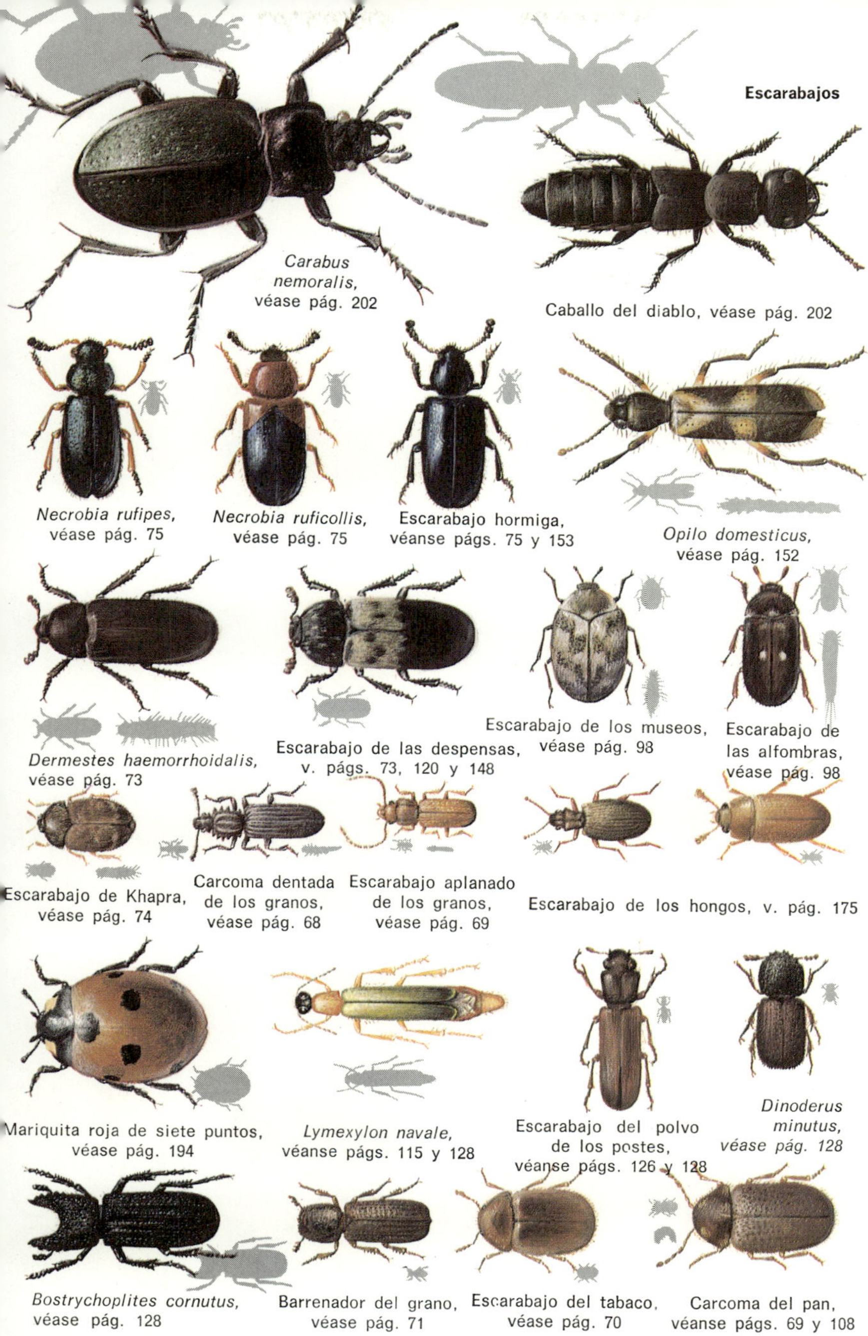

Carabus nemoralis, véase pág. 202

Caballo del diablo, véase pág. 202

Necrobia rufipes, véase pág. 75

Necrobia ruficollis, véase pág. 75

Escarabajo hormiga, véanse págs. 75 y 153

Opilo domesticus, véase pág. 152

Dermestes haemorrhoidalis, véase pág. 73

Escarabajo de las despensas, v. págs. 73, 120 y 148

Escarabajo de los museos, véase pág. 98

Escarabajo de las alfombras, véase pág. 98

Escarabajo de Khapra, véase pág. 74

Carcoma dentada de los granos, véase pág. 68

Escarabajo aplanado de los granos, véase pág. 69

Escarabajo de los hongos, v. pág. 175

Mariquita roja de siete puntos, véase pág. 194

Lymexylon navale, véanse págs. 115 y 128

Escarabajo del polvo de los postes, véanse págs. 126 y 128

Dinoderus minutus, *véase pág. 128*

Bostrychoplites cornutus, véase pág. 128

Barrenador del grano, véase pág. 71

Escarabajo del tabaco, véase pág. 70

Carcoma del pan, véanse págs. 69 y 108

Las sombras en gris muestran el tamaño natural.

Para las larvas, véanse también las páginas 104-5.

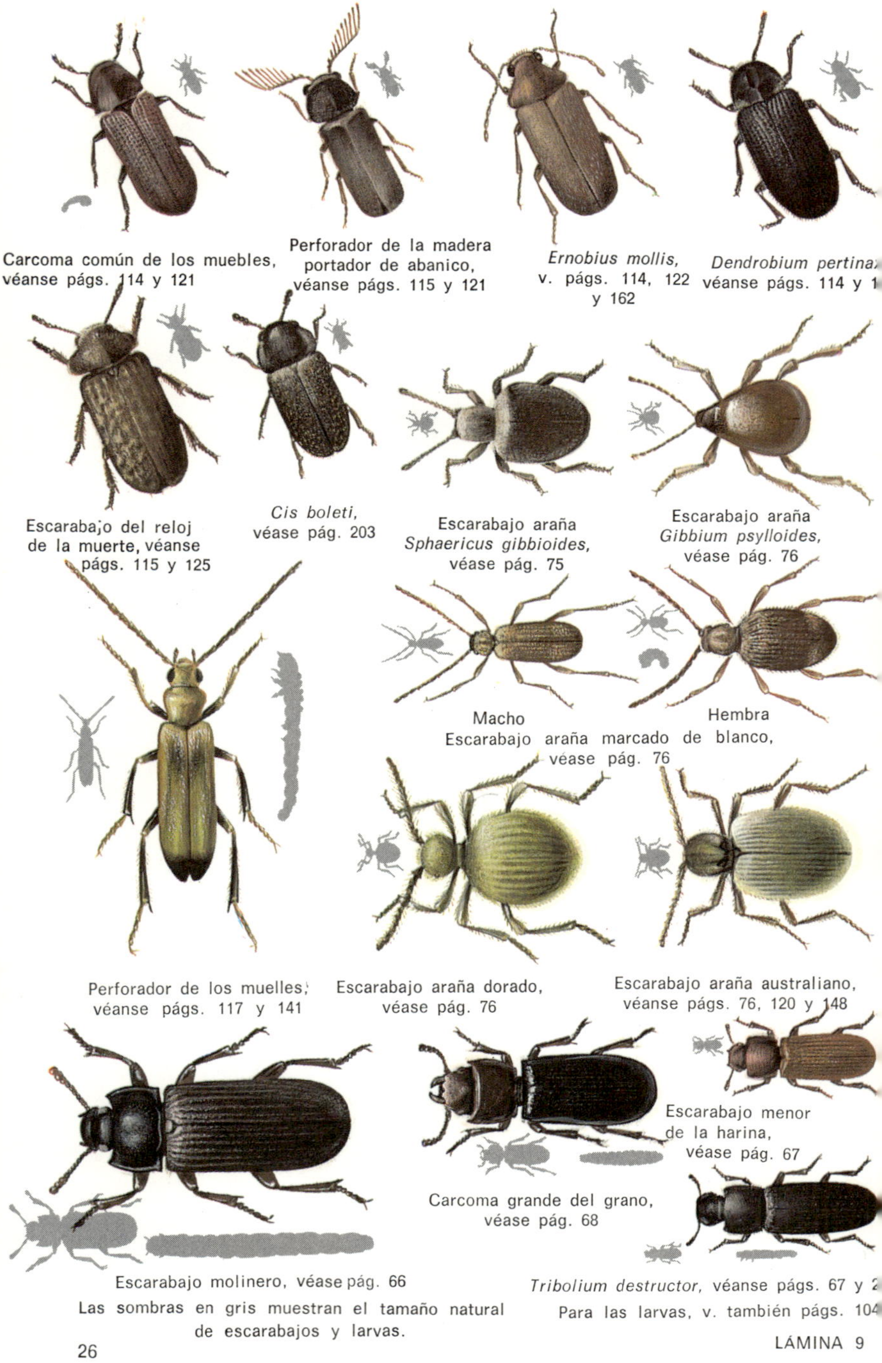

Carcoma común de los muebles, véanse págs. 114 y 121

Perforador de la madera portador de abanico, véanse págs. 115 y 121

Ernobius mollis, v. págs. 114, 122 y 162

Dendrobium pertinax véanse págs. 114 y 1

Escarabajo del reloj de la muerte, véanse págs. 115 y 125

Cis boleti, véase pág. 203

Escarabajo araña *Sphaericus gibbioides*, véase pág. 75

Escarabajo araña *Gibbium psylloides*, véase pág. 76

Macho

Hembra

Escarabajo araña marcado de blanco, véase pág. 76

Perforador de los muelles, véanse págs. 117 y 141

Escarabajo araña dorado, véase pág. 76

Escarabajo araña australiano, véanse págs. 76, 120 y 148

Escarabajo menor de la harina, véase pág. 67

Carcoma grande del grano, véase pág. 68

Escarabajo molinero, véase pág. 66

Tribolium destructor, véanse págs. 67 y 2

Las sombras en gris muestran el tamaño natural de escarabajos y larvas.

Para las larvas, v. también págs. 104

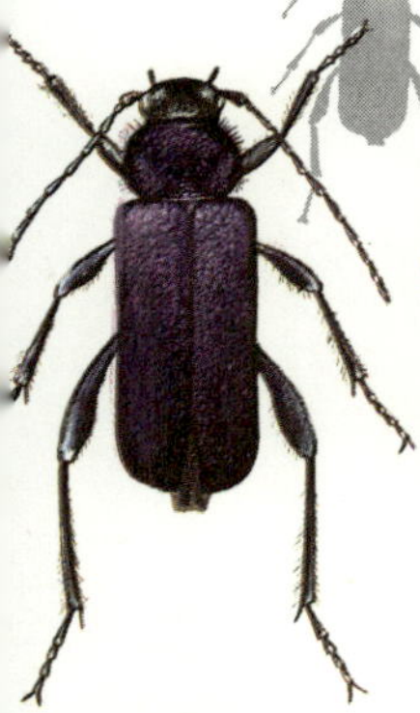

Callidium violaceum,
anse págs. 118, 132 y 214

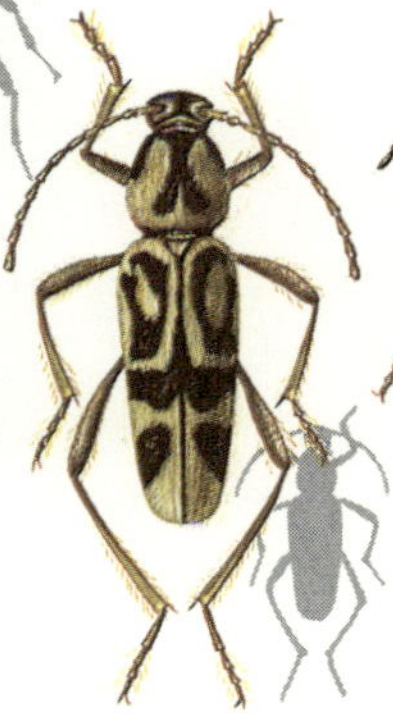

Chlorophorus annularis,
véase pág. 140

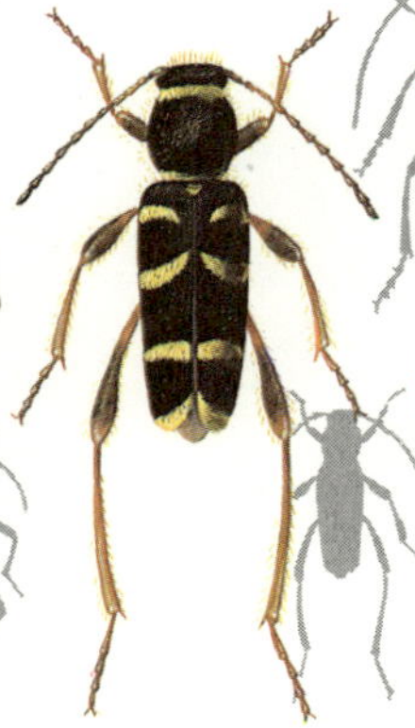

Clytus arietis,
véase pág. 140

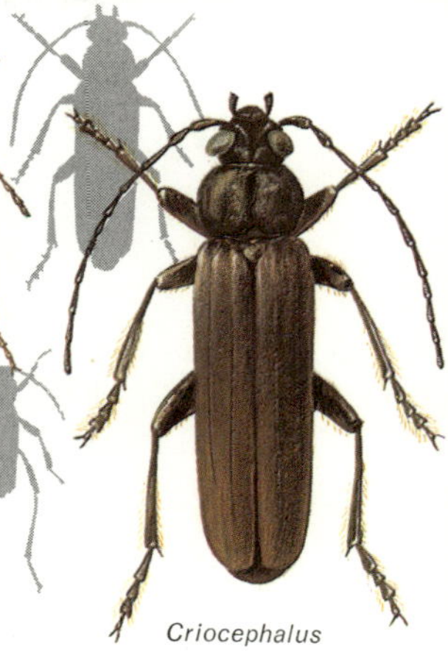

Criocephalus rusticus,
v. págs. 119, 139 y 162

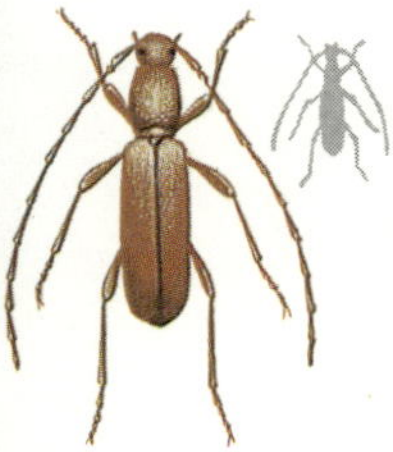

Gracilia minuta,
véanse págs. 119 y 139

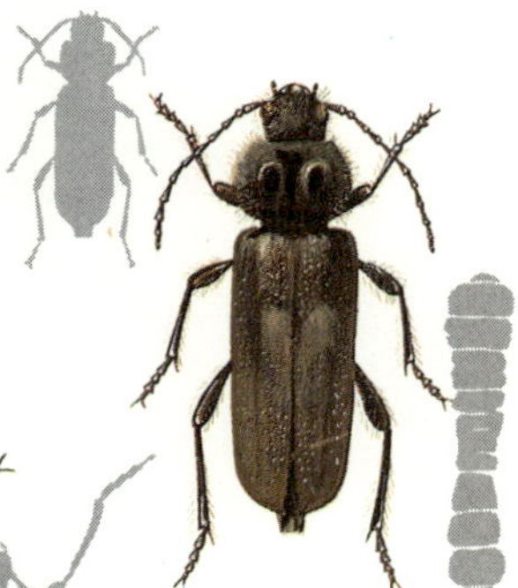

Capricornio doméstico,
véanse págs. 118, 135 y 214

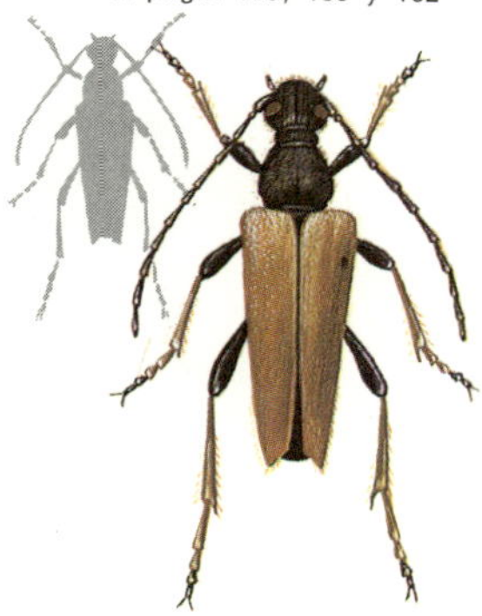

Leptura rubra,
véanse págs. 119, 139

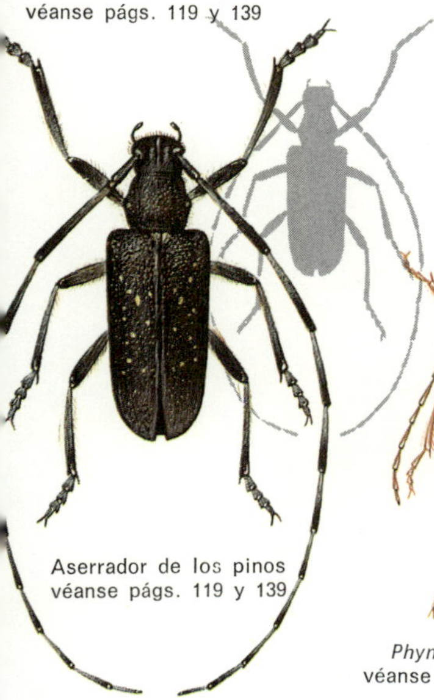

Aserrador de los pinos
véanse págs. 119 y 139

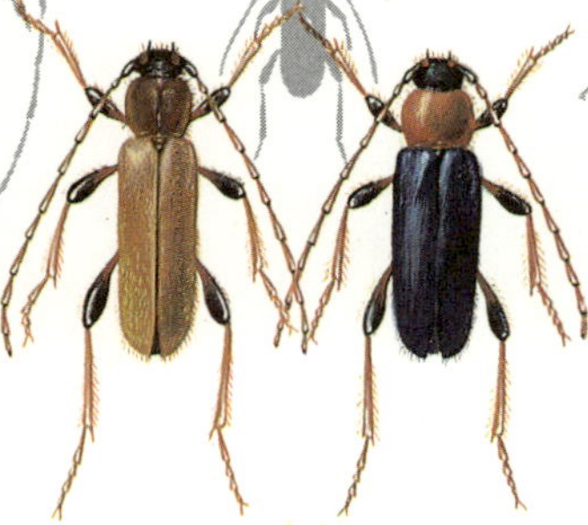

Phymatodes testaceus,
véanse págs. 118, 134 y 214

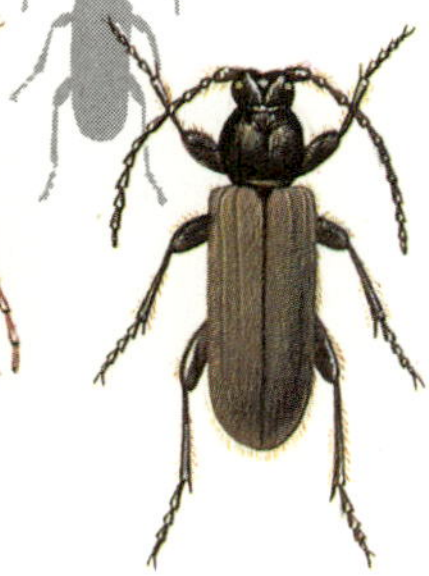

Tetropium luridum,
véanse págs. 118 y 138

Las sombras en gris muestran el tamaño natural.

Para las larvas, v. también págs. 104-5

LÁMINA 10

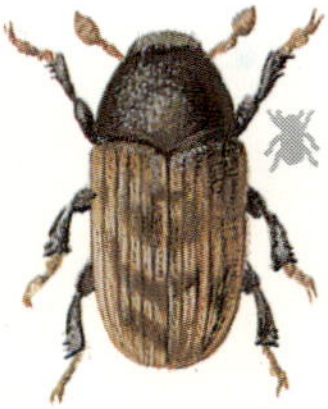

Escarabajo de la corteza del fresno, v. pág. 130

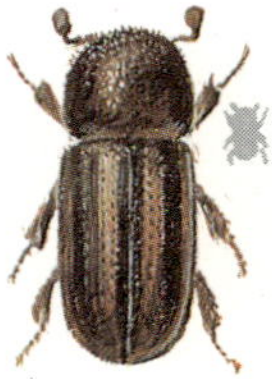

Trypodendron lineatus, véanse págs. 116 y 130

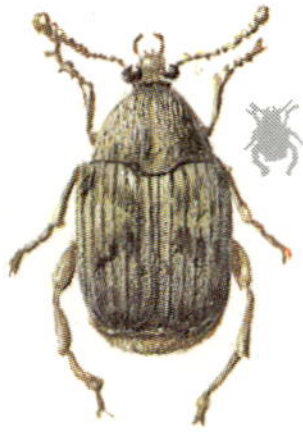

Gorgojo de las judías, véase pág. 73

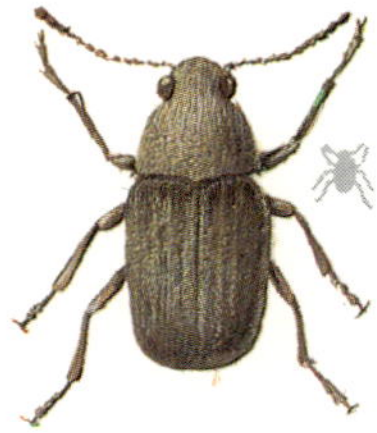

Gorgojo del café, véase pág. 72

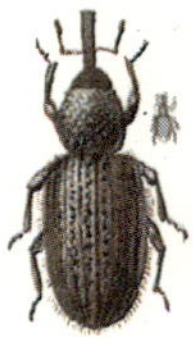

Godiosoma spadix, véase pág. 128

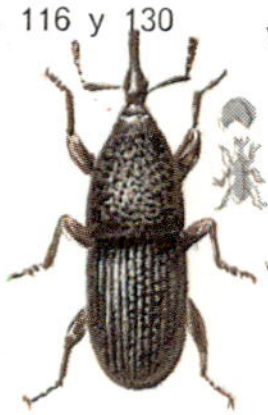

Gorgojo de los cereales, véase pág. 71

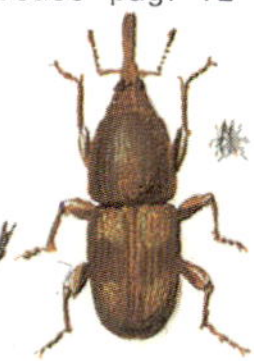

Gorgojo del arroz, véase pág. 72

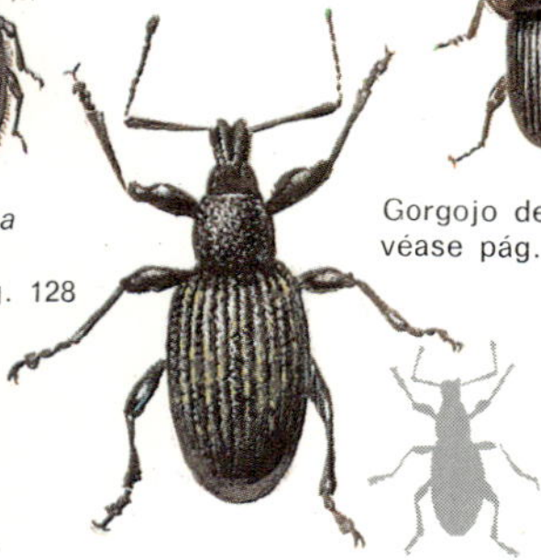

Gorgojo negro de la vid, véase pág. 203

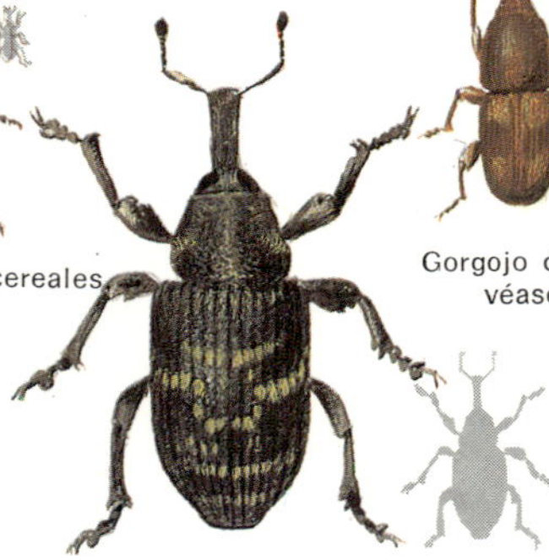

Gorgojo del abeto, véase pág. 128

Himenópteros

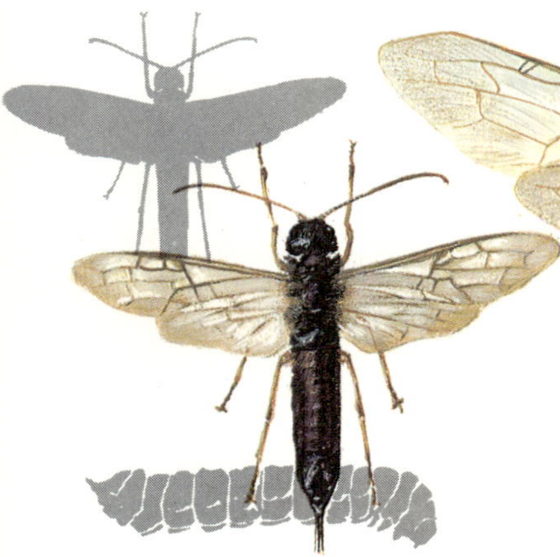

Avispas de la madera, véase pág. 142

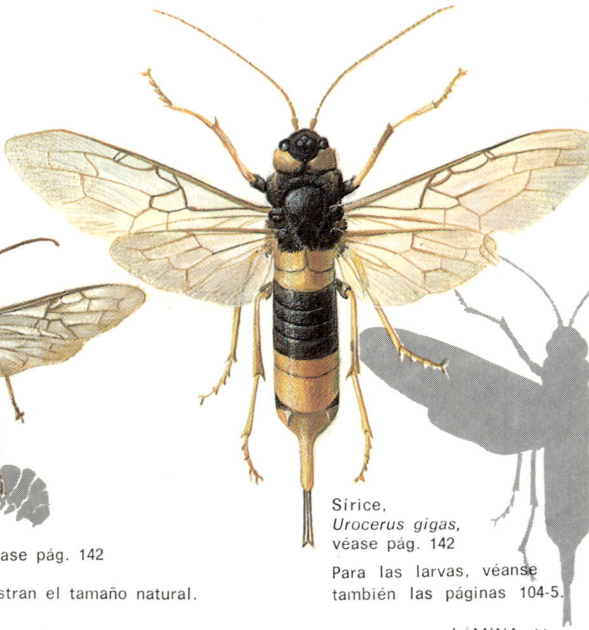

Sírice, *Urocerus gigas*, véase pág. 142

Para las larvas, véanse también las páginas 104-5.

Las sombras en gris muestran el tamaño natural.

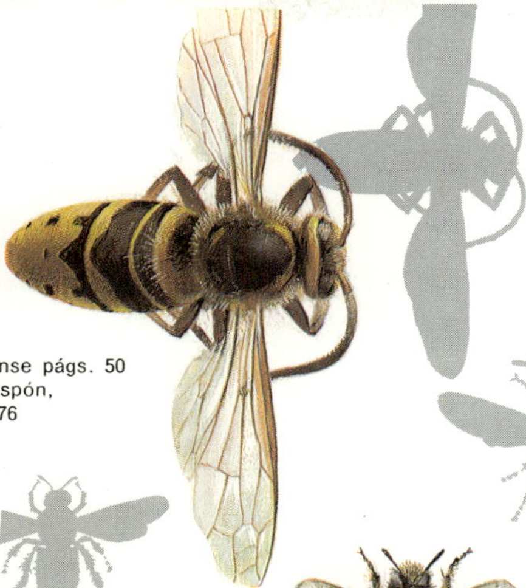

véanse págs. 50
Avispón,
y 176

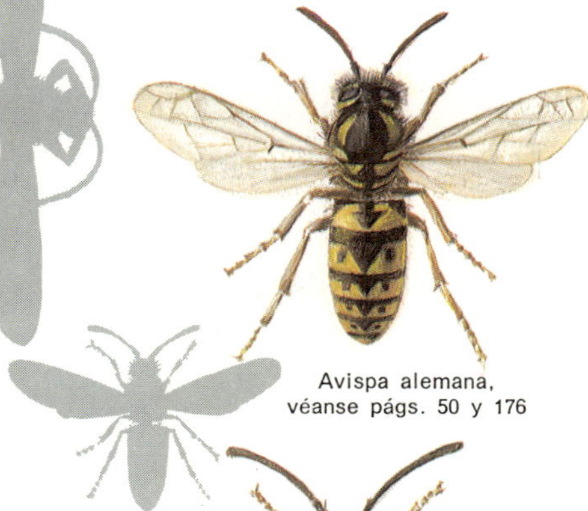

Avispa alemana,
véanse págs. 50 y 176

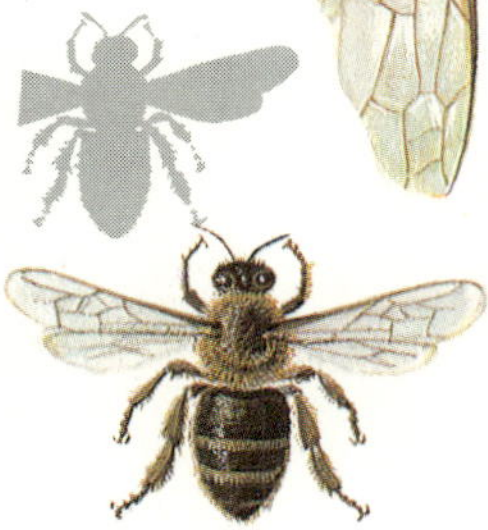

Abeja melífera,
véase pág. 178

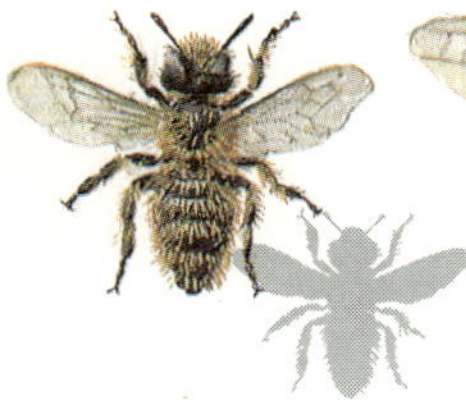

Abeja albañil,
véase pág. 181

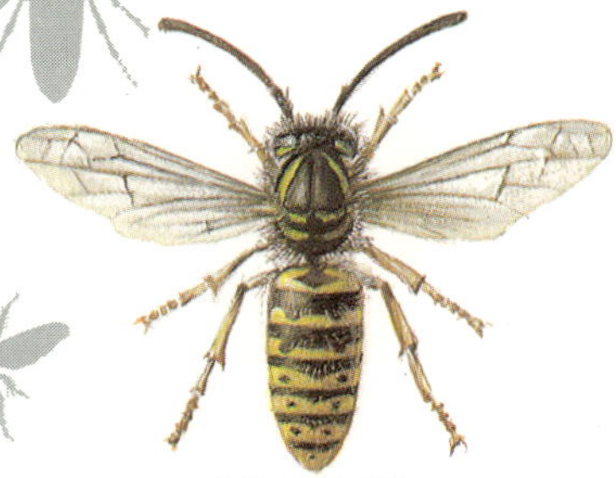

Avispa común,
véanse págs. 50 y 176

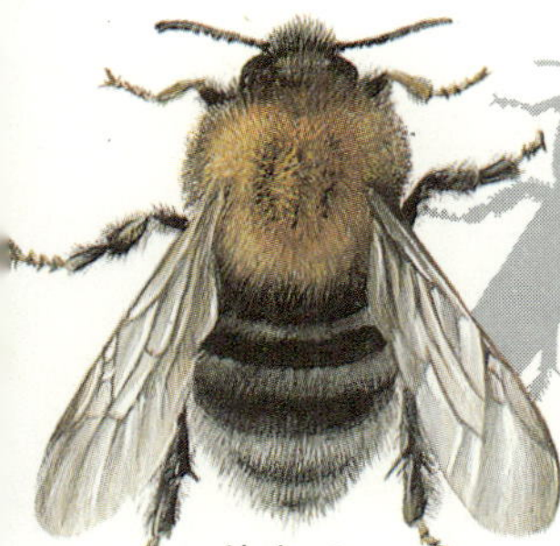

Abejorro.
Bombus hypnorum,
véase pág. 179

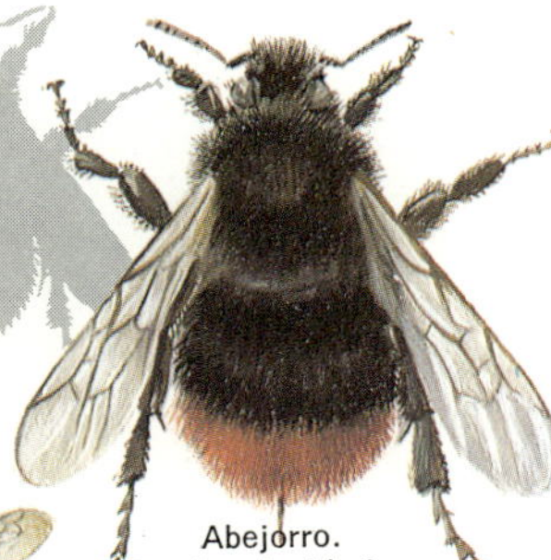

Abejorro.
Bombus lapidarius,
véase pág. 179

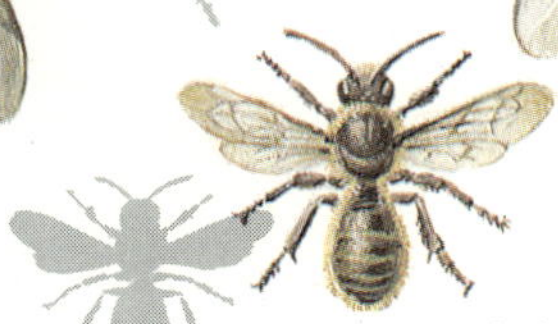

Abeja cortadora de hojas,
véase pág. 180

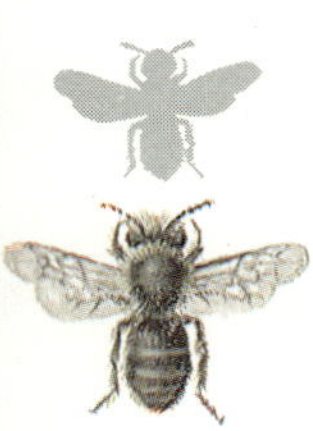

Colletes daviesanus,
véase pág. 157

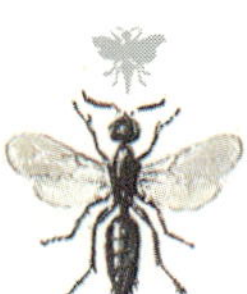

Calcídido,
véanse págs. 114 y 152

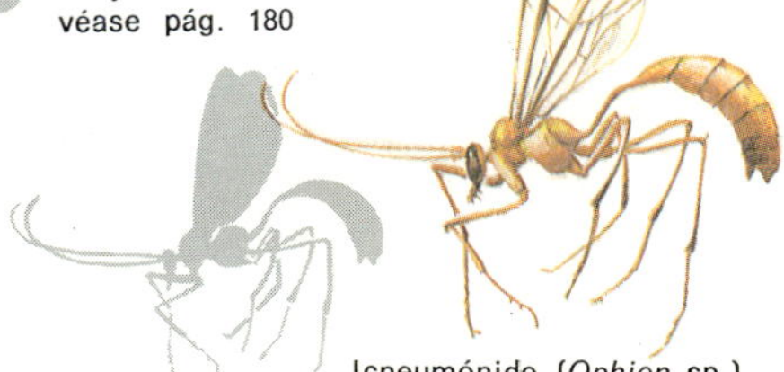

Icneumónido (*Ophion* sp.)
véase pág. 51

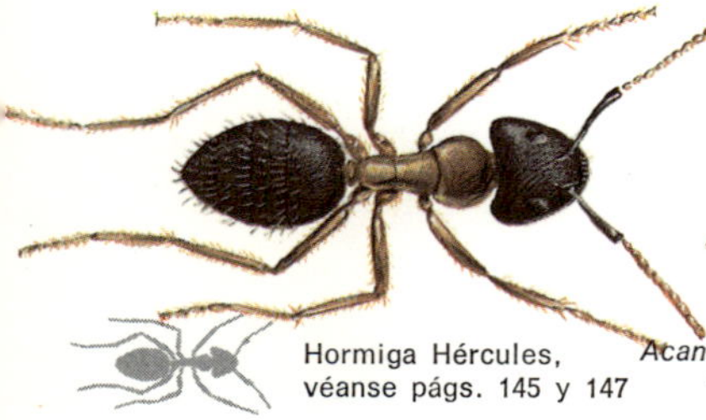

Hormiga Hércules,
véanse págs. 145 y 147

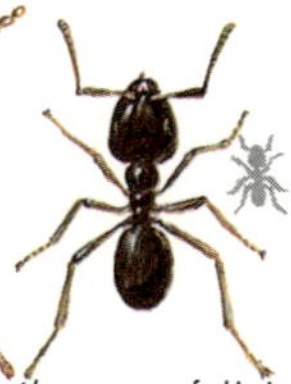

Acanthomyops fuliginosus,
véanse págs. 82,
109, 145 y 212

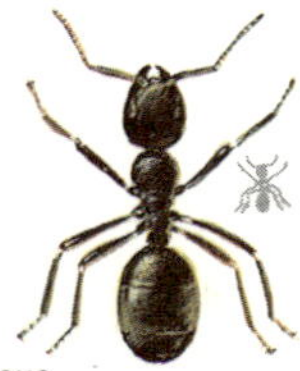

Hormiga de jardín,
Lasius niger,
véase pág. 81

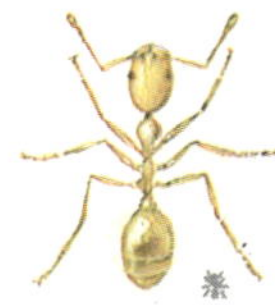

Hormiga faraón,
véase pág. 82

Moscas y Mosquitos

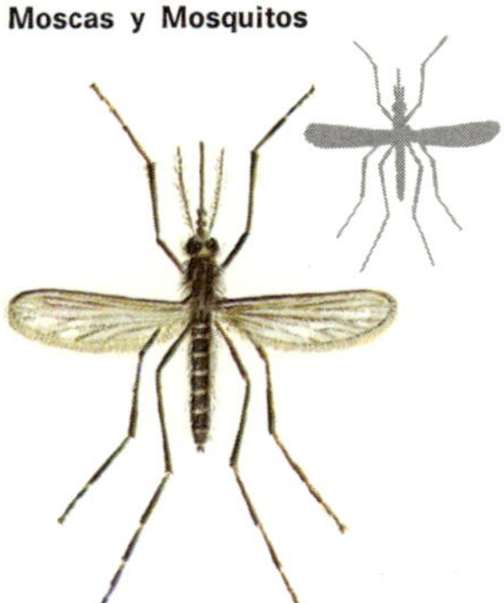

Mosquito (*Aëdes* sp.).
véase pág. 48

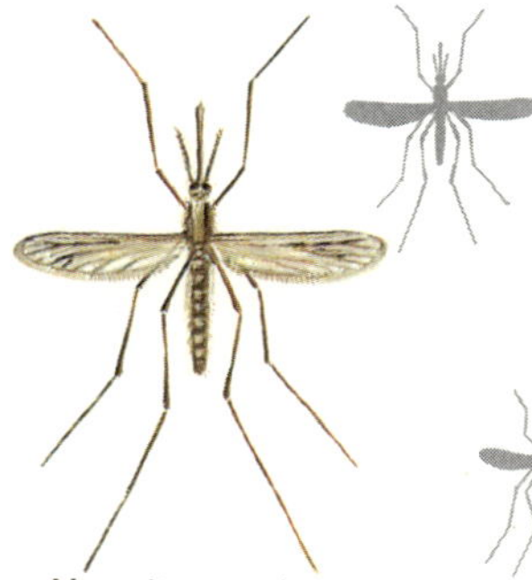

Mosquito común,
véanse pags. 48 y 192

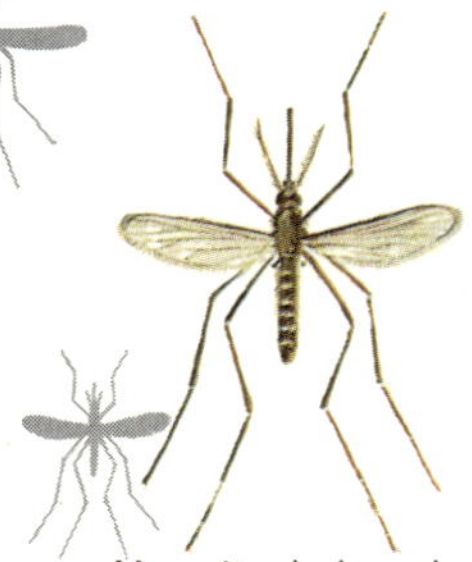

Mosquito de la malaria,
véanse págs. 48 y 192

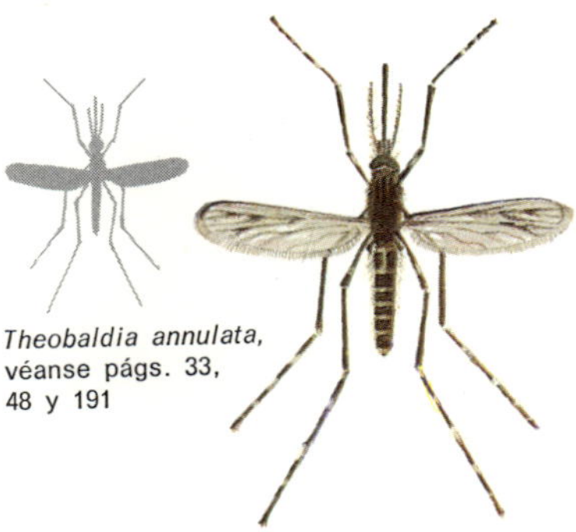

Theobaldia annulata,
véanse págs. 33,
48 y 191

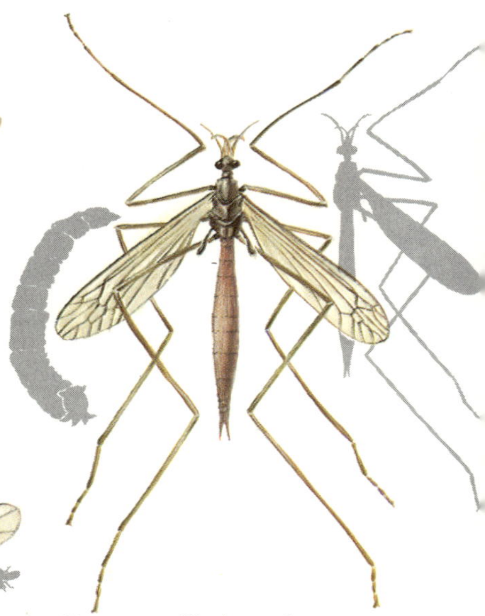

Típula común,
véanse págs. 159 y 205

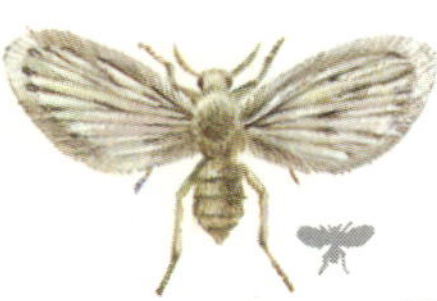

Mosca de los
cuartos de baño,
véase pág. 182

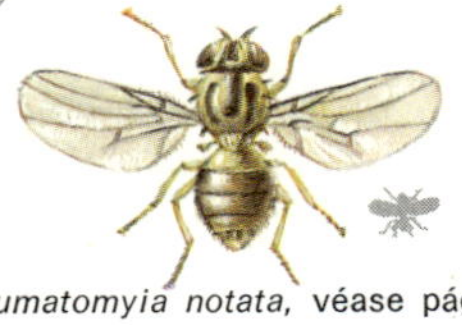

Thaumatomyia notata, véase pág. 191

Para las larvas, véanse las págs. 104-5

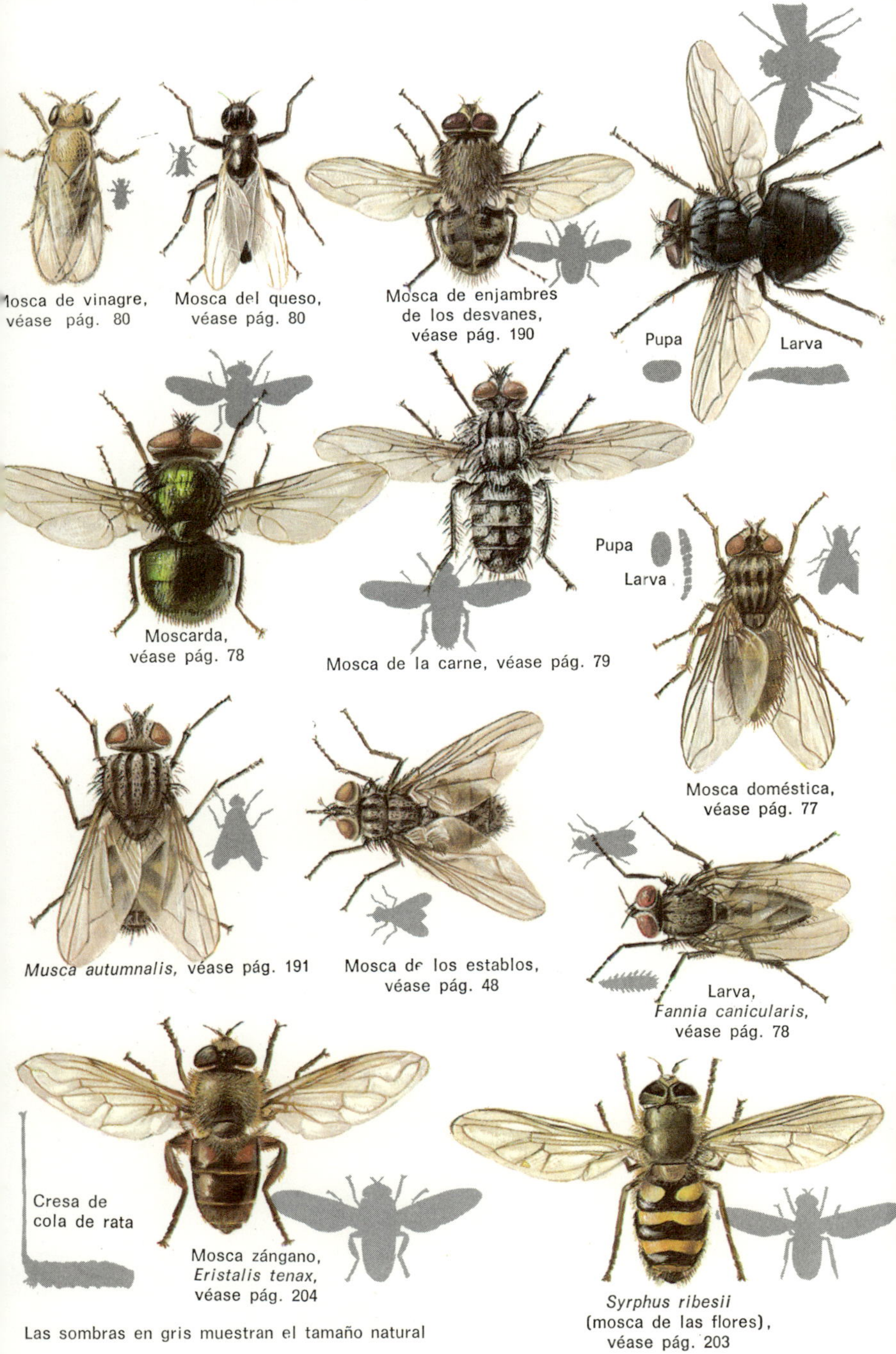

Las sombras en gris muestran el tamaño natural

LÁMINA 14

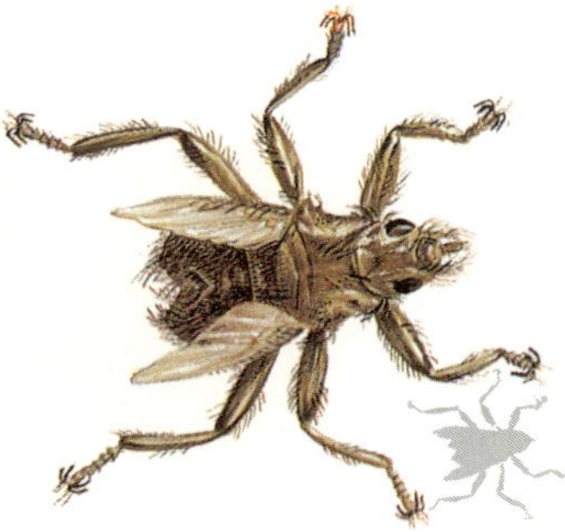

Mosca de los bosques, *Crataerina pallida*, véase página 49.

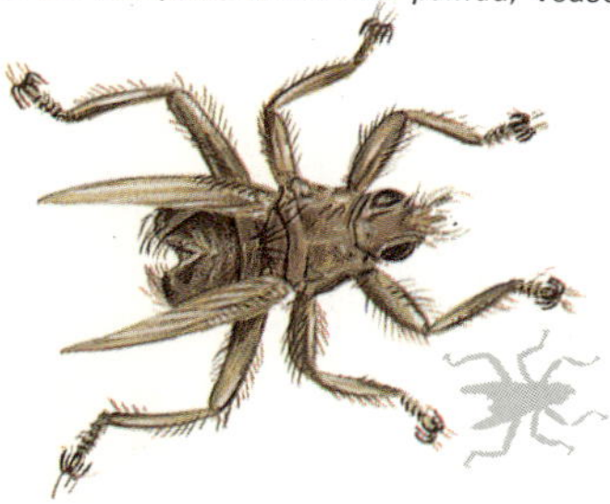

Mosca de los bosques, *Stenepteryx hirundinis*, véase página 49.

Pulgas

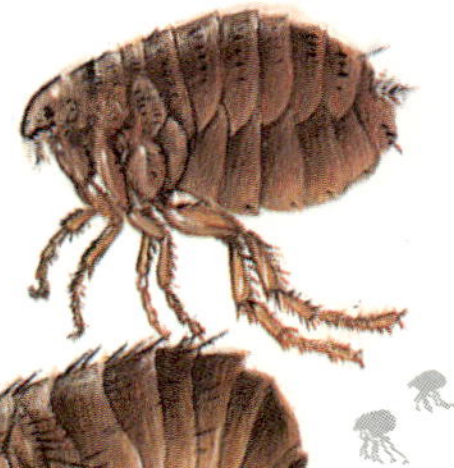

Pulga del gato, véase pág. 42

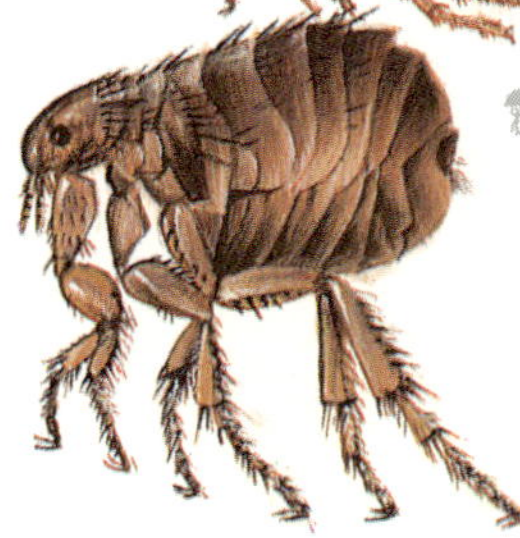

Pulga del hombre, véase pág. 42

Reduvio enmascarado succionando el contenido del cuerpo de una larva del escarabajo del tocino y del cuero.

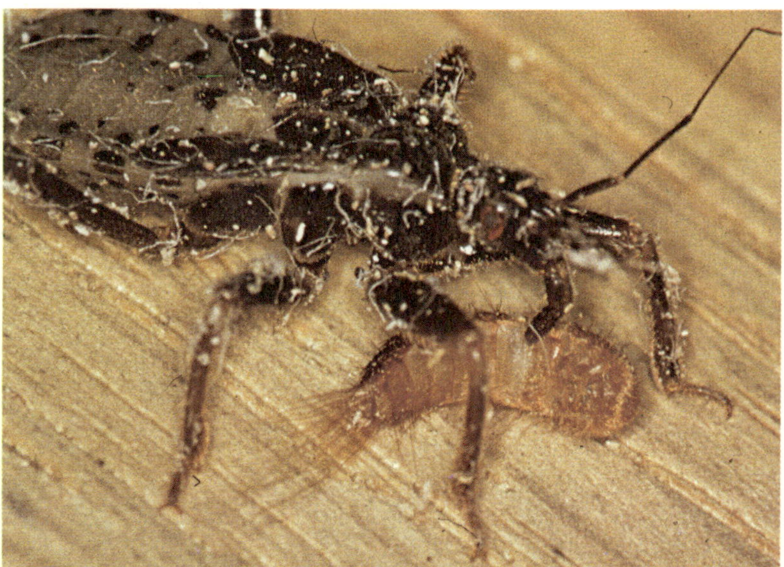

Animales que muerden, pican e irritan

El parasitismo es muy común en el reino animal. Se ha estimado que aproximadamente la cuarta parte de las especies animales existentes viven en o sobre las tres cuartas partes restantes. Las palabras morder y picar se usan a menudo indistintamente, pero es mejor saber que un animal es mordedor cuando usa su boca, aunque ésta esté modificada en una probóscide chupadora, y que los picadores lo hacen con un órgano especial, el aguijón, el cual está situado normalmente en el extremo posterior.

Cuando un animal muerde a otro es para obtener su alimento, ya sea mediante succión de la sangre como hace el mosquito, o mediante la destrucción de la presa y consumo del contenido de su cuerpo, como hace el depredador reduvio enmascarado, *Reduvius personatus*, entre otros. Por otro lado, los animales con aguijón lo utilizan como arma para el ataque o la defensa, como por ejemplo hace el avispón.

A un animal chupador de sangre le interesa normalmente llevar a cabo esta operación de la forma más delicada posible. La probóscide chupadora es normalmente una estructura delicada formada por dos tubos, uno muy estrecho por el cual pasa la saliva y el otro un poco mayor a través del cual se chupa la sangre mezclada con la saliva. La saliva puede contener sustancias que actúen como anestésico local. La inflamación y el picor que siguen a la mordedura son debidos probablemente a las proteínas extrañas de la saliva que son introducidas por el animal al morder. Los hombres reaccionan de formas muy distintas a las mordeduras, en algunos

Mosquito clavando su probóscide en un dedo.

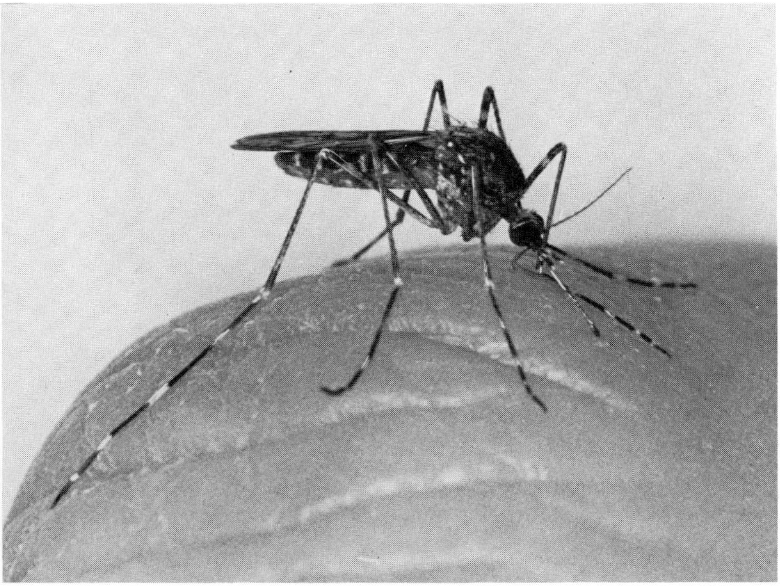

la hinchazón toma una extensión alarmante mientras que otros apenas reaccionan.
La actitud en los animales que pican a sus presas o pican en su defensa es muy distinta; en este último caso normalmente se paraliza a la víctima o se la deja incapaz de ofrecer resistencia. En tales casos, el aguijón suele estar asociado con glándulas que producen un veneno, es decir, una sustancia que incluso en cantidades muy pequeñas puede matar o paralizar a otros animales, o causarles dolor.
En vista de que la gente reacciona de forma tan distinta a las mordeduras y picaduras, es casi imposible identificar inmediatamente al organismo causante de ellas. Existe también la posibilidad de que las mordeduras se puedan confundir con granos u otras reacciones debidas a alergias. En algunos casos es posible que haya otros factores que puedan ayudar a identificar la causa, como por ejemplo la posición de la mordedura (véase pág. 52). También es bueno observar la época del ataque, si pueden estar implicados los animales domésticos, y si han habido otras oportunidades para la entrada de los parásitos en la casa (véase pág. 53).

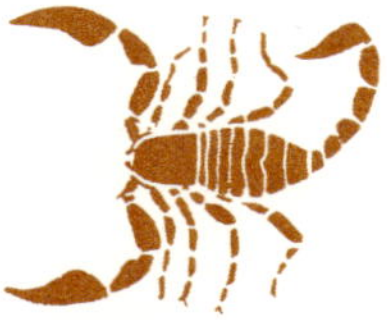

Escorpiones, *Orden Escorpiónidos* (Pág. 19)

Los escorpiones son animales tropicales y subtropicales y algunas especies, tales como *Euscorpius italicus,* se encuentran en el sur de Europa. Huyen de la luz y durante el día se esconden bajo las piedras o cortezas de árboles desprendidas; algunas especies se ocultan en hendiduras de las casas.
Los escorpiones son vivíparos y su descendencia al principio es cuidada por la madre que en realidad lleva las crías sobre su espalda durante las dos primeras semanas. Los escorpiones se alimentan de insectos y arañas a las que cogen con sus pinzas (conocidas técnicamente como pedipalpos). En algunos casos matan la presa con el veneno inyectado por el aguijón, aunque este órgano es principalmente defensivo.
Los escorpiones que se encuentran en Europa normalmente no son peligrosos para el hombre, la acción de su veneno es aproximadamente la misma que la de un avispón. Sin embargo, se debería buscar la ayuda médica.
Muchas de las historias asociadas con los escorpiones son pura fantasía, como por ejemplo la idea de que cooperan unos con otros para colgarse del techo formando una larga cadena para poder llegar a alcanzar y picar a un ser humano. Jugaron un papel importante en la religión de los antiguos egipcios, y se mencionan en la Biblia.

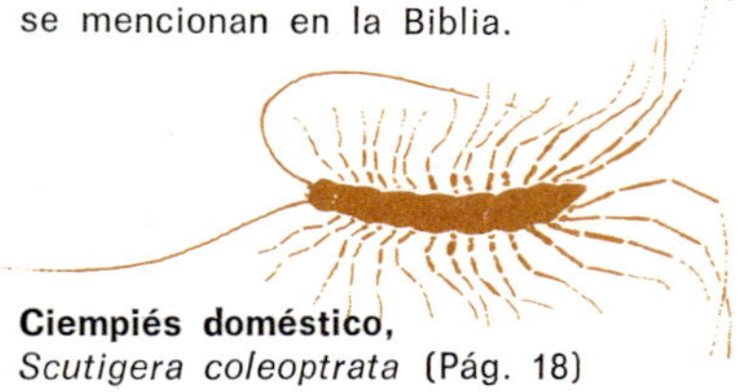

Ciempiés doméstico, *Scutigera coleoptrata* (Pág. 18)

Este ciempiés proviene de los países mediterráneos en donde es frecuente encontrarlo dentro de las casas. Ha sido observado unas pocas veces en el norte de Europa.
Al igual que otros ciempiés, es un depredador que mata a sus presas usando el primer par de patas que están modificadas formando un par de pinzas venenosas.
En contraste con los ciempiés pequeños encontrados en el jardín, esta especie pueden morder en áreas donde la piel es delgada cuando son molestados. La mordedura es visible y puede que forme una hinchazón, pero no es nada serio.

Ácaros y garrapatas. Orden Acarinos

En Europa únicamente el arador de la sarna puede considerarse como un parásito importante del hombre, pero ocasionalmente otros ácaros también pueden causar transtornos. Algunos pueden chupar sangre, mientras que otros son responsables de reacciones alérgicas.

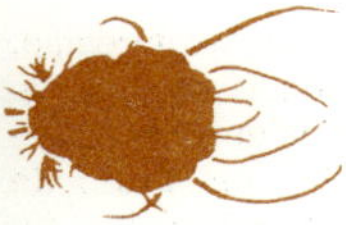

Arador de la sarna, *Sarcoptes scabiei* (Pág. 20)

Este ácaro vive en realidad en la piel, excavando túneles en la capa córnea superficial, de forma semejante a un topo. Tiene sólo 1/3 de mm de longitud y se ve muy pocas veces, pero se descubre su presencia por la inflamación y eczema que causa (véase pág. 52). Los huevos son depositados en las excavaciones hechas por la hembra y pasan unas dos semanas hasta que las crías alcanzan la fase de adulto. La infección se produce normalmente por las hembras, cuyos huevos se transfieren por contacto directo.

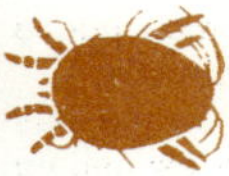

Ácaros de las camas.
Género *Dermatophagoides* (Pág. 20)

Estos ácaros se alimentan de las escamas que se desprenden continuamente de nuestra piel. Prefieren un alto grado de humedad (80 %) y temperaturas altas (25°C), y por ello se encuentran generalmente en las camas. Debido a ello es muy sorprendente que no se haya observado su presencia hasta ahora. El descubrimiento se produjo durante una investigación sobre las causas del asma. Desde hacía tiempo se sabía que algunos pacientes reaccionaban violentamente al polvo de la casa, pero no estaba claro qué sustancias eran las que causaban los ataques. Ahora se ha demostrado que estos ácaros están esparcidos por dondequiera que viva el hombre, y que es el polvo que los contiene el que causa los ataques de asma más agudos en los pacientes sensibles. No son únicamente los propios ácaros, sino las pieles de sus mudas y sus heces las que producen los síntomas, y como éstas se pueden desprender fácilmente mientras se quita el polvo y se hace la cama, la gente puede inhalarlas en gran cantidad. Aparte de los pulverizadores, se ha visto que el mejor método para desembarazarse de estos ácaros es la limpieza frecuente y completa mediante el aspirador de colchones, cojines, etc. Afortunadamente, estos ácaros son completamente inocuos para la mayor parte de la gente.

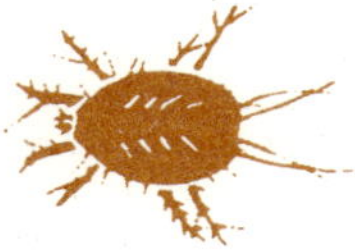

Ácaro de las ciruelas pasas,
Carpoglyphus lactis (Pág. 20)

La mayoría de los ácaros que se encuentran en los alimentos pueden causar eczema en aquellas personas que suelen estar en contacto con ellos.
Estos ácaros, que se desarrollan particularmente en los frutos secos, pueden causar la conocida «picadura de los vendedores de ultramarinos», en aquellos que trabajan con mercancías portadoras de ácaros.

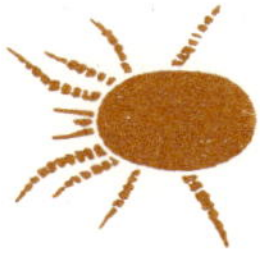

Ácaro de las gallinas,
Dermanyssus gallinae (Pág. 20)

Cuando este ácaro se ha hartado de sangre tiene un bonito color rojo. A medida que la sangre va siendo digerida, el ácaro se vuelve un poco más pequeño y el color cambia a gris o negruzco, y si ha ayunado durante un largo período es casi blanco.
El ácaro de las gallinas vive en los gallineros, palomares y lugares parecidos, donde permanece oculto en las hendiduras durante el día. Por la noche sale para chupar la sangre.
La hembra pone alrededor de 10 huevos cada vez en los lugares donde se oculta. Puede repetir este proceso varias veces, pero debe alimentarse de sangre antes de cada sesión de puesta de huevos. En verano, el desarrollo de huevo a adulto tarda de 8 a 10 días. Los adul-

tos pueden sobrevivir durante 4 ó 5 meses sin sangre.
Cuando uno de estos ácaros se encuentra en la casa, casi siempre provendrá de los pájaros y generalmente de un nido. Cuando las crías de los pájaros han escapado, los ácaros hambrientos empiezan a merodear. Su mordedura causa picazón y, como a menudo se presentan en gran cantidad, pueden ser muy desagradables. El nido infestado de ácaros deberá ser cambiado por otro y el área circundante pulverizada o tratada con unos polvos adecuados.

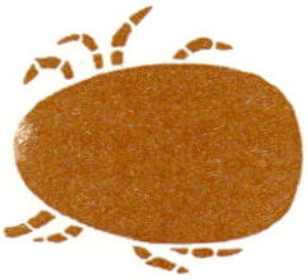

Garrapata de las palomas,
Argas reflexus (Pág. 20)

Es un parásito de las aves que se puede encontrar ocasionalmente en las casas. Es mucho mayor que el ácaro de las gallinas y tiene un cuerpo coriáceo, ovoide y de color pardo rojizo. Las piezas bucales están situadas en la parte ventral y normalmente no se aprecian. La garrapata de las palomas se encuentra sobre todo en los palomares, tiene hábitos semejantes a los del ácaro de las gallinas, pero puede sobrevivir sin alimento durante largos períodos. Han aparecido 2 ó 3 años después que las aves se habían ido. Muerden al hombre.

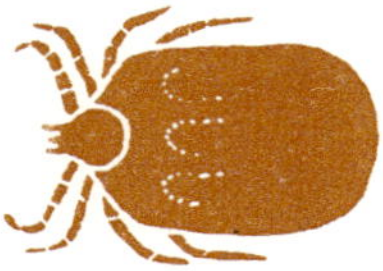

Garrapata común, *Ixodes ricinus*
(Pág. 20)

El macho adulto tiene 2 mm de longitud, la hembra mide el doble, pero estas medidas sólo son aplicables a aquellos individuos que hace un cierto tiempo que han comido. La piel coriácea, de color marrón rojizo del abdomen puede estirarse de una manera increíble.
Esta especie es muy común en algunas zonas pero no en otras. Esto es debido a que precisa obviamente unas condiciones ambientales críticas. Es sensible a la desecación y se halla en la maleza húmeda y vegetación densa.

Los ácaros se pueden alimentar de distintos mamíferos y aves. Aquí se ven un par de grandes ácaros hembras alimentándose sobre un ratón.

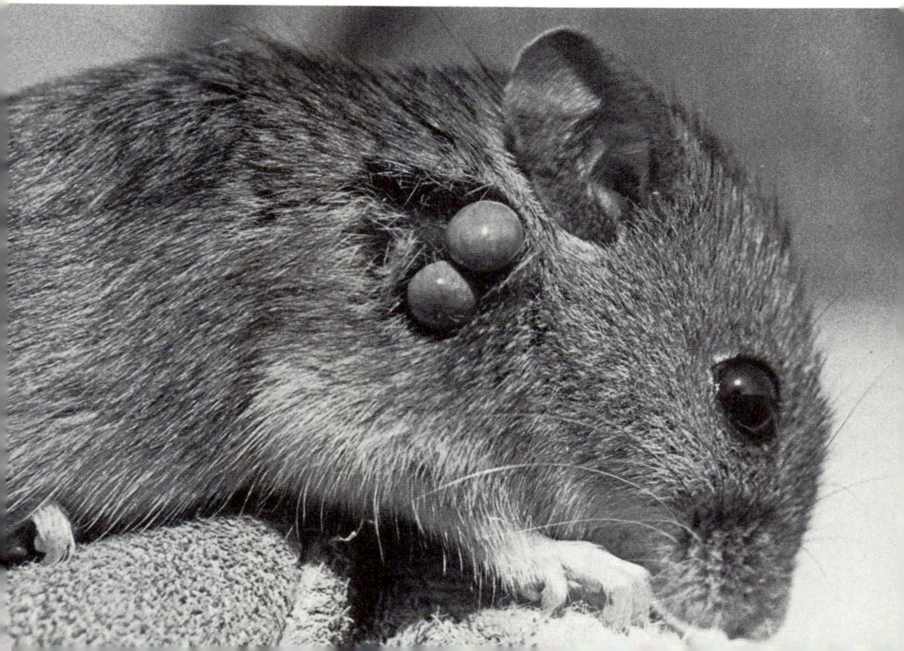

Un ácaro hambriento subirá hasta el extremo de los tallos de la hierba o bien se colocará sobre una hoja y esperará hasta que pase por allí un animal. La garrapata común no es exigente en cuanto ve al animal del que chupa la sangre. Utiliza mamíferos de cierto tamaño, incluido el hombre, también aves y reptiles a los que se agarra fuertemente. Recorre el huésped hasta que encuentra un lugar adecuado, preferentemente allí donde la piel es delgada, y entonces inserta sus piezas bucales que son dentadas y alargadas formando un canal chupador.

En el mismo instante no se nota ni la perforación de la piel ni el chupado de la sangre, pero después de un rato la zona empieza a escocer.

La garrapata permanece sobre su huésped durante 5 ó 6 días, pasados los cuales se suelta y cae al suelo, donde busca un refugio para digerir su comida. Durante el curso de su vida una garrapata tiene que encontrar un huésped en 3 ocasiones, 2 en su fase juvenil y una sola vez en fase de adulto, antes de la puesta de huevos. Una garrapata hembra puede poner por término medio 2000 huevos, pero no sobreviven dentro de las casas cuando el ambiente es demasiado seco.

Cuando una garrapata está viviendo sobre su huésped está agarrada muy fuertemente a él y no se puede sacar fácilmente con unas pinzas. Sin embargo, es esencial sacar el animal entero, ya que de lo contrario puede producir una inflamación. Si se la anestesia con éter, la garrapata soltará su asidero y se podrá sacar. También se puede untar con un poco de grasa y después de unos 15 minutos se puede arrancar.

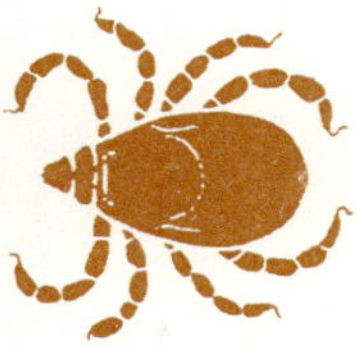

Garrapata parda del perro,
Rhipicephalus sanguineus (Pág. 20)

Originaria de África, pero en la actualidad está distribuida por todas las zonas tropicales y subtropicales. Es común en los países mediterráneos.

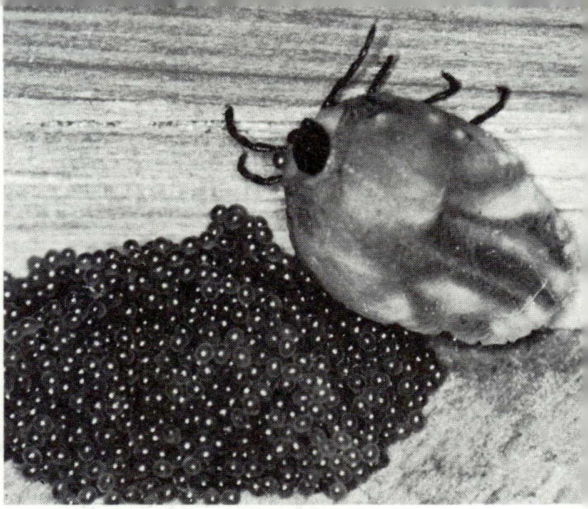

Al contrario que la garrapata común, la garrapata parda del perro deja a menudo sus huevos dentro de las casas.

Se encuentra principalmente sobre los perros, rara vez sobre el hombre. Al igual que las especies precedentes, tiene que tomar 3 comidas de sangre espaciadas antes de llegar a su madurez sexual, y en condiciones favorables el desarrollo de huevo a adulto tarda alrededor de 65 días a 25-30° C.

En las zonas templadas la garrapata parda del perro depende completamente de los edificios con calefacción durante la estación fría del año. Ya que originariamente se desarrolló en climas muy secos, es capaz, al contrario que la garrapata común, de vivir y procrear con calefacción central de clima seco.

Las hembras de la garrapata parda del perro totalmente saciadas tienen escasamente un centímetro de longitud cuando dejan al huésped, y esto sucede generalmente en el lugar donde duerme el perro. Incluso en estas condiciones son muy móviles y mientras buscan un lugar adecuado para poner sus huevos se desplazan a puntos más elevados.

Los 2 000-4 000 huevos de color pardo rojizo son colocados en grandes o pequeños racimos en puntos resguardados, como por ejemplo en cavidades pequeñas de los revestimientos de madera, a lo largo de las tuberías o detrás de los armarios y de los cuadros.

Para controlar estas garrapatas es imprescindible tratar a los perros y las zonas que les rodean al mismo tiempo.

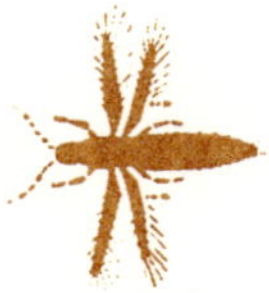

Trips, Orden Tisanópteros
(Pág. 22)

En los días cálidos del verano se pueden encontrar en grandes cantidades unos diminutos insectos conocidos como trips que incluso pueden entrar en las casas. Tienen tendencia a penetrar por debajo de la ropa o en los oídos, boca y ojos, y hacen cosquillas cuando se mueven sobre la piel.
Los trips se alimentan succionando los jugos de las plantas, pero en ocasiones pueden clavar sus pieza bucales en la piel humana, causando en algunos casos una erupción y picor. Pueden saltar apoyando el abdomen sobre el sustrato y es por ello que a veces se les ha confundido con pulgas.

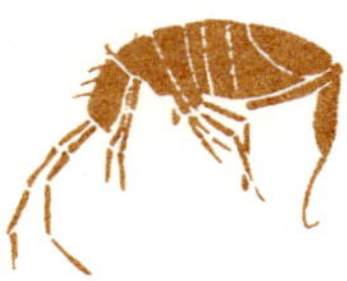

Orden Colémbolos
(Pág. 20)
Al igual que los trips, los colémbolos también pueden saltar. No muerden a los hombres, pero pueden causarles irritaciones si hay una gran cantidad deslizándose sobre su piel.

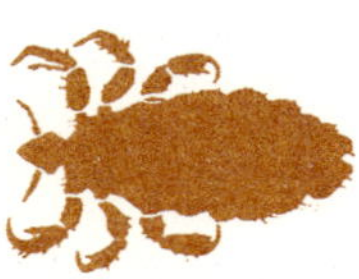

Piojos chupadores, Orden Anopluros
(Pág. 21)

Los miembros de este pequeño grupo de insectos presentan diversas adaptaciones por estar especializados en llevar una vida parasitaria. No tienen alas, los ojos son muy reducidos y sus piezas bucales están adaptadas para morder y chupar. La piel de un piojo es coriácea y grisácea y el abdomen se puede llegar a distender mucho cuando está repleto de sangre. Cada pata termina en una pinza con pelos de sujeción.
Los piojos se alimentan exclusivamente de sangre y tienen que comer dos veces al día si quieren mantenerse en buenas condiciones; sólo pueden sobrevivir durante unos pocos días sin un huésped. Un piojo que está realmente hambriento puede ser tan voraz que cuando encuentra de nuevo a un huésped come hasta que casi revienta.
Los piojos dependen totalmente del microclima especial que se da cerca de la superficie de la piel. Si la temperatura cambia, como por ejemplo cuando el huésped tiene fiebre, estos animales se irán, y antiguamente se consideraba como una señal muy mala el hecho de que los piojos abandonasen a su huésped. Los piojos también huyen muy rápidamente del frío de una persona muerta, y esto aumenta, naturalmente, el riesgo de extensión de la infección durante las epidemias (véase pág. 39).
Una hembra de piojo deja unos diez huevos diarios durante su mes de vida. Los huevos son grandes, de color blanco amarillento y están sujetos tan firmemente que es casi imposible desprenderlos. Al cabo de casi una semana, el

Familia de mendigos infestada de piojos, grabado en madera del siglo XVII.

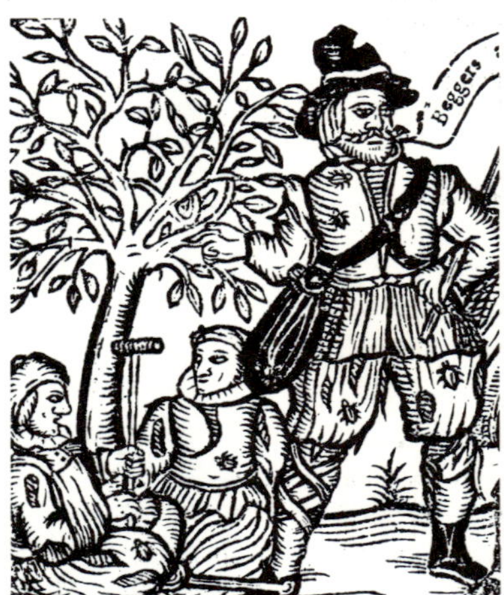

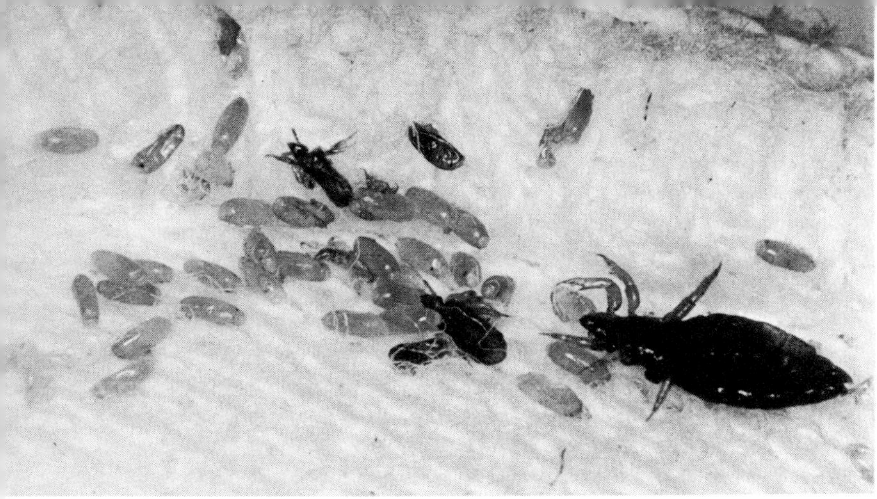

El piojo de los vestidos deja sus huevos principalmente en las costuras de la ropa interior.

huevo está a punto de eclosionar y la cría del piojo que se halla en el interior se hincha con aire, empuja la parte superior del huevo y se desliza hacia fuera. El piojo recién nacido empieza a comer inmediatamente y después de unos 8 días se puede aparear y poner huevos. Así pues, una población de piojos a la que no se moleste puede aumentar a una velocidad muy elevada.
Los piojos no suponen un problema nuevo, la mayor parte de mamíferos hospedan a su especie particular y no hay duda de que nuestros primeros antecesores también los hospedaron. En realidad, es probable que el piojo que encontramos ahora en el hombre moderno sea la misma especie o una muy estrechamente emparentada con la que infestó al hombre primitivo.
En la mayoría de las épocas de la historia los piojos se han considerado como algo que vive con uno, y la tarea de despiojarse unos a otros era una parte importante de la vida familiar.
Hay dos tipos de piojo que se han adaptado a vivir sobre el hombre: el piojo del hombre y la ladilla.
El piojo del hombre se encuentra en dos formas, el piojo de los vestidos y el piojo del cabello; ambos son muy semejantes. En realidad sólo se pueden distinguir con certeza por sus costumbres.

El piojo de los vestidos,
Pediculus humanus var. *corporis*
(Pág. 21)

Se encuentra solamente en el cuerpo y en la ropa. El piojo de los vestidos pone sus huevos en las costuras y lugares resguardados parecidos. Es un poco más duro que el piojo del cabello y puede vivir a 23 °C durante 4 días sin tener acceso a la sangre.
Las condiciones óptimas para la reproducción de estos piojos se dan cuando los hombres están viviendo muy juntos en condiciones primitivas. No se dan entre la gente que mantiene unas buenas condiciones de higiene cambiando y lavando la ropa a menudo.
Los piojos de los vestidos son importantes como transmisores de la fiebre tifoidea, del tifus exantemático y de la fiebre recurrente transmitida por el piojo. En las poblaciones donde no se producen estas enfermedades, el único efecto que resulta de las mordeduras de los piojos es una picadura molesta.

El piojo del cabello,
Pediculus humanus var. *capitis* (Pág. 21)

El piojo del cabello sujeta sus huevos firmemente a los pelos junto al cuero cabelludo. Los huevos están muy adheridos y sólo se pueden arrancar del pelo usando un peine muy espeso y con mu-

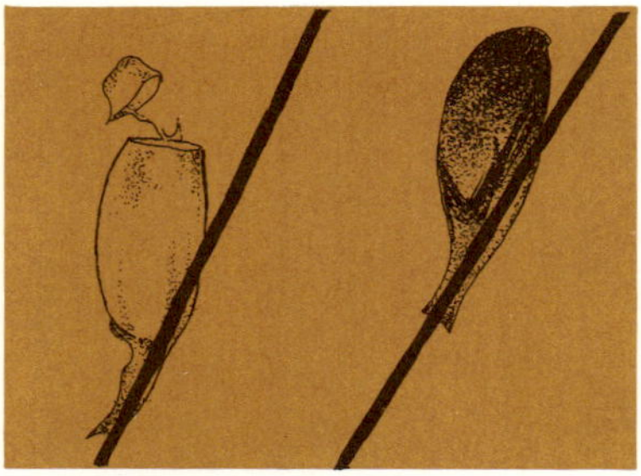

Huevos eclosionados y sin eclosionar del piojo de los cabellos.

cho esfuerzo. Incluso un lavado frecuente del cabello no basta para quitarlos. Las cápsulas de los huevos vacías se quedan sobre el pelo y los piojos salen al exterior cuando se han desarrollado. Con una lupa se pueden distinguir de los huevos vacíos debido a que son más transparentes y les falta una tapadera. Los piojos necesitan tomar sangre dos veces al día, y a la temperatura normal de las casas un piojo del cabello puede sobrevivir solamente durante un par de días cuando no vive sobre una persona. Los piojos del cabello no transmiten enfermedades. Se pueden controlar mediante preparados especiales, pero éstos en general no matan los huevos, lo que debe repetirse el tratamiento.

Despioje. Grabado en madera del siglo XVI.

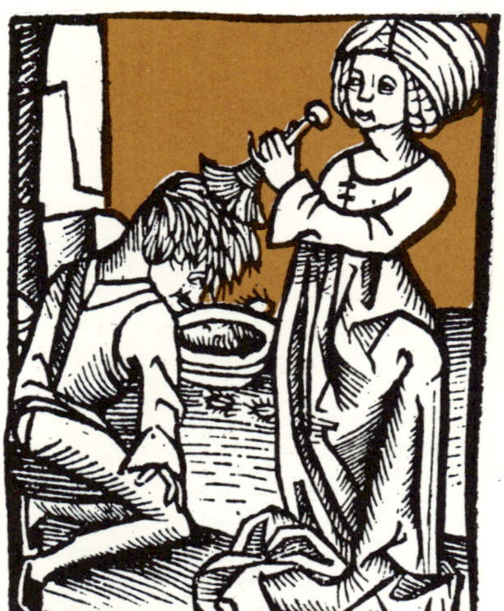

Ladilla, *Phthirius pubis*
(Pág. 21)

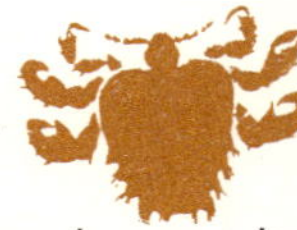

Una ladilla es casi tan ancha como larga. Sus «pinzas» están extraordinariamente bien desarrolladas y junto con la forma del cuerpo le dan un aspecto parecido a un cangrejo. Su hábitat preferido lo constituyen los pelos del cuerpo y particularmente los púbicos.
Sus grandes pinzas están bien adaptadas para sujetarse a estos pelos tan fuertes. Las ladillas se pueden encontrar también en las axilas, las barbas y

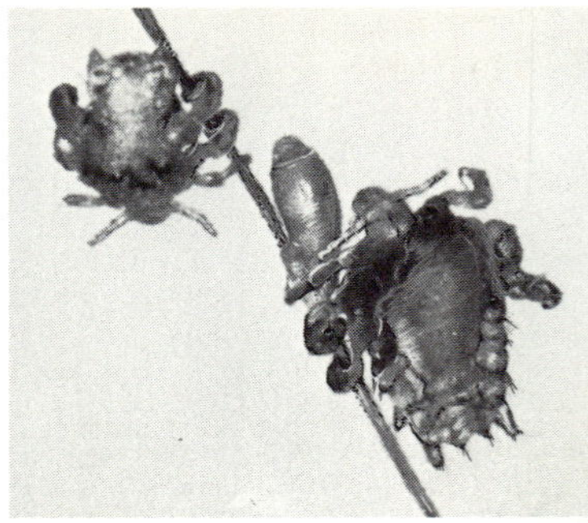

Un par de ladillas trepando por un pelo del cuerpo, con un huevo firmemente sujeto entre ellas.

algunas veces sobre los párpados y las cejas, e incluso se han llegado a encontrar entre los finos cabellos de la cabeza de los niños.
Una hembra de ladilla pone aproximadamente 25 huevos, fijando cada uno de ellos firmemente a su pelo correspondiente. El desarrollo de huevo a adulto tiene lugar en tres semanas aproximadamente.
Las ladillas son sedentarias. Una vez ha encontrado un lugar adecuado, la ladilla se aferrará al pelo del huésped, se introducirá en la piel con la ayuda de sus piezas bucales y succionará la sangre varias veces sucesivas, con sólo pequeños intervalos. Este animal moriría si durante un día se le apartase de su huésped. No hay duda de que las ladillas se transmiten la mayor parte de las veces de una persona a otra durante la cópula. Hay, sin embargo, datos de ni-

ños pequeños con ladillas; así pues, también pueden transmitirse de otras formas.

Piojo del perro, *Linognathus setosus* (Pág. 21)

Aunque es muy parecido al piojo del hombre, hay pocas probabilidades de que un hombre llegue a ser atacado por los piojos del perro. Al igual que sus semejantes, estos parásitos están mu-

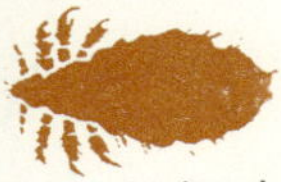

cho más ligados a sus propios huéspedes específicos.
La mayor parte de ellos viven sobre el dorso y los costados y en la base de la cola del perro. Además de la irritación que causan, estos piojos son también huéspedes intermediarios de uno de los gusanos intestinales del perro. La infección tiene lugar cuando el perro ingiere los piojos infestados al rascarse.

Piojos masticadores, Orden Malófagos (Pág. 21)

Estos insectos son algo parecidos en su aspecto a los verdaderos piojos, pero

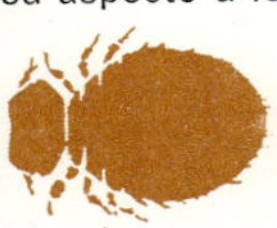

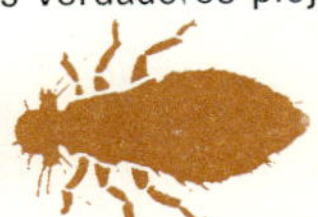

la cabeza es más ancha, normalmente tienen dos pinzas en cada pata, y no succionan sangre. Se alimentan mordiendo piel, plumas y también despojos de pieles. No afectan al hombre.
Los piojos masticadores sujetan sus huevos firmemente a las plumas o la piel, y el desarrollo completo de huevo a adulto se produce solamente en un par de semanas. Son tan dependientes del calor, del clima húmedo de las plumas o los pelos de la piel, que sólo sobreviven unas horas a su huésped.
El perro y el gato tienen cada uno su propia especie de piojo masticador, conocidas respectivamente como *Trichodectes canis* y *Felicola subrostratus*. Aparentemente causan irritación, pues sus huéspedes se rascan continuamente. Las jaulas de los pájaros también pueden llegar a infestarse de piojos de las plumas, y éstos causan un decremento en las condiciones de la jaula. En el campo muchas aves intentan deshacerse ellas mismas de los piojos tomando baños de polvo, pero esto no se puede realizar en el caso de las jaulas, por lo que los pájaros se deberán tratar con un insecticida adecuado.

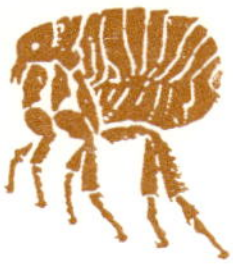

Pulgas, Orden Sifonápteros (Pág. 32)

Las pulgas están extraordinariamente bien adaptadas a su especial forma de vida. Su exoesqueleto duro, resistente y quitinoso, las hace casi imposibles de aplastar y su cuerpo alto y delgado les permite moverse de un lado para otro con gran rapidez entre los pelos o las plumas. Por si esto fuera poco, una pulga puede saltar hasta unos 30 cm. Quizás esto puede que no sorprenda demasiado, pero es una distancia 200 veces mayor que el tamaño de la propia pulga y se puede comparar a un hombre que fuese capaz de saltar unos 350 m.
Cada especie de pulga es más o menos dependiente de su propio huésped específico, pero en muchos casos también puede chupar la sangre de otras especies. De las 50-60 especies de pulgas distintas que se encuentran en Europa, aproximadamente la mitad muerden en ocasiones al hombre, pero sólo una especie, la pulga del hombre, es capaz de reproducirse con una dieta exclusiva de sangre humana.
Los huevos de pulga son planos, ovales y de color blanco grisáceo. Tienen 1/4 de mm de longitud aproximadamente, por lo que se pueden observar a simple vista. Al contrario que los huevos de piojo, no están sujetos a los pelos, pero son abandonados sobre el suelo y por ello se encuentran normalmente en el cubil o en el nido del huésped.

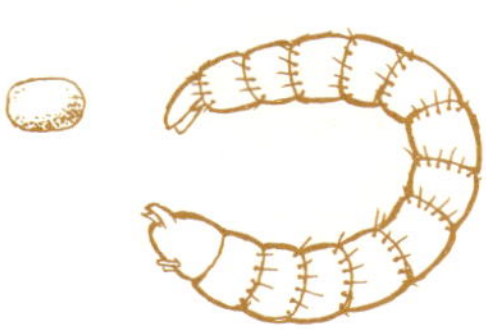

Huevo y larva de pulga

La eclosión tiene lugar a los 10 días. Las larvas se alimentan de distintos tipos de materia orgánica incluyendo la sangre contenida en las heces de las pulgas adultas. Son blancas, ciegas y tienen una línea de quetas (pelos) sobre cada segmento. El desarrollo depende de la temperatura y varía de 8 a 150 días.
Cuando el crecimiento de la larva ya se ha completado, se transforma en crisálida, formando un capullo tejido con secreción salival. La fase de pupa puede durar desde una semana a meses. Las pulgas adultas pueden permanecer en los capullos durante largo tiempo, incluso durante años, esperando hasta que un animal se acerque a ellas. La salida de los capullos es estimulada por la vibración. Las pulgas de una casa vacía se activan con nuevos ocupantes.

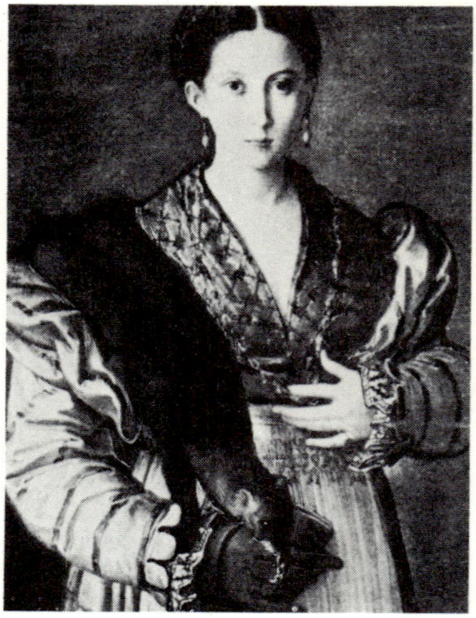

Señora llevando una «corbata de pulgas». Pintura de F. M. Parmigianino, de alrededor de 1536, Galería Nacional, Nápoles.

La pulga del hombre, *Pulex irritans*
(Pág. 32)

La pulga del hombre se ha convertido en un insecto bastante raro, pero antiguamente fue el compañero constante de los hombres de todas las clases sociales. Hubo una época en que los chinos, entre otros, usaban trampas para pulgas hechas de marfil o de bambú que calentaban suavemente y colocaban entre los colchones antes de irse a la cama; la idea consistía en que las pulgas se arrastrasen hasta ellas y entonces pudieran matarlas con facilidad. En los siglos XIV al XVI las damas llevaban collares de piel, conocidos ahora como «corbatas de pulgas», los cuales se supone que eran para atrapar pulgas.
En la actualidad, cuando alguien tiene pulgas suele ser debido a la visita a una pocilga, ya que la pulga humana puede vivir también sobre los cerdos. La probabilidad de que esta pulga se pueda multiplicar en los hogares es pequeña. Las casas modernas están demasiado limpias y secas para que las larvas puedan sobrevivir.

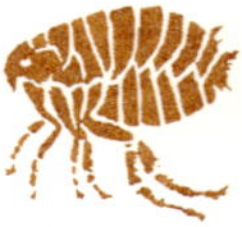

La pulga del gato, *Ctenocephalides felis*
La pulga del perro,
Ctenocephalides canis
(Pág. 22)

Las pulgas del gato y del perro son de aspecto muy parecido y ambas especies pueden vivir sobre perros y gatos indistintamente. Los hombres se ven atacados principalmente por las pulgas del gato.
Un gato o un perro pueden estar infestados de pulgas sin que los moradores de la casa lo noten, pero si el animal doméstico lleva una gran cantidad de ellas, naturalmente hay una mayor probabilidad de que los hombres sean atacados. Si se saca el perro o el gato de la casa se puede producir un ataque al hombre, ya que entonces las pulgas

Pulga del hombre

Pulga del gato

Pulga del perro

Pulga de las aves

que dejan tras de sí, al no poder elegir, se van hacia éste.
En tales casos uno se puede conformar pensando que las pulgas del perro y del gato no se pueden reproducir sin su huésped principal, por lo que esta plaga desaparecerá por sí misma. Sin embargo, pueden vivir meses enteros con una dieta de sangre humana, así que se precisa de una cantidad de paciencia poco corriente para esperar hasta que las pulgas se mueran de viejas.
Se pueden quitar las pulgas de los animales domésticos, bien lavándolos o bien tratándolos con un insecticida, pero es tan preciso como importante acabar con los lugares donde se desarrollan las larvas mediante la limpieza con un aspirador y el rociado con un insecticida.

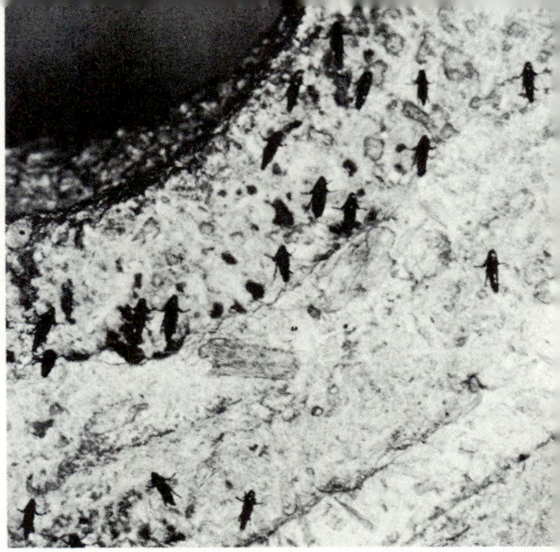

Atraídas hacia fuera por la cálida primavera, las pulgas de las aves, se sitúan cerca de la entrada de una caja de nidificación, esperando para «morder».

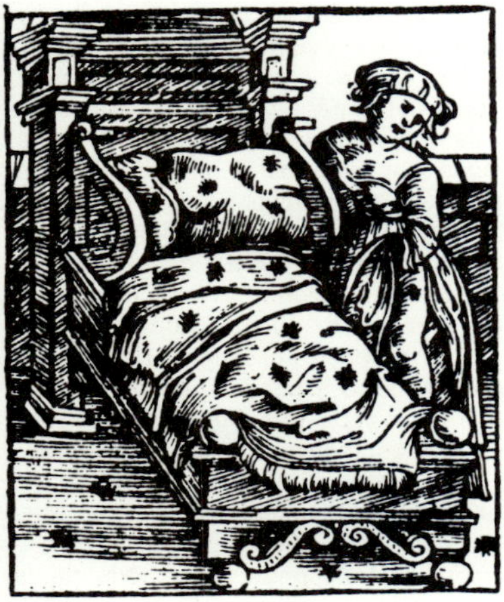

Una cama infestada de piojos y pulgas. Grabado en madera del siglo XVI.

Pulgas de las aves,
Género *Ceratophyllus*

Estos insectos pasan el invierno en sus capullos de crisálida en los nidos de las aves. Salen con el calor del sol primaveral, y si no encuentran rápidamente un pájaro al que chuparle la sangre, empiezan a moverse de un lado para otro. En tales circunstancias pueden entrar en las casas, pero también se pueden adquirir cuando se trabaja en los jardines cerca de cajas de nidificación o de nidos infestados. Las pulgas de las aves pueden, por supuesto, multiplicarse enormemente en los gallineros.
Afortunadamente, las pulgas de las aves sólo viven en las casas durante un corto tiempo, y pueden reproducirse únicamente en los nidos de las aves. Es una buena idea limpiar perfectamente las cajas de nidificación al entrar la primavera.

Las chinches verdaderas,
Orden Hemípteros

Las chinches son insectos que entre otras características tienen unas poderosas y penetrantes piezas bucales. La mayor parte de las especies viven al aire libre y chupan los jugos de las plantas, pero hay unas pocas que son depredadoras o parásitas, y una de ellas ha llegado a adaptarse a vivir dentro de las casas.

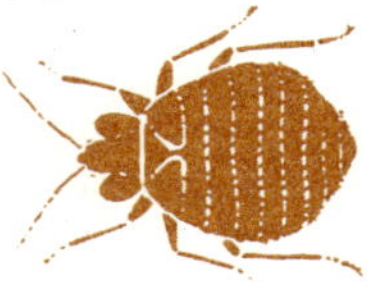

Verdadera chinche de las camas,
Cimex lectularius (Pág. 22)

Al contrario que la mayoría de las restantes chinches, la verdadera chinche

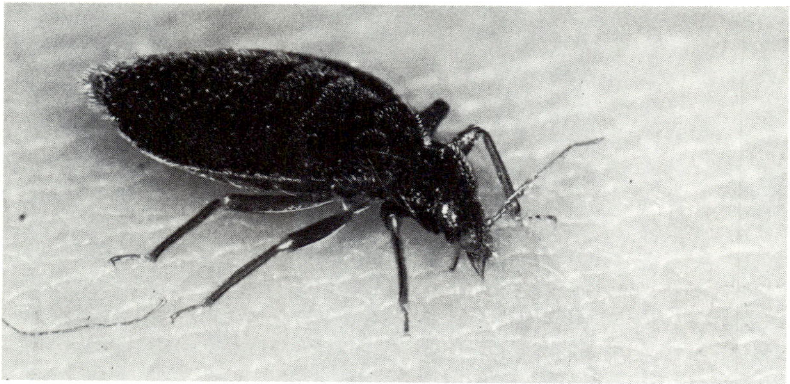

Chinche de las camas, chupando

de las camas no tiene alas. Cuando hace tiempo que no ha comido, su cuerpo es delgado como el papel y casi pardo rojizo.

Desde hace tiempo se sabe que las chinches de las camas provienen originariamente de Asia, pero en la actualidad se encuentran distribuidas por todo el mundo. En la antigüedad se conocían muy bien en la zona mediterránea. Debido a que precisan de un clima cálido y seco, no se expandieron en las regiones nórdicas hasta que los edificios no empezaron a calentarse con sistemas más o menos eficaces, pero cuando esto sucedió, en seguida fueron muy abundantes. Ahora son menos comunes y podemos mantenerlas bajo control mediante los insecticidas modernos.

Las chinches de las camas sólo buscan a sus víctimas cuando están realmente hambrientas. Durante los intervalos entre las comidas emplean su tiempo en buscar escondites adecuados en las vecindades de la cama. Éstos pueden estar en grietas de la madera, junturas de la cama, debajo del alfombrado desprendido y detrás de los cuadros y del papel de las paredes. Las chinches, cuando están hambrientas, salen fuera de su refugio y empiezan a buscar. Sus sentidos no son capaces de guiarlas hacia una víctima distante, pero a distancias de 5-10 cm serán atraídas por el calor corporal de la víctima.

Las chinches de las camas pueden trepar por las paredes y también pueden andar cabeza abajo por los techos rugosos, pero caen a menudo si no son unas expertas. Ésta es la base de las historias que cuentan que las chinches de las camas, una vez que han visto que su víctima ha colocado las patas de la cama sobre platos llenos de agua, trepan por la pared y cruzan el techo dejándose caer sobre la pobre víctima dormida. Sin embargo, la chinche de las camas no es tan astuta como esto.

Una chinche adulta, en el transcurso de 10 minutos, puede chupar más de 7 veces su peso en sangre. Hecho esto se retira a su escondite, donde digiere, procrea y pone sus huevos hasta que vuelve a estar hambrienta. Deja la puesta en el escondite, sujeta al sustrato. Una hembra pone un total de 200 huevos, a razón de 4 ó 5 por día, pero el número real depende sobre todo de la temperatura y de otros factores externos. No ponen en absoluto a temperaturas inferiores a 10 °C.

Las crías de las chinches son parecidas a versiones en miniatura de los adultos. Mudan 5 veces durante su desarrollo y en cada fase precisan de una nueva toma de sangre.

Las chinches de las camas se pueden controlar mediante un tratamiento completo de sus escondites con un insecticida. Algunos de los vertebrados que más o menos voluntariamente comparten con nosotros los hogares también

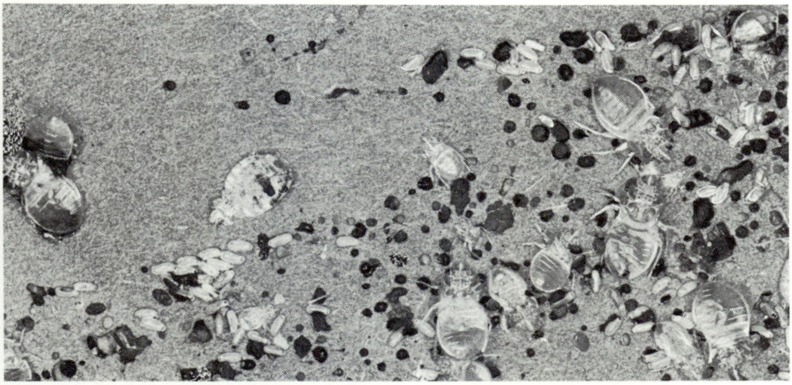

Cara inferior de una alfombra con chinches de las camas, mudas vacías y heces.

son atacados por otras chinches que viven en las proximidades de sus nidos o de los lugares donde duermen. Éstas son parecidas a la chinche de las camas. A veces van de un lado a otro y entran en las casas y en raras ocasiones pueden atacar al hombre.

Chinche de los murciélagos,
Cimex pipistrelli

En desvanes donde pernoctan los murciélagos.

Chinche de las palomas,
Cimex columbarius

Posiblemente es una subespecie de la chinche de las camas, y se la conoce también como *C. lectularius columbarius.* Se halla en los palomares y desvanes donde descansan las palomas salvajes. Es muy voraz, pero no es muy común.

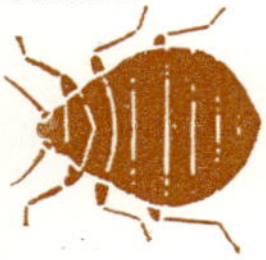

Chinche de los aviones,
Oeciacus hirundinis (Pág. 22)

Se encuentra en los nidos de los aviones y golondrinas y a veces en los de los gorriones y pájaros carpinteros. Pueden encontrarse en las casas, después de que las crías han dejado el nido.

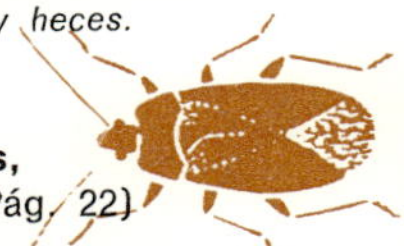

Chinche de los desechos,
Lyctocoris campestris (Pág. 22)

Esta chinche también puede proceder de los nidos de los pájaros, donde vive como depredador de numerosos invertebrados pequeños, tales como las larvas de polilla, que se alimentan de los detritus que se acumulan en los nidos. Del mismo modo que la chinche de los aviones, puede encontrarse ocasionalmente en las casas y a veces puede atacar a la gente cuando está en ayunas.

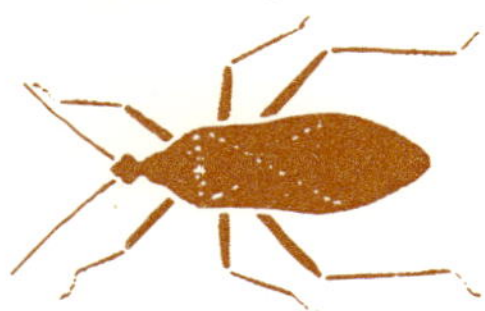

Reduvio enmascarado,
Reduvius personatus (Pág. 22 y Pág. 32)

Las larvas de esta chinche producen una substancia oleaginosa pegajosa a la que se adhieren el polvo y los residuos, de tal forma que el animal queda perfectamente camuflado.
Los adultos, por otra parte, son de color pardo brillante o negro mate. El rostro o probóscide es muy corto y potente y cuando no lo utiliza está doblado hacia atrás bajo el cuerpo. La hembra pone unos 200 huevos pardos muy grandes que deposita de uno en uno y al azar. El desarrollo es lento y a temperatura ambiente puede pasar un año desde la

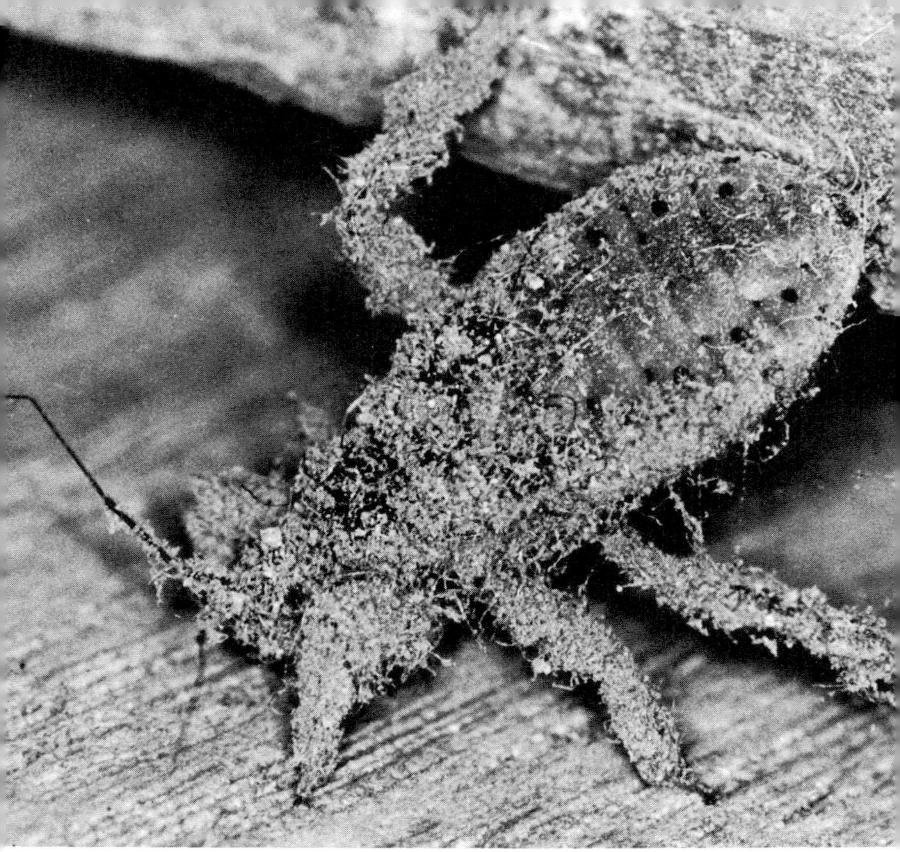

Una larva de reduvio enmascarado bien camuflada sale de caza.

eclosión del huevo hasta llegar al insecto adulto.

Reduvio enmascarado adulto sobre una cortina.

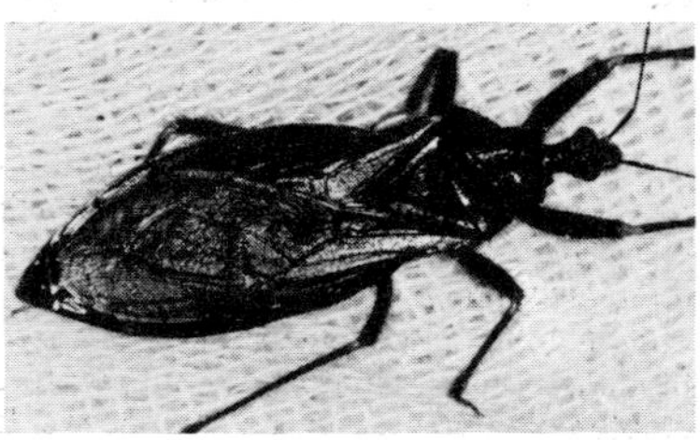

Los reduvios enmascarados son depredadores que chupan los fluidos corporales de otros insectos. Se encuentran a menudo en desvanes trasteros y lugares parecidos, donde suelen haber otros insectos de distintos tipos. Huyen de la luz y pasan el día escondidos en las grietas. Los ejemplares encontrados en las casas lo son normalmente porque se han extraviado de su hábitat natural, pero excepcionalmente pueden estar cazando chinches domésticas.
Se conocen unos pocos casos de reduvios enmascarados que han mordido a personas dormidas, y también pueden morder como autodefensa cuando son cogidos.

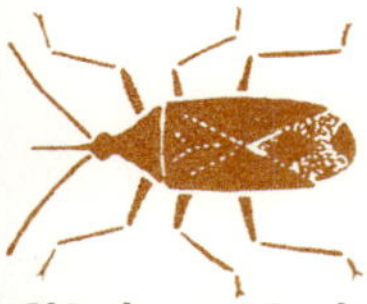

Chinche común de las flores,
Anthocoris nemorum (Pág. 22)

Éstas son chinches comunes que se encuentran normalmente fuera de las casas sobre los árboles y arbustos, donde viven atrapando áfidos, ácaros y otros invertebrados pequeños a los que chupan sus fluidos corporales. Se pueden ver a menudo cuando se cogen frutas, o pueden entrar en las casas con las flores cortadas.
La probóscide es larga y delgada. Este insecto muerde a menudo a los hombres. En muchos casos la mordedura es desagradable, pero normalmente no tiene efectos posteriores.

Mosquitos, Familia Culícidos
(Pág. 30)

Normalmente estos insectos pasan toda su vida en el campo, pero a veces en otoño entran en las casas para pasar el invierno (véase pág. 191). También

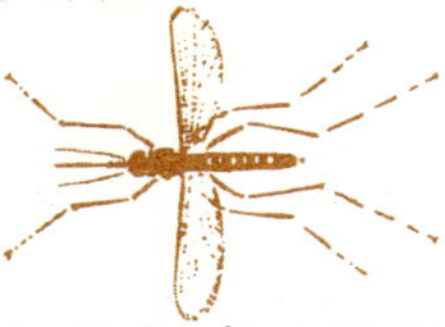

pueden llegar a través de ventanas abiertas durante el verano, y si esto causa un serio problema, como ocurre en los trópicos, puede ser necesario preparar una red para mosquitos o por lo menos tratar las cortinas con un repelente de insectos. Por regla general, la hembra debe tomar sangre antes de la puesta, por lo que después del apareamiento irá en busca de un mamífero, ya sea un hombre u otro distinto, e incluso de un pájaro. Los mosquitos son más activos al atardecer o al amanecer, cuando en general el aire es apacible y húmedo. Pasan la mayor parte del día descansando en el espesor de la maleza.
Cuando la hembra ha tenido la oportunidad de hartarse de sangre, sus huevos empiezan a madurar y entonces busca un lugar adecuado para poderlos dejar. Los mosquitos del género *Aëdes* ponen sus huevos en huecos húmedos que se pueden llenar de agua en primavera, mientras que el mosquito de la

Mosquito completamente cargado de sangre.

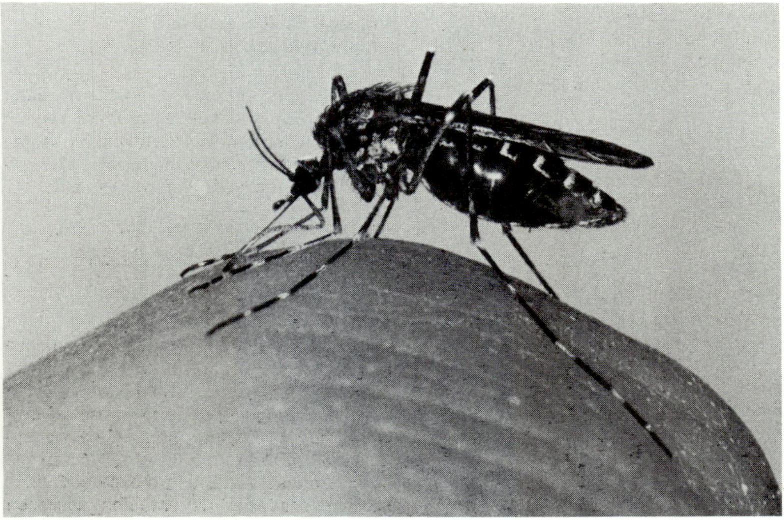

malaria y otros dejan sus huevos directamente sobre la superficie del agua.
En todos estos insectos las fases de larva y crisálida transcurren en el agua.

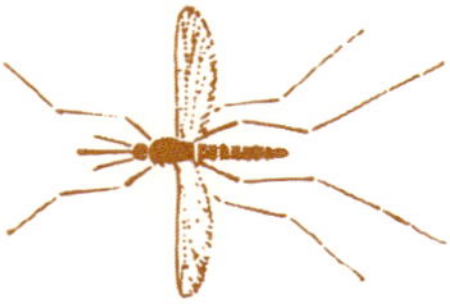

Mosquitos del género *Aëdes*
(Pág. 30)

Estos insectos se reproducen principalmente en charcas y arroyos que se llenan de agua en los meses de primavera, pero que después durante el año permanecen secos. Dan sólo una generación por año que vuela en mayo, generalmente en la misma época en que salen las hojas de las hayas. Algunas especies viven en o cerca de los bosques. Otras frecuentan zonas costeras, reproduciéndose en charcas de agua estancada donde pueden darse varias generaciones durante el transcurso del verano.

El mosquito de la malaria,
Anopheles maculipennis (Pág. 30)

Éste es el mosquito de la malaria de distintas zonas de Europa, España inclusive. Las larvas viven en charcas y lagos con densa vegetación.

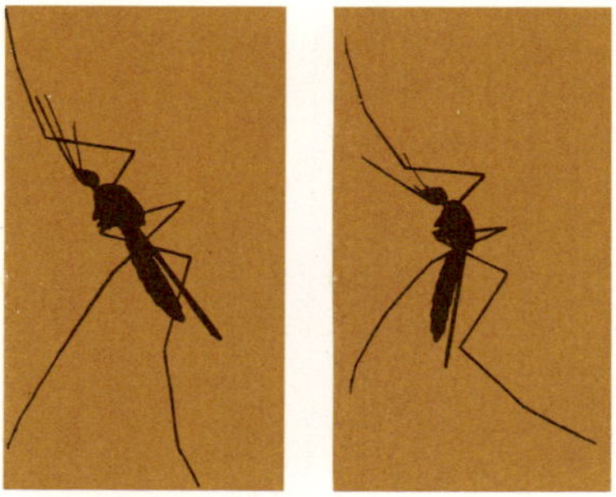

Un mosquito de la malaria posado (izquierda) se distingue de los demás mosquitos.

Theobaldia annulata
(Pág. 30)

Es una de las dos especies de mosquito que se encuentran a menudo en las casas. Se reproducen en pequeñas extensiones de agua, y la larva puede tolerar agua que esté un poco polucionada. En realidad la larva se encuentra frecuentemente en las charcas de los jardines, en depósitos de almacenamiento de aguas e incluso en pequeños charcos y grietas formadas por el agua de lluvia. Se dan varias generaciones durante el verano, y en otoño las hembras fecundadas pueden entrar en las bodegas y otras dependencias de las casas para pasar el invierno.

Mosquito común, *Culex pipiens*
(Pág. 30)

Este mosquito pequeño no pica normalmente al hombre, prefiere la sangre de los pájaros. Sus hábitos son más o menos los mismos que los de las especies anteriores y estos ejemplares también se pueden encontrar pasando el invierno en bodegas húmedas, a menudo en grandes cantidades.

Mosca de los establos,
Stomoxys calcitrans (Pág. 31)

Al final del verano se suele oír decir a la gente que han empezado a picar las moscas. Esto no es atribuible a que la mosca doméstica común cambie repentinamente sus costumbres, sino que

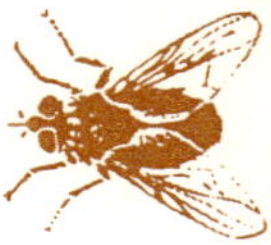

se refiere a las actividades de la mosca de los establos, que es de aspecto muy parecido a la mosca doméstica. Se la puede distinguir por su probóscide prominente que es dura, puntiaguda y adaptada a perforar la piel, contrariamente a la probóscide de una mosca común.
Las moscas de los establos aparecen

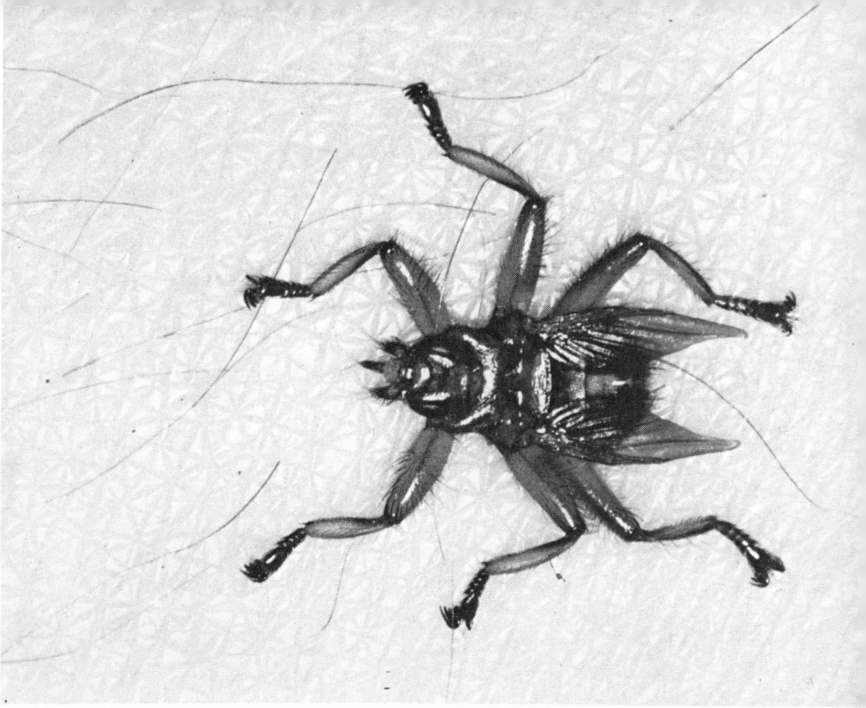

Moscas de los bosques trepando por un brazo, aunque raras veces muerden a los humanos. Pueden trepar eficazmente por la piel con sus pinzas y son extremadamente fuertes.

en establos de vacas y lugares parecidos, donde viven las larvas, y también sobre el estiércol. Los adultos prefieren la sangre del ganado y de los cerdos y raramente atacan al hombre.

Moscas de los bosques,
Familia Hipobóscidos (Pág. 32)

Los insectos de esta familia tienen el cuerpo aplanado, un aspecto desagradable, una forma de andar parecida a la de un cangrejo y se pegan a su víctima con sus potentes pinzas. A primera vista no son muy parecidas a las moscas. Se han especializado en vivir sobre mamíferos o aves, a los que recorren de un lado a otro sobre la piel o entre las plumas chupándoles la sangre. La probóscide es algo parecida a la de una mosca de los establos. Las larvas se desarrollan dentro del cuerpo de la hembra y forman el capullo de crisálida inmediatamente después de ser desprendidas por la hembra.

Dos de las especies que viven sobre los pájaros pueden llegar al interior de las casas procedentes de los nidos. Son las especies *Crataerina pallida* y *Stenepteryx hirundinis*, que se encuentran sobre vencejos, aviones y golondrinas.

Una mosca de los bosques sobre un joven avión común.

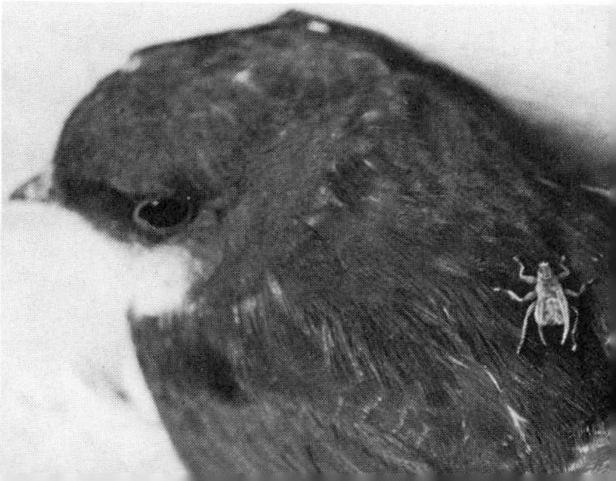

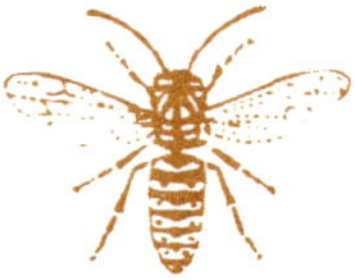

Avispas y avispones
(Pág. 29)

Una avispa utiliza su aguijón para matar a la presa, pero también lo puede usar como un arma defensiva muy eficaz. El aguijón está asociado a glándulas que producen veneno.
Una picadura de avispa puede ser muy desagradable, pero generalmente no es peligrosa, ya que la cantidad de veneno inyectado es muy pequeña. Sin embargo, en algunos casos hay personas que pueden llegar a enfermar después de haber sido picadas por una avispa. Esto se debe a que el veneno ha sido inyectado directamente dentro de un vaso sanguíneo o a que la víctima es alérgica a una o más de las substancias contenidas en el veneno. Una picadura en la boca o en la garganta puede ser muy seria, ya que la mucosa epitelial puede llegarse a hinchar mucho haciendo difícil la respiración de la víctima. Una picadura normal sin complicaciones se puede tratar con amoníaco o alcohol o con una cataplasma caliente seguida de un bálsamo antihistamínico. Si la víctima se pone pálida y se siente mal, teniendo desvanecimiento y náuseas, es aconsejable avisar al médico inmediatamente.

Debe tenerse cuidado al coger un fruto caído, pues puede contener una avispa.

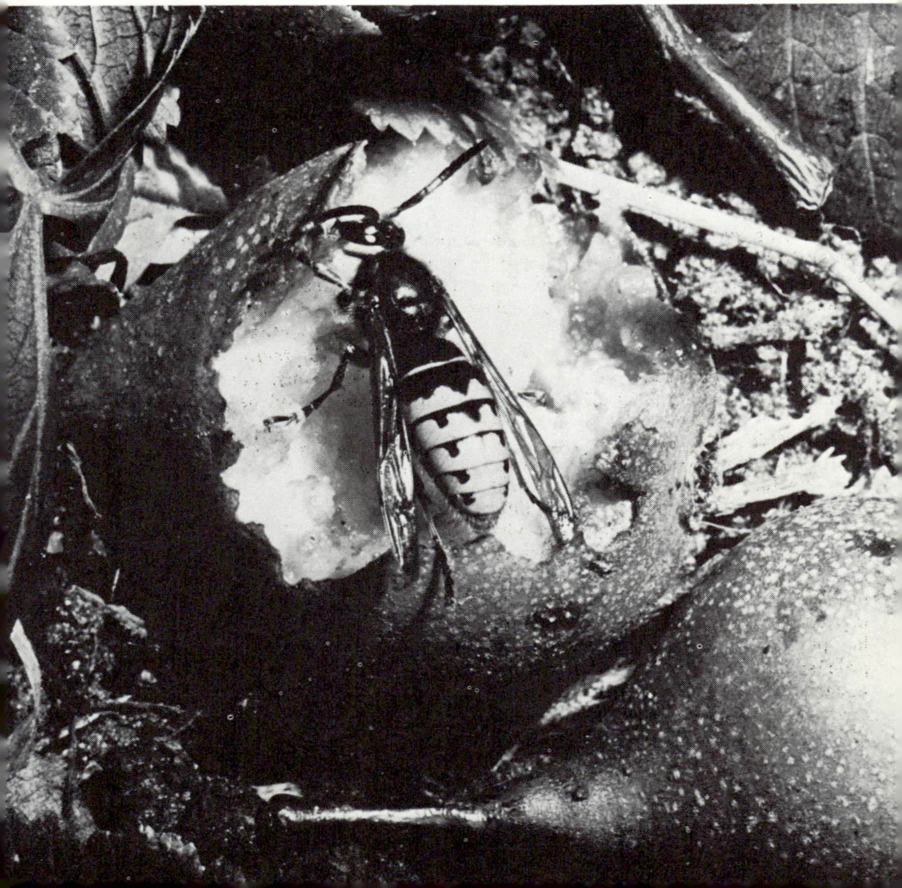

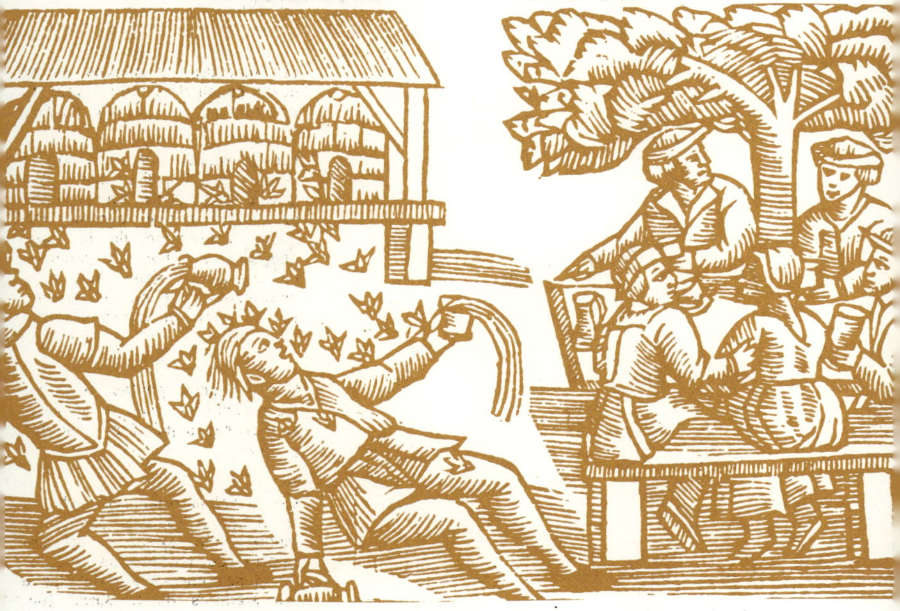

Aunque las abejas melíferas están normalmente de buen humor, debe tratárselas con respeto.

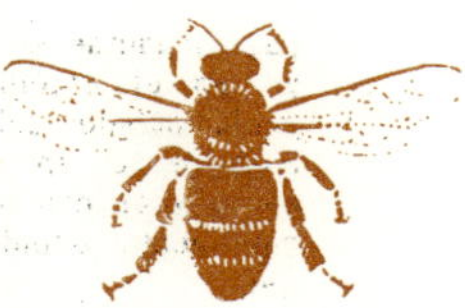

Abejas
(Pág. 29)

Las abejas solitarias (pág. 180), las abejas melíferas y los abejorros (pág. 179) pueden picar.
La picadura de una abeja solitaria pequeña normalmente es muy leve, pero la de un abejorro puede ser muy dolorosa. Por otra parte, es muy poco corriente que los abejorros piquen, y de hecho si lo hacen es porque antes se les ha provocado mucho. Las abejas melíferas atacarán y picarán si ven su colmena amenazada o por supuesto si se las quiere coger.

Calcídidos
(Pág. 29)

Estos pequeños himenópteros han llegado a ser un grupo con un número muy elevado de especies. Sus larvas viven como parásitos sobre otras especies de insectos. La hembra coloca un huevo dentro de la víctima con ayuda de su oviscapto, y en ciertos casos también puede utilizar este órgano como arma defensiva. La forma parásita pequeña y oscura que es común en las casas (véase pág. 150) no pica normalmente al hombre. Sin embargo, hay especies que pueden producir una picadura pequeña pero irritante.

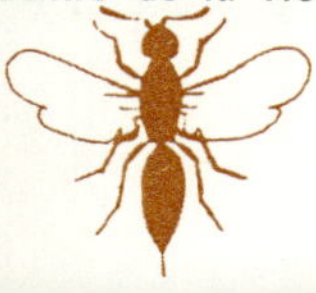

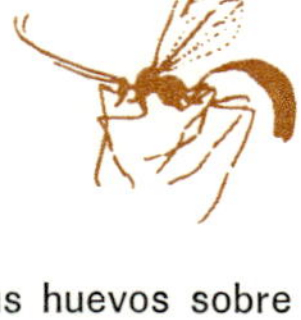

Icneumónidos
del género *Ophion*
(Pág. 29)

Estos insectos ponen sus huevos sobre las larvas de mosca. Los adultos entran a menudo en las casas por la noche atraídos por las luces. Tienen un oviscapto poderoso que puede ser largo o corto según las especies.

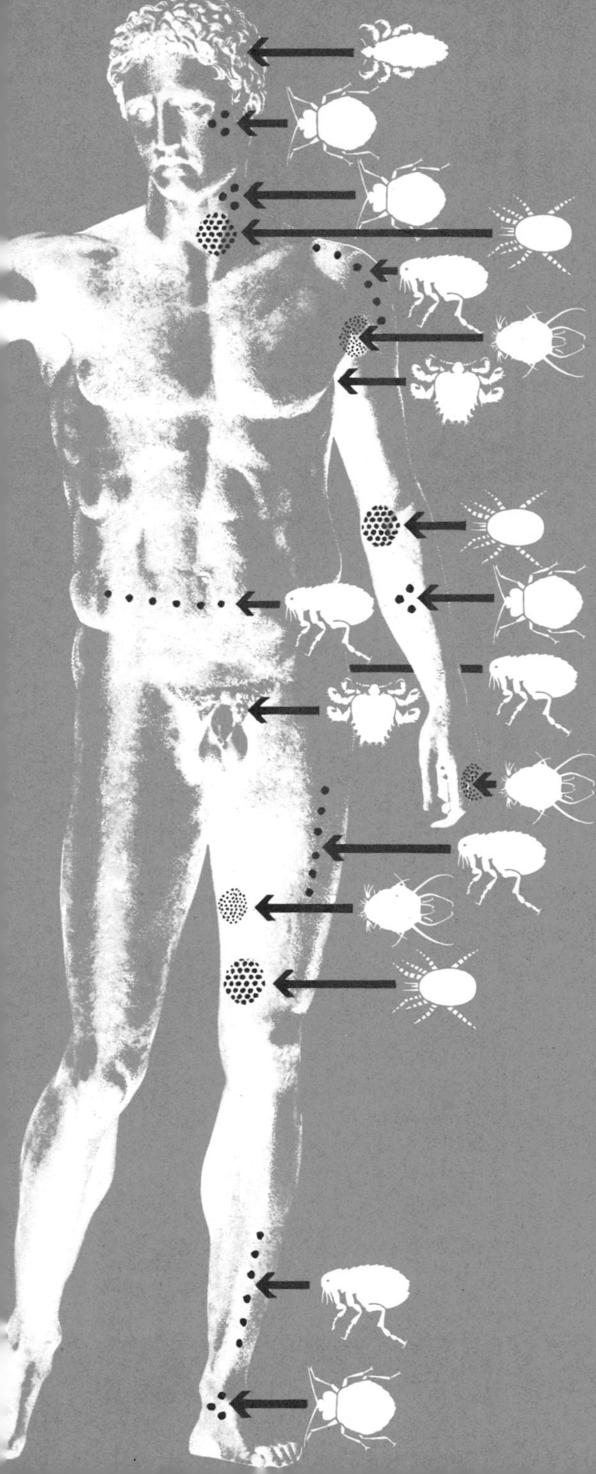

Las picaduras y picores en el cuero cabelludo generalmente se deben a los piojos del cabello.

Las picaduras nocturnas en la cara, el cuello, los pies y los brazos, es decir en aquellas partes del cuerpo que normalmente sobresalen de la ropa, son causadas por las chinches de las camas (pág. 43), pero naturalmente también pueden ser picaduras de mosquitos (página 48).

Los pequeños puntos de picor en los brazos, piernas y cuello son causados por ácaros de las gallinas.

Las manchas rojas, generalmente muy irritantes, particularmente en las axilas, en la cara interior de los muslos y entre los dedos pueden ser debidas a los aradores de la sarna (página 35).

Las picaduras en fila o en grupo en el estómago o la espalda debajo del cinturón del pantalón o en cualquier área de la piel constreñida son generalmente debidas a las pulgas.

Las picaduras e irritaciones situadas alrededor de los genitales (o en las axilas) son generalmente causadas por las ladillas (pág. 40). Pueden aparecer unas manchas azules características debidas a una alteración del color de la piel causada por las secreciones salivales de las ladillas.

Las picaduras nocturnas que aparecen en los muslos o en los hombros generalmente se deberán a las pulgas. A éstas les gusta arrastrarse por debajo del cuerpo y picar en los lugares cubiertos por la ropa.

Las picaduras en las piernas serán generalmente causadas por las pulgas, que saltan desde el suelo directamente sobre éstas (pág. 42).

¿De dónde proceden los organismos que muerden e irritan?

Del exterior, a través de puertas y ventanas	Mosquitos (pág. 48) Moscas de los establos (pág. 48) Trips (págs. 38 y 200)
De nidos de aves o cajas de nidificación	Pulgas de las aves (pág. 43) Ácaros de las gallinas (pág. 35) Garrapatas de las palomas (pág. 36) Chinches de los aviones (pág. 45) Moscas de los bosques (pág. 49)
Del perro o gato o de sus viviendas	Pulgas (pág. 42) Ciertos ácaros
De otros hombres	Aradores de la sarna (pág. 35) Piojos del cabello (pág. 39) Piojos de los vestidos (pág. 39) Ladillas (pág. 40) Pulgas del hombre (pág. 42)
De comestibles	Ciertos ácaros (pág. 35)
Cuando se viaja (en habitaciones de hoteles)	Chinches de las camas (pág. 43) Pulgas (pág. 42)
De pieles o cuadros de segunda mano	Chinches de las camas (pág. 43)
De lavabos públicos	Ladillas (pág. 40)
De la casa, después de venir del jardín o del campo	Pulgas de los animales (pág. 42) Garrapatas (pág. 36) Chinches comunes de las flores (pág. 47)

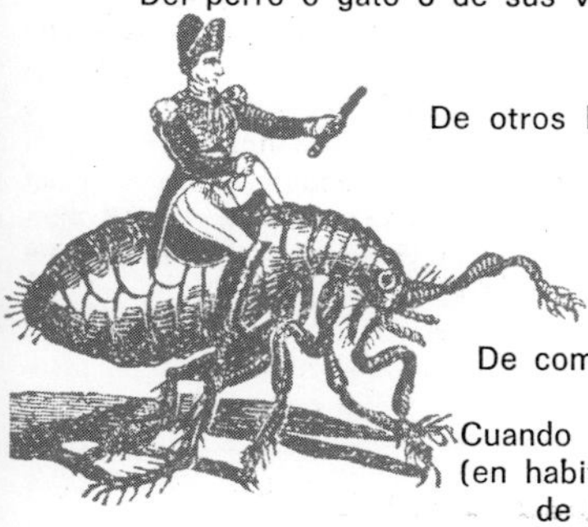

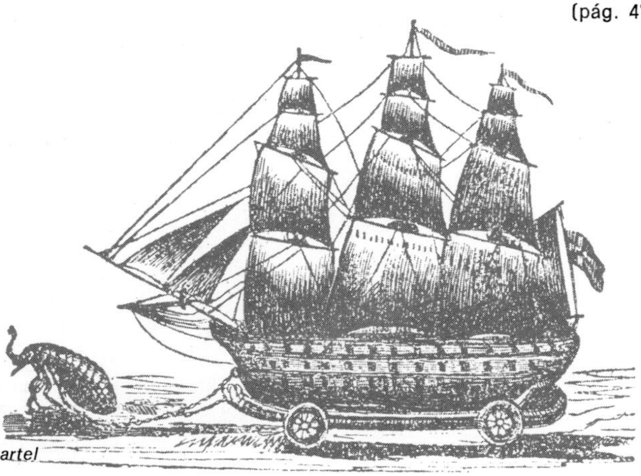

Pulga circense representada en un cartel

PREVENCIÓN DE MORDEDURAS Y PICADURAS

En realidad la probabilidad de ser atacados por animales que muerden o pican es muy elevada. No es posible proporcionar una total seguridad en contra de dichos ataques, pero se pueden tomar ciertas precauciones como por ejemplo no dejando nidos de pájaros viejos dentro de la casa. Si alguien ha sido mordido, lo primero que se debe hacer es identificar la especie implicada y averiguar de dónde ha venido. Si esto no es posible, la posición de la mordedura (véase pág. 52) y un análisis de las posibles fuentes de ataque proporcionarán a menudo pistas muy útiles.

Protección con redes

Si los animales en cuestión entran en la casa procedentes del exterior, como lo hacen, por ejemplo, los mosquitos, unas redes fijas sobre las ventanas y puertas pueden ser eficaces. En ausencia de redes, las cortinas en general proporcionarán una cierta protección, especialmente si se han rociado con algún tipo de substancia repelente.

Substancias repelentes

Hay diversas substancias que repelen a insectos y ácaros y pueden rociarse sobre la piel y las ropas o usarse como una crema. Las mejores mantienen su eficacia durante cuatro horas. Principalmente deben usarse cuando se está fuera de las casas, al aire libre, y no proporcionan una verdadera solución al problema de las casas.
Los insecticidas de piretrina también actúan como repelentes, y se pueden rociar, por ejemplo sobre zapatos y calcetines si alguien tiene que entrar a una casa infestada de pulgas. La piretrina también es un componente que se encuentra en los fumigantes y que puede resultar muy eficaz para deshacerse de los mosquitos.

Insecticidas

Algunos insecticidas que se pueden encontrar en farmacias pueden usarse directamente sobre la piel o el pelo, y son eficaces para combatir ácaros y piojos. Otras plagas, tales como pulgas, garrapatas y chinches, sólo atacan de vez en cuando, y este método por sí solo es insuficiente para eliminarlos; es mucho mejor tratar sus escondites y las zonas circundantes con un insecticida en pulverizador o en polvo.

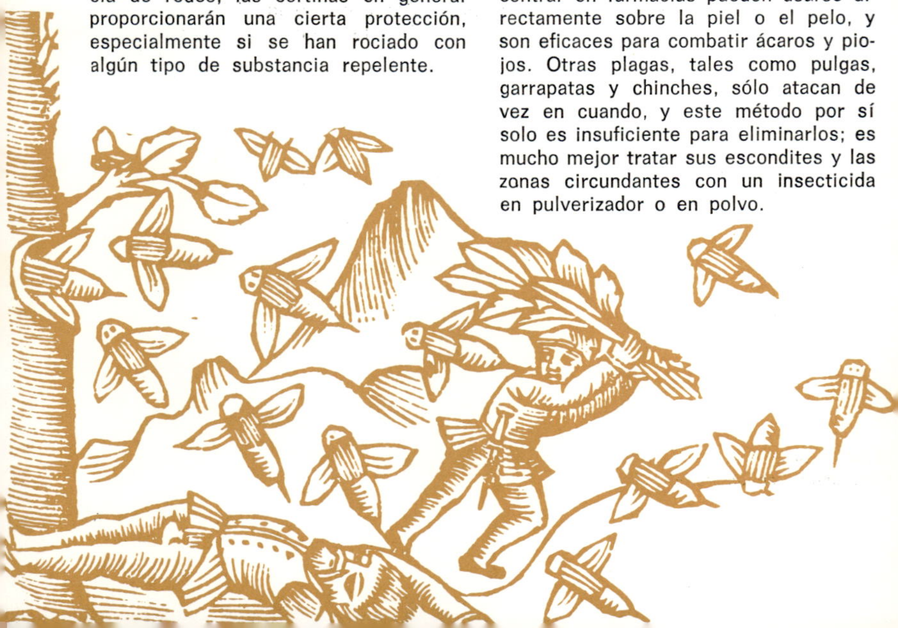

INVERTEBRADOS E HIGIENE

Algunos insectos, como los ácaros y otros artrópodos que se encuentran en las casas, pueden tener una influencia directa o indirecta sobre nuestra salud y bienestar. En otras palabras, pueden llegar a ser un problema higiénico.

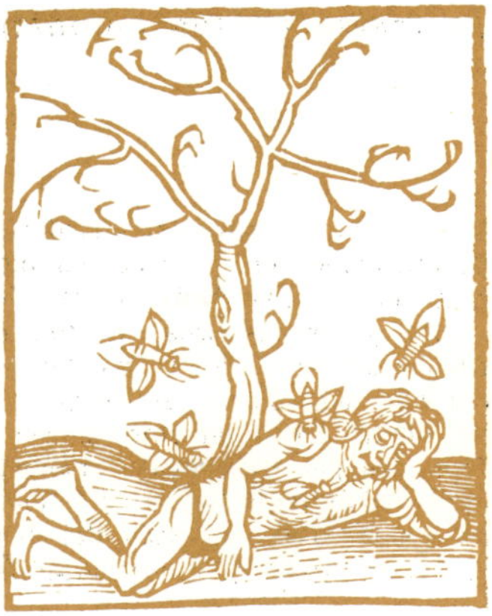

Invertebrados que acarrean enfermedades o que causan irritaciones

Algunos artrópodos chupadores de sangre y provocadores de escoceduras pueden producir dolores por sus ataques a la piel (véase pág. 33). Otros pueden aumentar la sensibilidad, como hacen los ácaros, por ejemplo en el caso del asma (véase pág. 35). En casos poco comunes la presencia de ciertos invertebrados en los comestibles puede constituir un peligro para la salud, como por ejemplo cuando hay larvas de mosca en la carne o gran cantidad de ácaros en los cereales. Además, la mera presencia de animales completamente inofensivos ejerce un efecto deprimente sobre ciertas personas. Existen una serie de etapas tradicionales desde el malestar general hasta un estado de neurosis de ansiedad a veces acompañada de alucinaciones, en las cuales el paciente cree que es perseguido constantemente por estos animalillos.

Los invertebrados y la propagación de las enfermedades

Existen dos vías importantes por las cuales los microorganismos patógenos pueden ser transmitidos por los invertebrados. En algunos casos una enfermedad puede depender totalmente de cierta especie de insecto o ácaro y sólo puede ser transmitida por ésta. Son ejemplos bien conocidos la fiebre amarilla y la enfermedad del sueño, que no aparecen en las regiones templadas, y la malaria que ha sido prácticamente eliminada de Europa. En estas enfermedades los microorganismos tienen que pasar parte de su ciclo de desarrollo en el intestino del insecto, antes de que puedan ser transmitidos al hombre al chupar su sangre. En otras enfermedades, tales como el tifus que transmiten los piojos del cabello, y la peste, transmitida por las pulgas de las ratas, los organismos infecciosos llegan a la piel con las heces del insecto y pasan al torrente sanguíneo del huésped por medio de pequeñas abrasiones de la piel causadas, por ejemplo, por rascado. En otras ocasiones la transmisión es más cuestión de azar, como por ejemplo cuando insectos tales como moscas domésticas, moscones, cucarachas y hormigas faraón toman microorganismos patógenos de la carroña, desperdicios y estercoleros y los llevan a otra parte. Existe siempre la posibilidad de que las infecciones intestinales y otras puedan transmitirse cuando los insectos se posan sobre comestibles que no tienen que ser cocidos o lavados más tarde, y especialmente si los microorganismos tienen oportunidad de reproducirse durante un día o dos.

Es muy difícil estimar la extensión por la cual la diseminación por insectos desempeña un papel comparable a otros métodos de transmisión, como por ejemplo, directamente a través del aire y por contacto. Sin embargo, los invertebrados tienen que ser considerados en todos los casos como indeseables dondequiera que haya una exigencia de estricta higiene, como en los laboratorios, en los hospitales y en cualquier establecimiento donde se produzcan o se elaboren alimentos.

Animales en los comestibles

Desde que nuestros antepasados averiguaron cómo conservar comestibles durante las épocas desfavorables, los insectos y los roedores han tomado su tributo de tales almacenes. En tumbas del 2 500 a.C. se han encontrado restos de plagas de productos almacenados (por ejemplo escarabajos menores de la harina), y en la tumba de Tutankamón se encontraron carcomas del pan, escarabajos araña y escarabajos del tabaco.

Las plagas animales de productos almacenados están todavía entre nosotros. En efecto, se ha estimado que aproximadamente el 15 % de todos los comestibles almacenados no llegarán a las bocas humanas, sino que acabarán en los cuerpos de insectos y roedores. Es posible distinguir entre dos tipos de plaga que atacan a los productos almacenados. En primer lugar están aquellos que sólo visitan los comestibles cuando tienen hambre, pero que por lo demás viven y se reproducen en grietas y hendiduras y escondrijos parecidos. Entre ellos se incluyen las cucarachas, los pececitos de plata y las hormigas. En segundo lugar hay animales que ponen sus huevos en el interior o sobre un comestible y de hecho pasan toda su vida en él.

Los animales que sólo visitan los almacenes cuando tienen hambre son muy liberales en su elección de alimento y además pueden arreglárselas con fragmentos sobrantes, pero muchos de aquellos que viven directamente sobre su alimento son muy quisquillosos.

Ácaros, Orden Acarinos
(Pág. 20)

Ácaros de varios tipos pueden desarrollarse bien sobre comestibles que se conserven en lugares demasiado húmedos. Se trata de pequeñísimos animales que parecen motas de polvo a simple vista, pero cuando son examinados más detenidamente, bajo una lupa, se puede observar que se mueven, aunque muy lentamente.

Almacén de cereales en el antiguo Egipto.

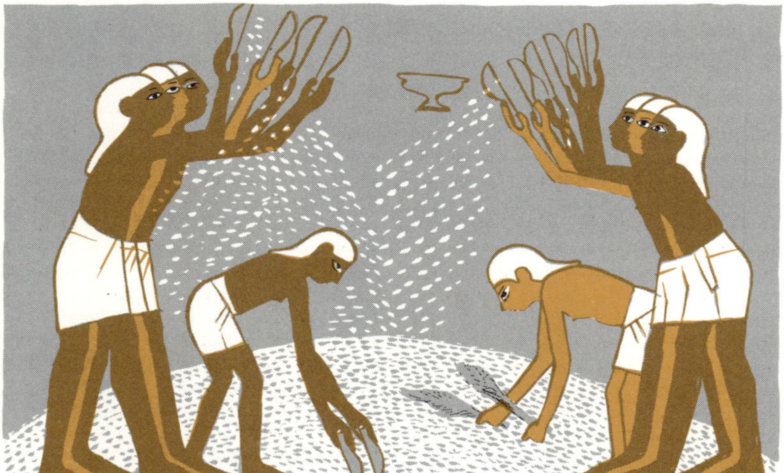

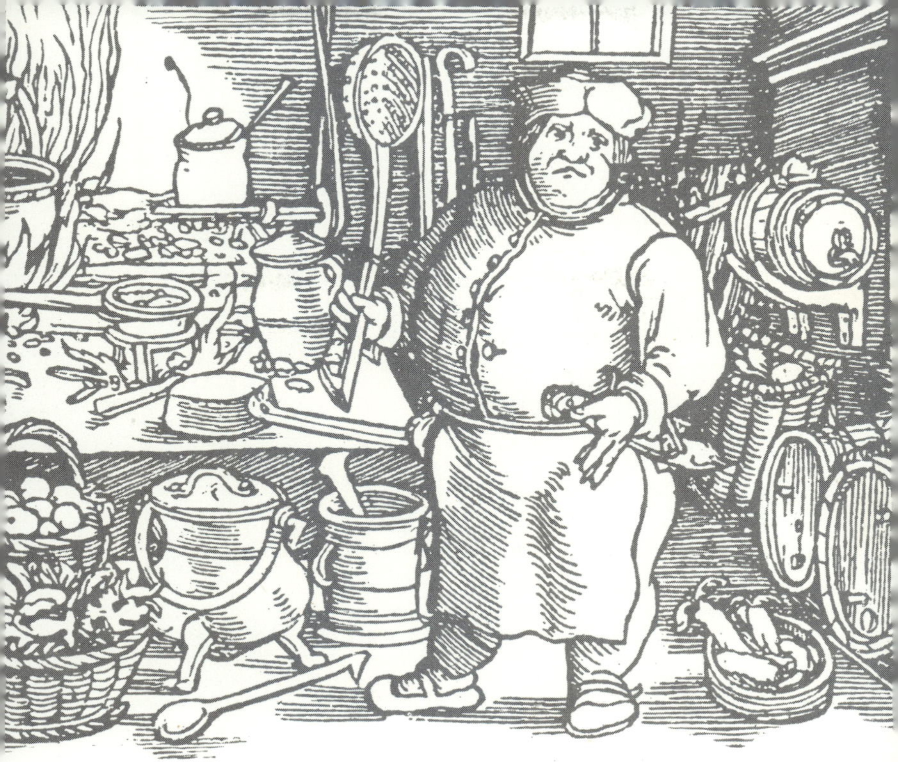

Antiguamente la cocina proporcionaba a muchos invertebrados un ambiente muy adecuado.

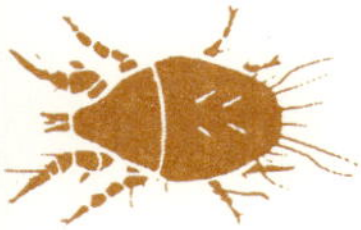

Ácaro de la harina, *Acarus siro*
(Pág. 20)

Ésta es la especie de ácaro más corriente en los comestibles; tiene las patas rojizas. Los ácaros de la harina pueden vivir a base de casi cualquier tipo de harina o en el pienso y, no menos importante, en almacenes de semillas y maíz. También se les puede encontrar en queso pasado. Una sola hembra puede llegar a poner 500 huevos durante su vida.

Después de la incubación, el ciclo vital consiste en una fase larvaria, dos fases llamadas ninfales, y la fase de adulto, que a 25 °C se alcanza en tres semanas. Estos ácaros pasan bien su ciclo vital a una temperatura tan baja como de 4 °C, pero requieren forzosamente una humedad adecuada. Y no se desarrollarán si la humedad relativa es inferior al 65 %.

Los ácaros de la harina son capaces de sobrevivir en condiciones desfavorables. Después de la segunda fase ninfal pueden entrar en lo que se conoce como fase de pupa o crisálida, en la cual permanecen casi inmóviles y son muy resistentes a la desecación. En la fase de crisálida pueden además ser transportados, por ejemplo, por las moscas. Si existe alguna duda sobre si la harina está o no infestada de ácaros, basta con extender un poco de ella sobre la mesa y dejarla así durante un cuarto de hora. Si hay ácaros, la superficie de la harina irá ondulándose porque los ácaros empezarán a deambular.

Los comestibles infestados de ácaros

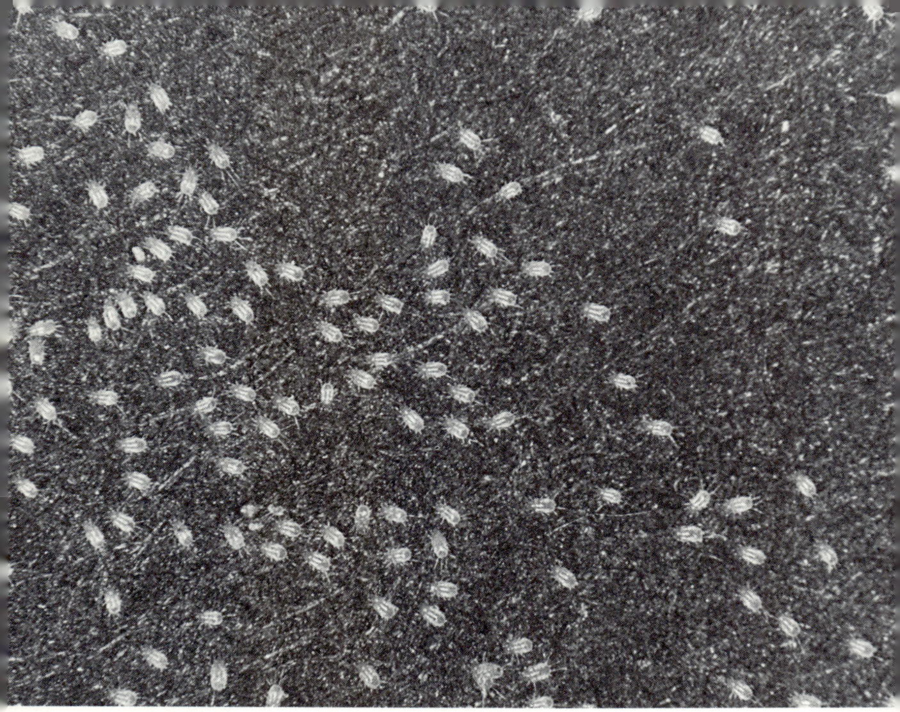

Cuando los ácaros de la harina son numerósos, parecen granos de polvo que se mueven.

adquieren un característico olor algo dulce y nauseabundo y un sabor que los hace inapropiados para el consumo humano. Los productos muy infestados son claramente perjudiciales y deberían desecharse.

El único método efectivo para controlar los ácaros es asegurarse de que el comestible en cuestión esté almacenado tan seco y tan fresco como sea posible.

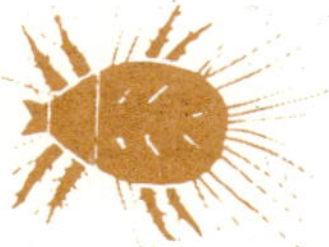

Tyrophagus longior
(Pág. 20)

Este ácaro es muy parecido a la especie anterior y se desarrolla en los mismos lugares. Se alimenta principalmente de los mohos que crecen sobre las mercancías húmedas, pero a veces llegan a ser una plaga grave.

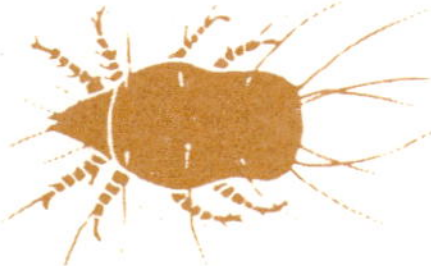

Ácaro del queso, *Tyrophagus casei*
(Pág. 20)

Los ácaros del queso pueden vivir también sobre el maíz, la harina, etc., pero son más conocidos por su presencia en el queso, en el que roen pequeños agujeros. Un queso maduro infestado de ácaros estará más o menos cubierto de un polvo gris que está formado por los mismos ácaros y sus mudas además de sus excrementos. Los ácaros del queso pueden vivir a bajas temperaturas pero no en el frigorífico. Para muchos quesos la presencia de ácaros es altamente indeseable, pero existen ciertos tipos en los cuales se introduce un cultivo de ácaros del queso. El queso se protege con una capa de parafina.

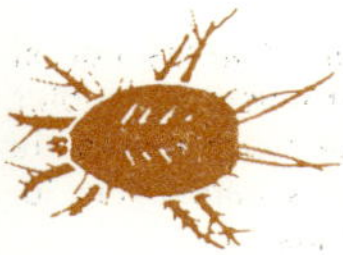

Ácaro de las ciruelas pasas, *Carpoglyphus lactis* (Pág. 20)

Este ácaro es parecido al ácaro de la harina y tiene también las patas rosadas, pero se distingue del anterior, entre otras cosas, por el hecho de que su cuerpo no está dividido en dos por una línea transversal. Viven sobre los frutos secos y a veces en la mermelada.
La gente que trabaja con mercancías infestadas de ácaros puede padecer una enfermedad parecida al eczema, porque llegan a ser sensibles a los ácaros.
Es particularmente probable que los ácaros de las ciruelas pasas produzcan este tipo de situación, conocida a menudo como picazón de tienda de comestibles, aunque también los ácaros de la harina pueden provocarla.

Orden Tisanuros

Se trata de insectos primitivos, y las pocas especies existentes se cree que son descendientes de un grupo que fue muy numeroso hace aproximadamente doscientos millones de años.
En el hogar pueden encontrarse dos especies.

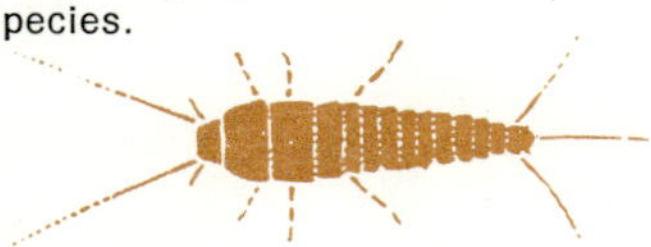

Pececito de plata, *Lepisma saccharina* (Pág. 20)

El pececito de plata común se encuentra muy a menudo en las cocinas y sale por la noche para alimentarse de migajas y pedacitos sueltos de comida. Puede digerir la celulosa y por consiguiente puede nutrirse de papel. Se describe con mayor detalle en la página 106 junto con otras plagas que atacan al papel.

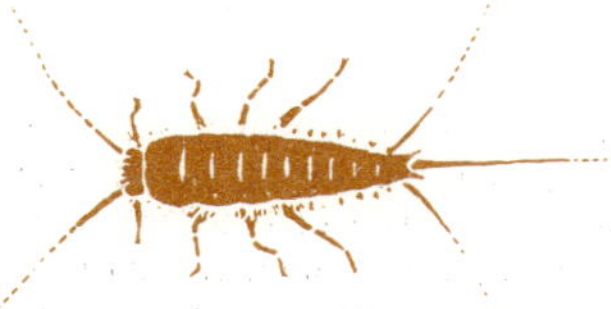

Insecto del fuego, *Thermobia domestica* (Pág. 20)

Como sugieren sus nombres popular y científico, éste es un insecto al que le gusta el calor. De hecho se desarrolla muy bien a una temperatura próxima a los 37 °C, y por consiguiente se le encuentra frecuentemente en panaderías y cocinas de restaurante. A diferencia del pececito de plata común, puede sobrevivir bajo condiciones de gran sequedad.

Cucarachas, Suborden Blatoideos (Pág. 21)

Las cucarachas son consideradas también como insectos primitivos, y especies fósiles conocidas desde el período Carbonífero hace unos 250 millones de años son muy parecidas a las conocidas hoy. Existen aproximadamente 3500 especies diferentes de cucarachas, pero la inmensa mayoría de ellas viven al aire libre y casi nunca entran en contacto con el hombre. Unas pocas pequeñas especies son oriundas del norte de Europa (véase pág. 201), pero la mayoría son tropicales. Las cucarachas halladas en el interior de los hogares de las regiones templadas han sido introducidas desde los trópicos durante los últimos 200 años.

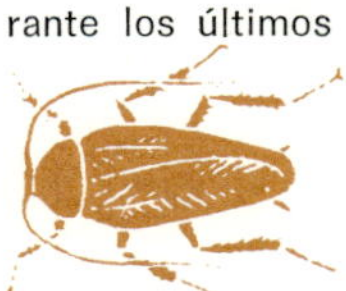

Cucaracha rubia o alemana, *Blattella germanica* (Pág. 21)

Ésta es con mucho la especie de cucaracha más corriente en Europa. Para la mayoría de la gente, la idea de tener cucarachas sobre la mesa de la cocina es sumamente desagradable, pero para aquellos que son aficionados a la entomología se trata de insectos elegantes.
Ambos sexos tienen unas alas muy bien desarrolladas que cubren la totalidad del abdomen, aunque no son utilizadas para el vuelo activo sino para planear cuando saltan, por ejemplo, de la mesa al suelo.

La hembra pone sus huevos en una cápsula especial de color pardo que está dividida en 30-40 compartimientos, cada uno de los cuales contiene un solo huevo. En la cucaracha alemana la hembra transporta esta ooteca sobresaliendo de su abertura genital hasta que las pequeñas crías sin alas están listas para salir del huevo. A la temperatura de una habitación, el desarrollo completo de estas crías hasta la fase de adulto se realiza aproximadamente en 6 meses.

Las cucarachas son omnívoras en términos generales. Son activas por la noche, pasando las horas de luz escondidas en las grietas, especialmente cerca de los lugares cálidos, tales como hornos o radiadores.

Son muy gregarias, y una substancia producida en el tubo digestivo y distribuida por los excrementos puede servir para atraerlas y mantenerlas juntas. Durante el período de apareamiento, las cucarachas también son atraídas por el olor. Las hembras producen un olor que los machos perciben por medio de unos órganos sensoriales especiales localizados en sus antenas.

En muchos lugares del norte de Europa, las cucarachas se encuentran en panaderías y restaurantes, así como también en hospitales, cantinas, fábricas de alimentación y muchas cocinas privadas. Normalmente las cucarachas no provocan verdaderos daños. Se ha sugerido que transmiten enfermedades, pero esto no ha sido demostrado (véase también la pág. 55). Por otra parte, es preciso estar alerta, pues diversas especies de bacterias patógenas han sido aisladas de cucarachas capturadas al azar. Estos insectos pueden además destruir los comestibles, en parte royéndolos, pero principalmente ensuciándolos y corrompiéndolos con su olor desagradable. Las cucarachas producen también desperfectos royendo papel, cuero y tejidos.

Cucarachas alemanas adultas y ninfas de varios tamaños en la pared de una panadería. Las numerosas manchas de excrementos muestran que ésta es una de sus moradas usuales.

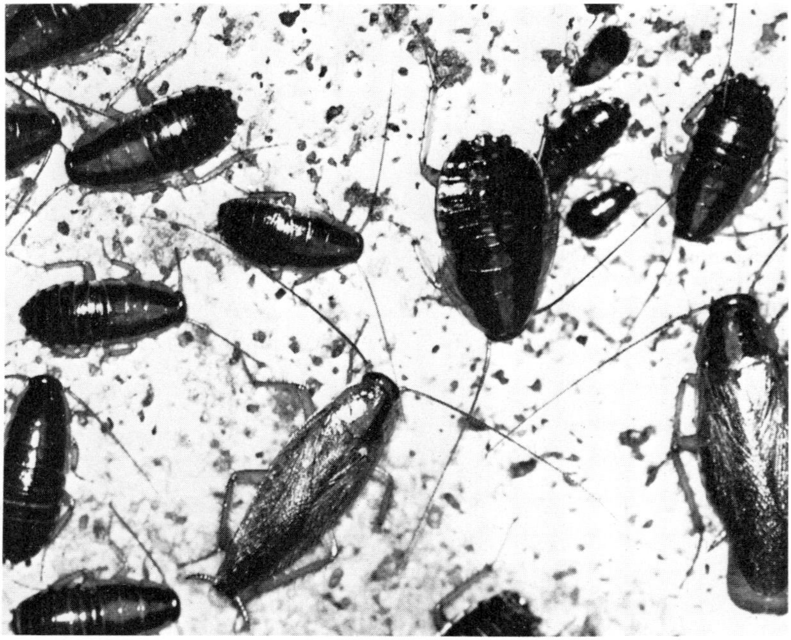

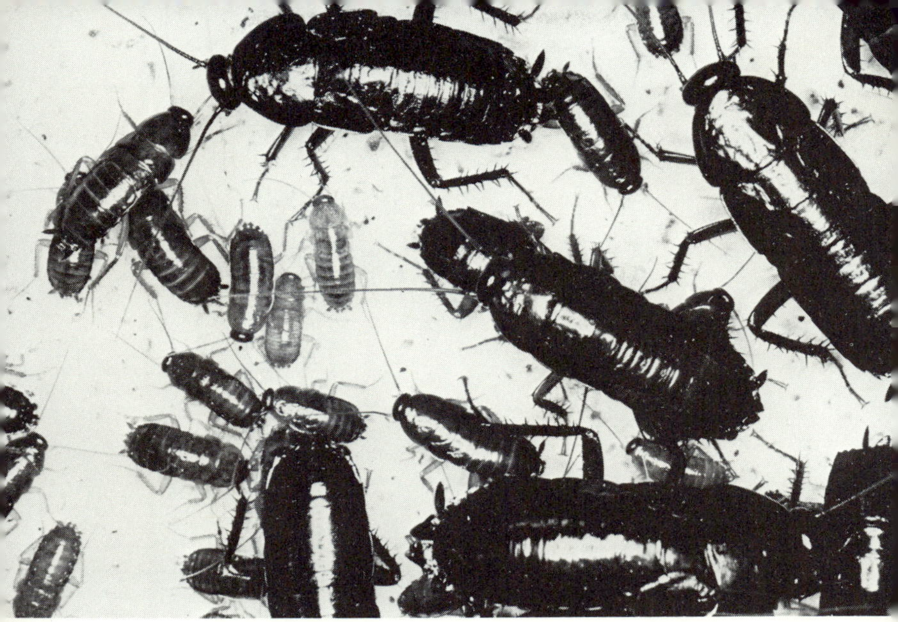

Ninfas y adultos de la cucaracha negra.

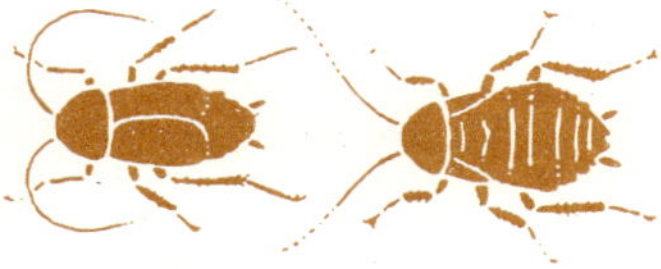

Cucaracha negra o común,
Blatta orientalis (Pág. 21)

Esta especie se encuentra en los mismos lugares que la cucaracha alemana, pero generalmente incluso a mayor temperatura y no es tan frecuente. Las alas del macho están bien desarrolladas, pero las de la hembra están reducidas a cortos muñones.
La ooteca contiene alrededor de 15 huevos, y la hembra la transporta sólo durante unos días. Luego la deposita en la oscuridad en un lugar resguardado y al cabo de unos dos meses se abre y las pequeñas ninfas salen avanzando a rastras.

Ninfas de la cucaracha negra acabadas de salir de su ooteca y todavía claras.

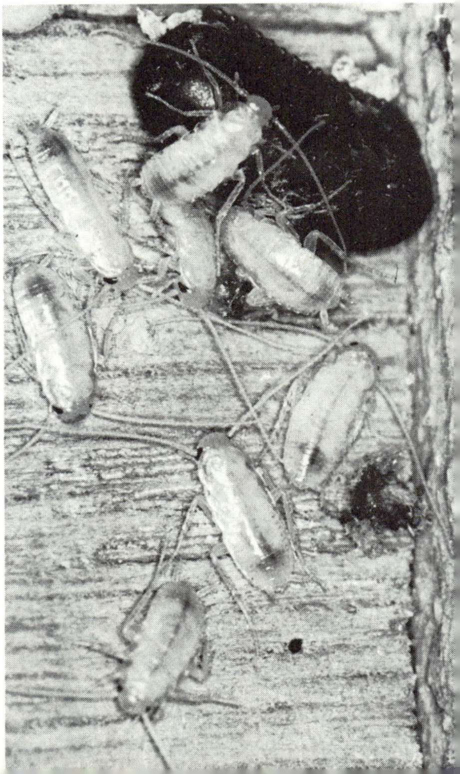

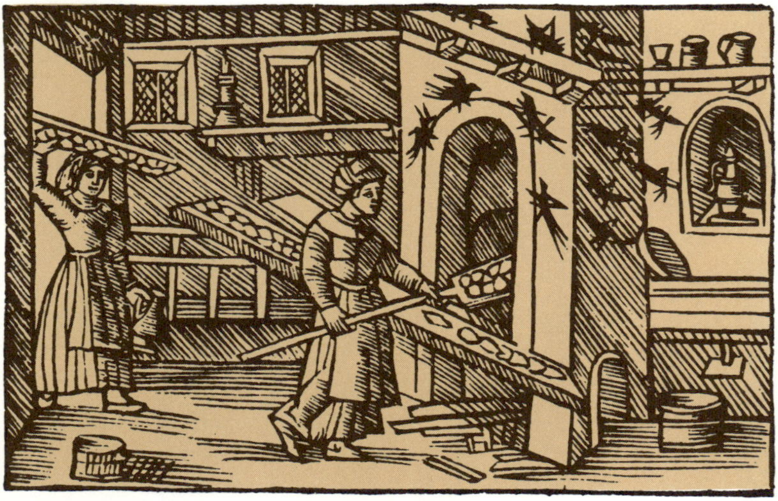

Horno de hacer pan con cucarachas. Grabado en madera de 1550.

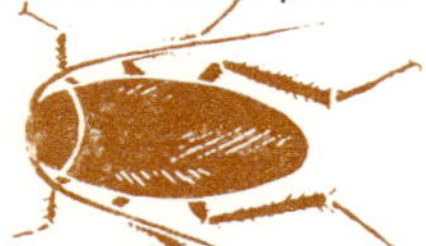

Cucaracha americana,
Periplaneta americana (Pág. 21)

Es una especie que fue introducida en Europa con los cargamentos de alimentos. Ambos sexos poseen unas alas que son más largas que el cuerpo. Se desarrollan en lugares cálidos con un elevado grado de humedad, tales como invernaderos y estufas, pero no pueden tolerar el frío o la sequedad.

Cucaracha rayada de marrón,
Supella supellectilium (Pág. 21)

Existen varias especies de cucarachas

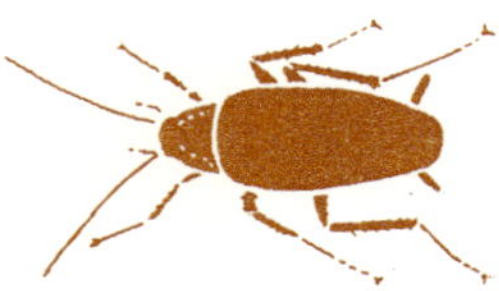

tropicales que pueden aparecer inesperadamente en un almacén o tienda de verduras, introducidas por medio de mercancías procedentes de regiones más cálidas, pero la inmensa mayoría mueren rápidamente en el norte de Europa. La cucaracha rayada de marrón, corriente ahora en el centro de Europa, se ha observado que se desarrolla en el sur de Devon y más recientemente en Londres. Actualmente presenta una distribución cosmolita, pero se originó probablemente en África.

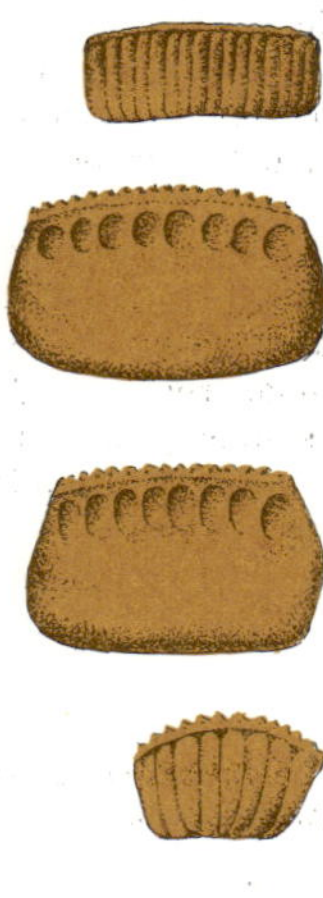

Ootecas de:

Cucaracha alemana

Cucaracha negra

Cucaracha americana

Cucaracha rayada de marrón

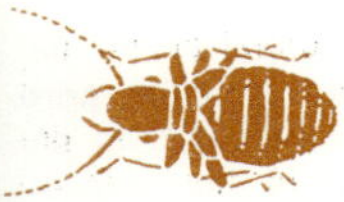

Piojo de los libros, Orden Psocópteros (Pág. 21)

Estos insectos no están relacionados con los verdaderos piojos. Prefieren los lugares húmedos tales como bodegas, paredes exteriores húmedas o edificios anexos, y pueden encontrarse en las casas nuevas antes de que se sequen las paredes. No pueden tolerar la sequedad.
Un piojo de los libros hembra puede poner unos doscientos huevos, y bajo condiciones favorables, el desarrollo hasta la madurez sexual se realiza en un mes, por lo que no es sorprendente que los piojos de los libros se encuentren con frecuencia en grandes cantidades. En las cocinas y almacenes pueden atacar principalmente la harina, los cereales y otras mercancías que contengan almidón, y poseen una habilidad fantástica para penetrar en los paquetes que no estén herméticamente cerrados. No son de ningún modo peligrosos para la salud, pero pueden ocasionar pérdidas comerciales si llegan a establecerse en almacenes de comestibles.

Pequeñas polillas, «Microlepidópteros» (Pág. 23)

Aunque las polillas no se asocian generalmente con los comestibles, hay de hecho algunas especies que están adaptadas a explotar los alimentos, y algunas de ellas se encuentran entre las plagas más graves de almacenes y fábricas.

Polilla mediterránea o gris de la harina, *Ephestia kuehniella*

Esta polilla procede originariamente de

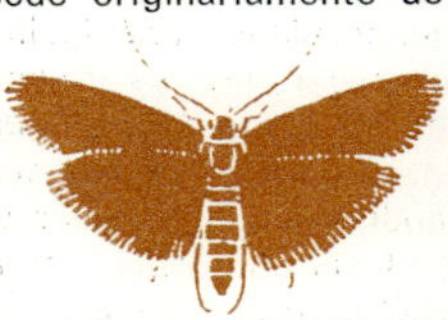

la India. Se encontró por primera vez en Europa alrededor del año 1877 en el trigo americano. En la actualidad hay pocas empresas que traten con harina y cereales que no padezcan de vez en cuando los estragos de esta polilla. Además, puede llegar a ser una amenaza en casas particulares.
Las polillas adultas vuelan en la oscuridad, y las hembras ponen cada una unos 300 huevos en la harina. Cuando los huevos se abren, las larvas empiezan a alimentarse inmediatamente. No cesan de hilar un hilo de seda pegajoso que hace que la harina cuelgue en numerosos grumos. Además adquiere un olor desagradable y un color pardo gris debido a los excrementos.
Las larvas completamente desarrolladas suben a la superficie de la harina y se dirigen en busca de una grieta cercana en la cual puedan formar el capullo de crisálida. Ésta, que mide aproximadamente 7 mm de longitud, queda comple-

Cuando aparece seda en la harina, es un indicio seguro de la existencia de polillas mediterráneas.

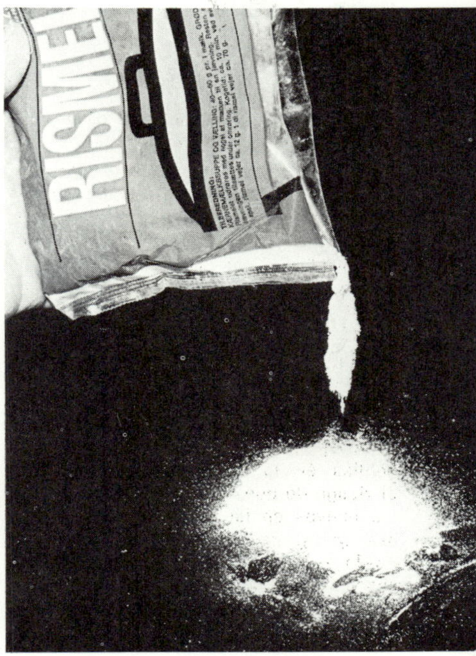

tamente encerrada en un espeso capullo de seda blanca.
Las polillas adultas salen de sus escondrijos después de 2-3 semanas.
Las larvas de la polilla de la harina prefieren la harina de trigo, pero pueden alimentarse también de toda clase de granos, cereales y semillas, y de macarrones, frutos secos, cacao, nueces y almendras.
En los molinos, los hilos de seda pueden provocar un bloqueo de las tuberías, embudos y cribas, de tal manera que el proceso tenga que interrumpirse para una limpieza completa y posiblemente para un tratamiento con gases. En el hogar normalmente bastará con eliminar los productos corrompidos, pero también hay que recordar que las larvas dispuestas a formar el capullo de crisálida estarán escondidas cerca, y que pueden hacer acto de presencia pocas semanas más tarde.

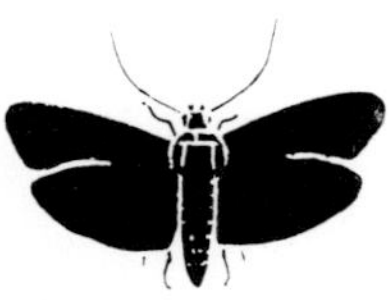

Polilla de los almacenes del cacao,
Ephestia elutella (Págs. 23 y 104)

Esta especie está muy relacionada con la polilla gris de la harina, pero su inclinación se dirige más hacia las nueces, almendras, granos de cacao y frutos secos. Es, por consiguiente, un grave problema para la industria del chocolate. Las polillas llegan casi siempre a la fábrica con los materiales crudos. Además, los restos de granos de cacao y otros materiales pueden ser focos de infección, y la misma maquinaria puede albergar cavidades con suficiente alimento para estas polillas. Si aparecen polillas en la fábrica, existe siempre el riesgo de que hayan podido depositar los huevos en las mercancías terminadas, y así se puede dar el problema de la existencia de «gusanos» en el chocolate. La plaga puede también aparecer, naturalmente, en un almacén o tienda.

Las larvas no pueden penetrar en paquetes herméticamente cerrados, pero si existe la más mínima brecha, la polilla hembra, atraída por el olor, depositará los huevos cerca y las larvas recién salidas de los huevos se arrastrarán y empezarán a alimentarse.
Esta polilla puede incluso comer tabaco. Como caso bastante extraordinario puede tolerar la nicotina, y junto con el escarabajo del tabaco es una de las plagas más serias en la industria del tabaco.
Cuando se observa una polilla del cacao en una casa particular o se advierte su ascenso por la pared, casi siempre será debido a que se ha dejado abierto por mucho tiempo un paquete de pasas o nueces.

Polilla de las pasas secas,
Ephestia cautella

Es muy parecida a la especie anterior y tiene los mismos hábitos. Se la conoce también como *Cadra cautella.*

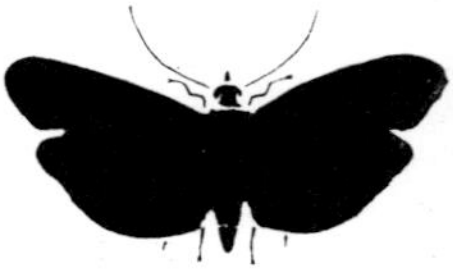

Polilla india de la harina,
Plodia interpunctella (Págs. 23 y 104)

Ésta es causa de una plaga especialmente grave en los almacenes de alimentación de las regiones cálidas del mundo. Ataca principalmente a los frutos secos, nueces y almendras. Las larvas se encuentran también en el chocolate y a veces en los cereales. Bajo las condiciones más favorables (a 25 °C), el desarrollo desde el huevo hasta el adulto se realiza en sólo 35 días. Al igual que las otras polillas que atacan a los comestibles, las larvas abandonan

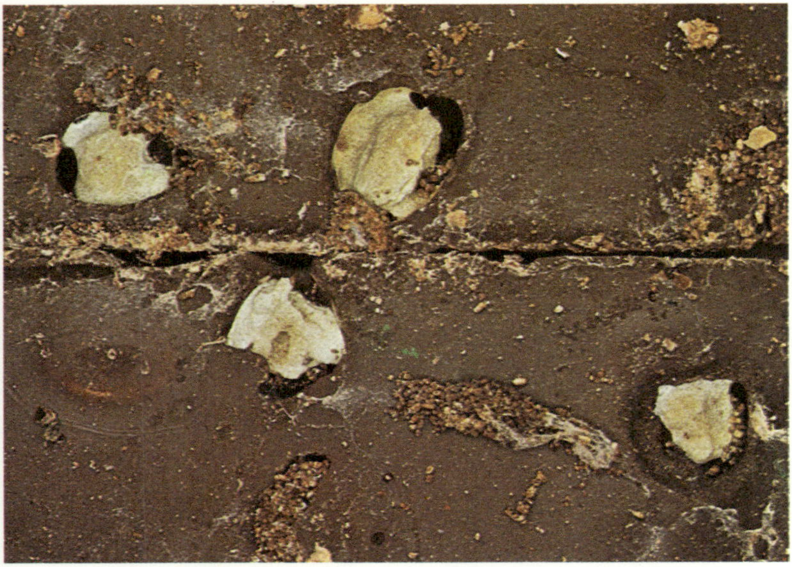

Los «gusanos» del chocolate son las larvas de diversas polillas. En realidad prefieren las nueces y las almendras al chocolate.

Larvas de la polilla india de la harina en una ciruela.

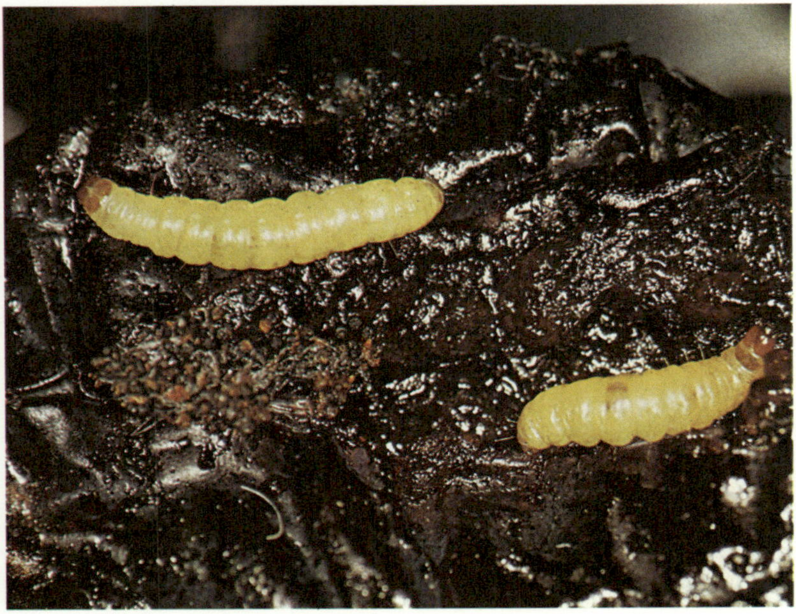

el material del que se han estado alimentando y se van, a menudo hacia arriba, en busca de lugares resguardados en los cuales pueda formar el capullo de crisálida. En las casas las larvas pueden encontrarse en paquetes de nueces o almendras.

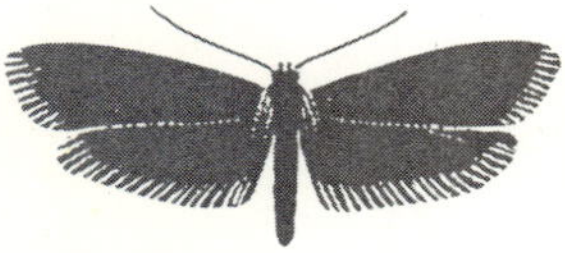

Polilla doméstica parda,
Hofmannophila pseudospretella
(Págs. 23 y 105)

La larva de esta polilla se encuentra algunas veces en almacenes de grano o entre los comestibles, pero se trata ante todo de una plaga de los tejidos (pág. 96).

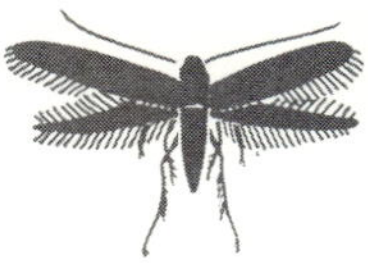

Polilla del vino, *Oinophila v-flavum*
(Pág. 23)

En realidad ésta no es una plaga de los almacenes de comestibles, pero es algo

Señales dejadas por las larvas de la polilla del vino: los desechos y excrementos han sido retirados.

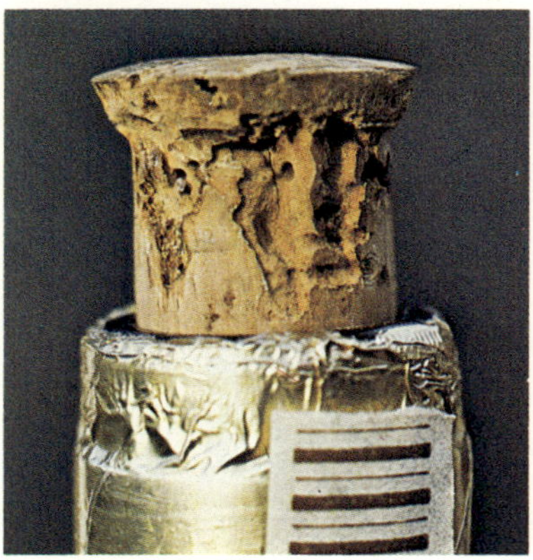

especialista, ya que se encuentra a menudo en bodegas de vino donde las larvas hacen agujeros en los corchos. Se desarrollan especialmente en bodegas húmedas, alimentándose del moho que crece sobre las paredes y sobre los corchos del vino, y lo que es peor, pueden vivir en corchos enmohecidos. Los desperdicios producidos por sus actividades se puede observar que cuelgan de los corchos, a menudo cubiertos de vino que ha rezumado de la botella.

Escarabajos, Orden Coleópteros

Éste es con mucho el más numeroso de los grupos de insectos, por lo que no es extraño que tenga multitud de representantes que atacan a los comestibles. Normalmente se presta atención prioritaria a los escarabajos adultos, pero son las larvas las que en realidad ocasionan los daños y las que tienen que encontrarse y ser tratadas.

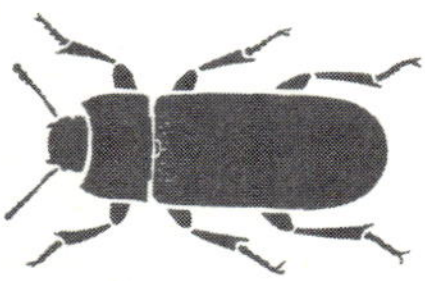

Escarabajo molinero, *Tenebrio molitor*
(Págs. 26 y 104)

Este escarabajo es mejor conocido por sus larvas, denominadas gusanos de la harina, que son un bocado predilecto de las aves de jaula y animales domésticos. Los gusanos de la harina están asociados especialmente con el maíz o la harina, pero algunas veces pueden encontrarse en los nidos de gorriones donde se alimentan de los excrementos de estos pájaros. La mayoría de estos insectos pasan el invierno como larvas, transformándose en escarabajos durante el verano siguiente y muriendo en otoño. Antiguamente los gusanos de la harina eran muy frecuentes en panaderías, molinos y almacenes de grano, pero en la actualidad ya no son tan importantes como plaga. Los escarabajos adultos observados proceden generalmente de los nidos de las aves de la vecindad. En las noches cálidas de verano llegan a menudo a las casas a través de las ventanas atraídos por la luz. Normalmente no dañan las habitaciones de la casa, y como necesitan tanto tiempo para desarrollarse, no llegan a ser un problema en la cocina.

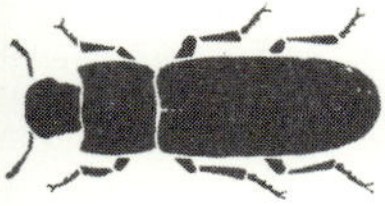

Tribolium destructor
(Págs. 26 y 104)

Esta especie es como una pequeña copia del escarabajo molinero, y sus larvas se parecen a pequeños gusanos de la harina. Probablemente llegó originariamente del África tropical y se ha esparcido con las mercancías por muchas partes del mundo. En la actualidad es muy corriente y está bien instalado en Europa.
El escarabajo segrega una substancia de olor parecido al lisol que se pega a los productos que infesta.
Durante su vida el escarabajo hembra puede poner alrededor de 1000 huevos, generalmente en la harina o los cereales o en comestibles tales como el pan, las galletas, los fideos o los alimentos para pájaros. En una cocina normalmente caliente, el desarrollo desde el huevo hasta el escarabajo adulto se realiza en unos 3 meses. Los adultos tienen unas ganas increíbles de desplazarse y de este modo se les puede encontrar lejos de la cocina.
Un mismo escarabajo puede vivir más de 3 años, y es capaz de sobrevivir durante meses enteros sin tomar alimento.

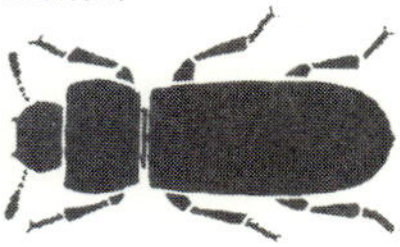

Escarabajo menor de la harina,
Tribolium confusum (Pág. 26)

Este escarabajo es una copia ligeramente más pequeña y algo más clara que la especie anterior. Se encuentra principalmente en la harina y en los cereales, pero ataca también diversidad de otros comestibles, tales como judías, frutos secos, especias y chocolates. Es especialmente perjudicial en almacenes y en fábricas que elaboran productos

Escarabajos menores de la harina y sus larvas en la harina.

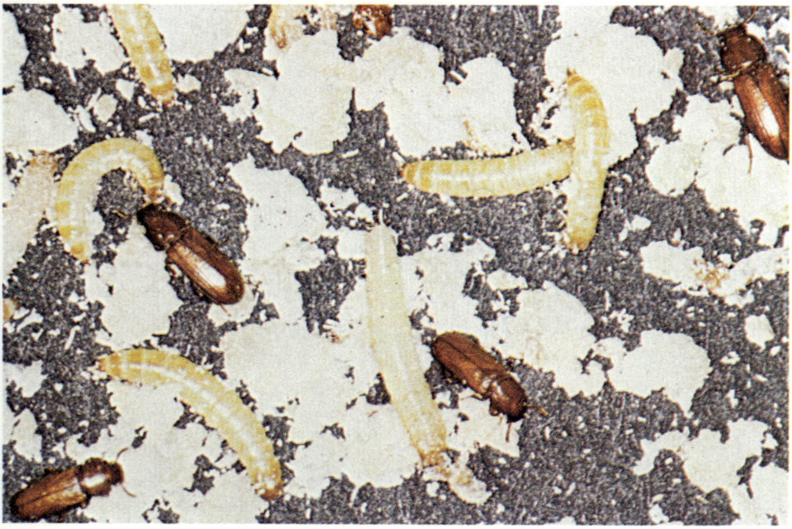

que contienen almidón, si bien no deja de ser frecuente en las casas particulares. La harina infestada por las larvas tiene un color grisáceo y cierta tendencia a enmohecerse.
Esta especie es muy prolífica. La hembra pone varios centenares de huevos y puede abrirse camino incluso en el interior de paquetes herméticamente cerrados. Por otra parte, estos escarabajos exigen temperaturas elevadas, preferiblemente sobre los 30 °C, y no se desarrollarán ni se reproducirán a temperaturas inferiores a los 18 °C.

Escarabajo de la harina de color rojo oxidado, *Tribolium castaneum*

Ésta es una especie parecida a la anterior, pero es un poco más pequeña y más oscura. Posee costumbres similares, pero precisa incluso de más calor, y en un almacén sin calefacción del norte de Europa morirá probablemente durante el invierno.

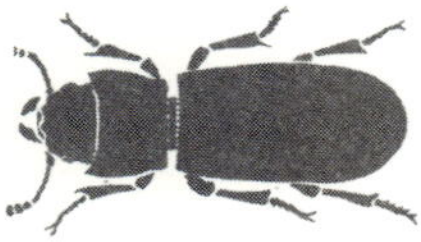

Carcoma grande del grano,
Tenebroides mauritanicus
(Págs. 26 y 104)

De origen africano, este escarabajo se ha extendido actualmente por casi todo el mundo. Se le encuentra principalmente en almacenes de grano, silos y molinos. Las larvas viven escondidas, alimentándose de maíz y harina, aunque en cierto grado también viven como depredadores sobre otros insectos. Probablemente no es una especie muy común en Europa, pero puede llegar a ser una grave plaga en los molinos de harina porque destruye los cedazos practicando agujeros en ellos. Su desarrollo es bastante lento, por lo que esta especie no tendría que llegar a ser un problema en las casas particulares.

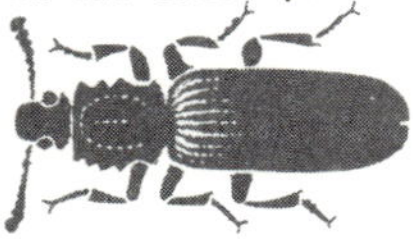

Carcoma dentada de los granos,
Oryzaephilus surinamensis
(Págs. 25 y 104)

Éste es otro escarabajo de los trópicos. Posee una serie de dientes a ambos lados del tórax. Puede vivir en almacenes de granos y en silos y se alimenta de toda clase de productos de alimentación secos, principalmente de aquellos que contienen almidón, tales como la harina, el pan y los cereales, pero también vive de frutos secos y nueces. En estos últimos años parece que ha llegado a ser bastante frecuente en los hogares de Europa.
Estos escarabajos pueden vivir 3 años, y a lo largo de su vida la hembra puede llegar a poner unos 400 huevos. Les gustan las temperaturas elevadas y su desarrollo es más rápido a 32 °C, tardando sólo 25 días desde la puesta hasta la salida del escarabajo adulto de la fase de crisálida. La procreación cesa si la temperatura desciende por debajo de los 18 °C. El mismo escara-

La carcoma de los comerciantes de cereales puede abrirse paso hacia el interior de paquetes herméticamente cerrados y de nueces sin abrir.

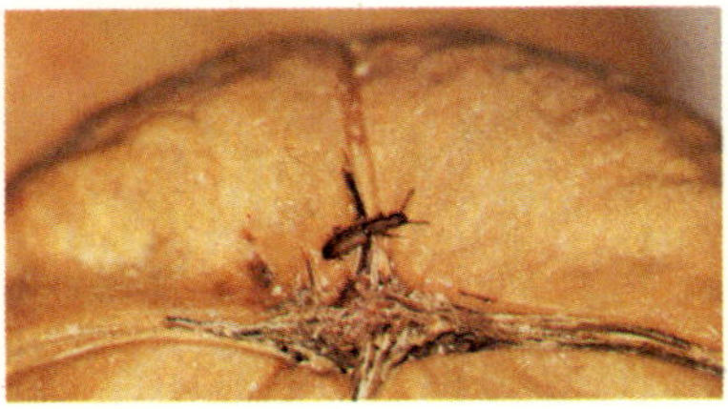

Un núcleo de nuez atacado por las carcomas de los comerciantes de cereales.

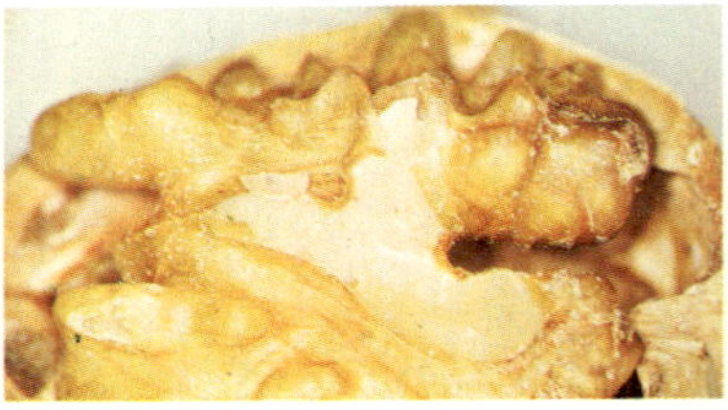

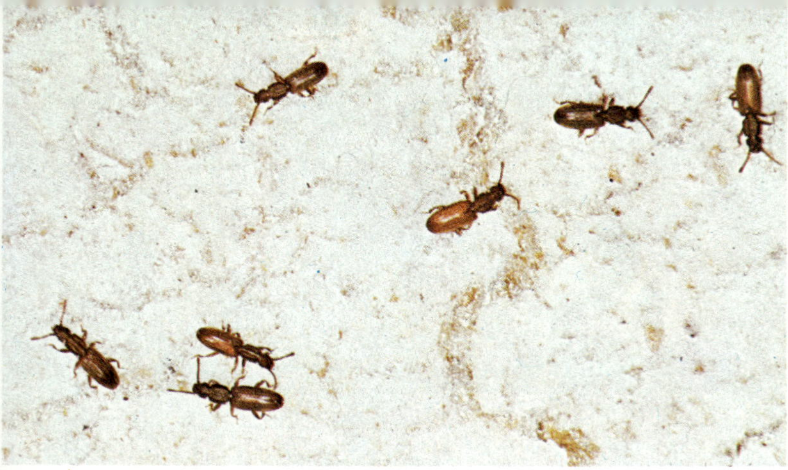

Carcoma dentada de los granos en un trozo de pan duro. Estos pequeños escarabajos han llegado a ser muy frecuentes en las tiendas de comestibles que venden al por mayor y en las cocinas.

bajo es muy activo y puede penetrar en brechas y grietas, mientras las pequeñas larvas recién salidas del huevo pueden abrirse camino incluso hacia el interior de paquetes de alimento herméticamente cerrados.

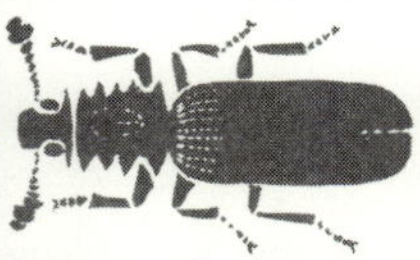

Carcoma de los comerciantes de cereales, *Oryzaephilus mercator*

Es muy parecido en apariencia a la especie precedente y muy difícil de distinguir. Esta especie no se ve con tanta frecuencia, y parece que prefiere incluso temperaturas más elevadas. Le gustan con preferencia los alimentos vegetales que contengan aceite, por lo que se la encuentra principalmente en nueces importadas, almendras y medulas de coco.

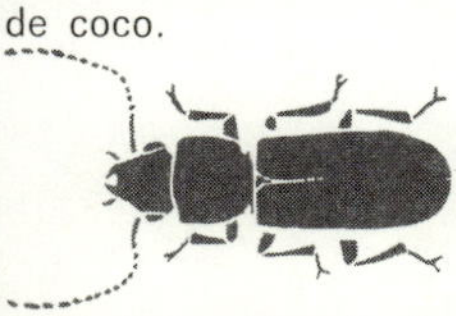

Escarabajo aplanado de los granos, *Cryptolestes ferrugineus*
(Págs. 25 y 104)

Ésta es una plaga que se encuentra principalmente en almacenes de cereales, pero puede también darse en las casas particulares. Normalmente no constituye una plaga grave, pero si la temperatura y la humedad son suficientemente altas, puede provocar muchos daños, en parte debido a que las larvas comen el germen de las semillas y porque además pueden presentarse en grandes cantidades, hasta 4000 escarabajos por kilogramo de cereales.

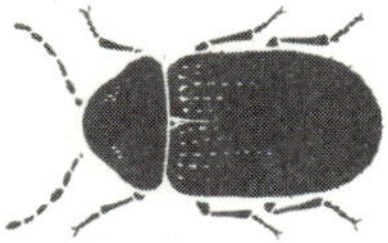

Escarabajo de los comestibles o carcoma del pan, *Stegobium paniceum*
(Págs. 25 y 104)

Este escarabajo es en realidad un miembro de la familia de las carcomas que ha llegado a adaptarse a una dieta de alimentos que contengan almidón, y los redondos agujeros de salida hechos por las larvas de este escarabajo son exactamente iguales a los agujeros de la madera practicados por las carcomas. Esta especie ha conseguido extenderse por todo el mundo. De hecho estos escarabajos tuvieron que ser propagados por los barcos en épocas lejanas, y la vieja costumbre de arrojar las galletas

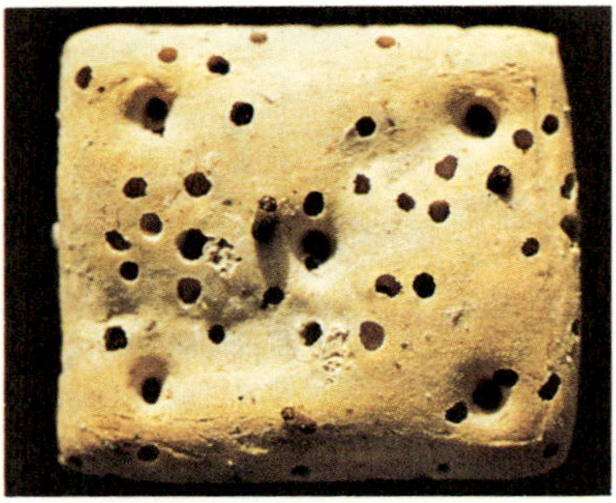

Larvas del escarabajo de los comestibles. Al igual que los escarabajos perforadores de la madera, viven en el interior de su alimento y sólo los adultos salen.

de barco sobre la mesa antes de comerlas, se utilizó tal vez para expulsar las larvas de las carcomas del pan. La hembra pone los huevos en el mismo alimento o en las grietas cercanas. Las pequeñas larvas, con una longitud de sólo 1/2 mm, salen del huevo al cabo de unas dos semanas y son muy activas. Pueden permanecer toda una semana sin alimentarse y son muy hábiles para introducirse en paquetes que no estén herméticamente cerrados. Cuando han encontrado un alimento que las satisface, se abren paso royendo y se alimentan con gran rapidez, y se engordan tanto que serían totalmente impotentes si llegaran a caer.

Las larvas prefieren los productos secos y duros tales como el pan seco, fideos y las galletas de perro. Viven además en legumbres secas, nueces y especias. Los escarabajos adultos vuelan bien y, como son atraídos por la luz, se los encuentra a veces en los marcos de las ventanas, a menudo lejos de donde se han desarrollado. A una temperatura de 22 °C, el desarrollo del huevo hasta el adulto se consigue en 2-3 meses.

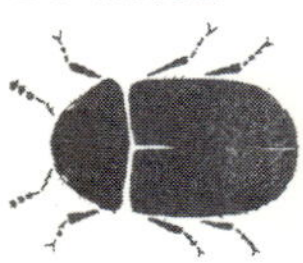

Escarabajo del tabaco,
Lasioderma serricorne (Pág. 25)

Este insecto está también relacionado con las carcomas y es muy parecido a la carcoma del pan, de la que puede diferenciarse por sus antenas dentadas. Ante todo se trata de un escarabajo tropical y subtropical que necesita mucho calor. La puesta de huevos cesa por debajo de los 21 °C, y se suspende todo movimiento a temperaturas inferiores a los 18 °C. Los escarabajos son a menudo transportados con las mercancías a las regiones templadas, donde pueden sobrevivir con calefacción.

Las larvas, que pueden tolerar la nicotina, viven tanto en el tabaco crudo como en los productos de tabaco ya elaborados, y constituyen una grave y costosa plaga de la industria tabacalera. Además poseen una dieta muy variada, pues se encuentran en muchos otros productos, tales como el arroz, el pescado seco, las especias y los dátiles. Como en el caso de la especie precedente, las larvas recién salidas de los huevos son sumamente activas y pueden estar una semana sin comer. Los escarabajos adultos vuelan muy bien.

Es triste abrir una caja de puros sólo para descubrir que los escarabajos del tabaco han llegado antes.

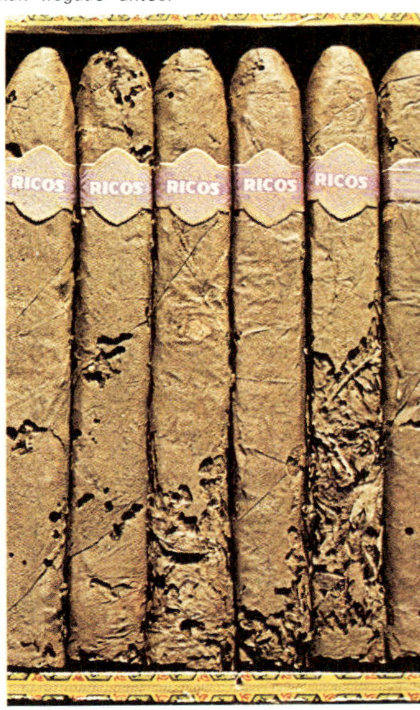

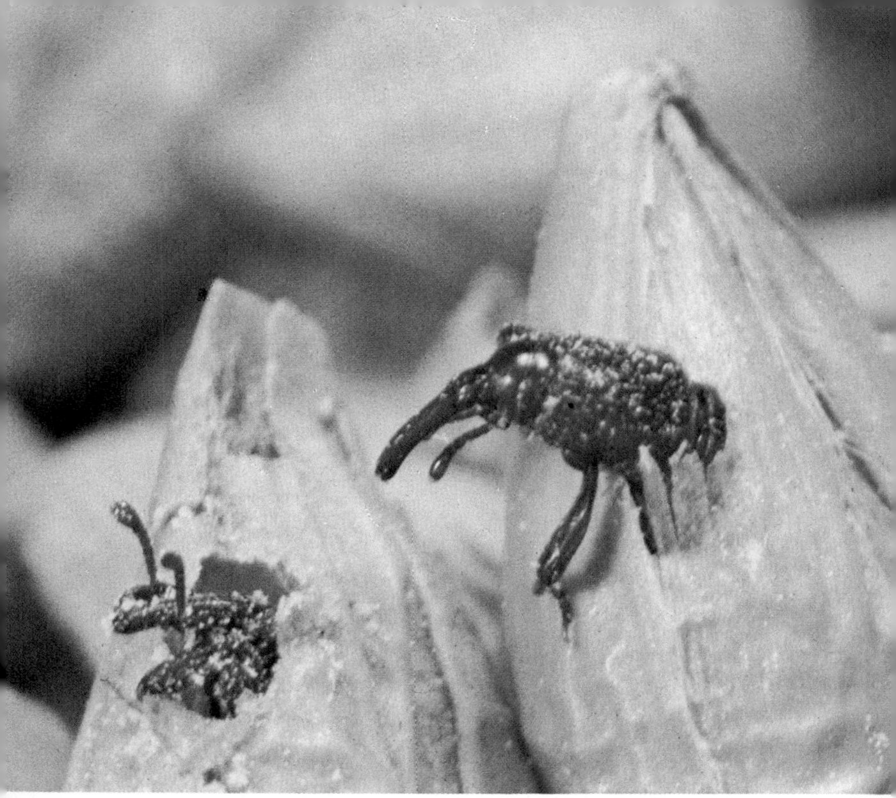

Un par de gorgojos de los cereales saliendo de los granos de cebada en los que han pasado su fase larvaria.

Barrenador o gorgojo del grano,
Rhizopertha dominica (Pág. 25)

Esta especie pertenece a la familia de los Bostríquidos, un grupo de escarabajos tropicales que incluye varias especies que perforan la madera (pág. 128). Puede llegar a ser una plaga importante del arroz y de los cereales almacenados de las regiones cálidas (véase pág. 93).

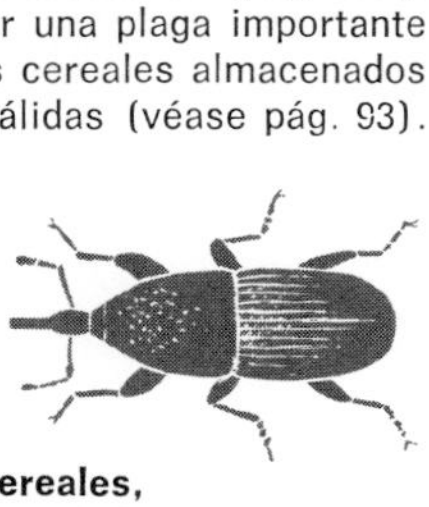

Gorgojo de los cereales,
Sitophilus granarius (Págs. 28 y 104)

Ésta es la plaga más frecuente en los cereales almacenados. Este gorgojo no puede volar, pero es un incansable viandante. En el momento de la puesta, la hembra roe una pequeña cavidad en un grano de un cereal, deposita un huevo en él y luego tapa el agujero con una secreción que es del mismo color que el cereal. Pone sólo 2-3 huevos al día, pero vive mucho tiempo, hasta que ha producido 200-300 huevos.

Los gorgojos de los cereales prefieren el trigo, el centeno y el maíz, pero a falta de ellos pueden poner sus huevos en productos duros que contengan almidón, tales como las galletas secas y los fideos.

La pequeña larva carece de miembros y no pueden abandonar el grano mientras come y crece, el grano se convierte en una cáscara hueca mientras la larva se hace adulta. Luego forma el capullo de crisálida en el interior de la cáscara y aproximadamente una semana más tarde emerge como un escarabajo completamente desarrollado (véase página 93). A 26 °C el desarrollo entero dura un mes.

Cuando se encuentra en una casa de campo, este escarabajo procede generalmente de los desperdicios de un almacén de cereales, pero si éste no es el caso, procederá casi siempre de un paquete de alimento para pájaros. Debido a sus requisitos bastantes especializados, este escarabajo es improbable que llegue a establecerse en una casa particular.

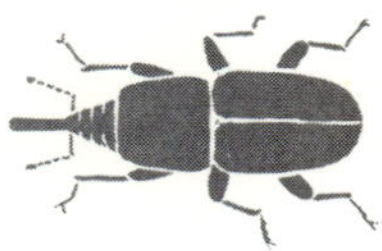

Gorgojo del arroz, *Sitophilus oryzae* (Pág. 28)

Este escarabajo es un poco más pequeño que el gorgojo de los cereales, y puede ser reconocido por las cuatro manchas rojizas sobre los élitros, que cubren un par de alas funcionales. Es causa de una de las plagas más graves de las cosechas de cereales en los trópicos y subtrópicos. Es transportado a menudo al norte de Europa y no es raro encontrarlo en los armarios de cocina, generalmente en un paquete de arroz (véase pág. 93).

Como en el caso del gorgojo de los cereales, pone un huevo en una pequeña ranura que ha roído en un grano de arroz. La larva vive en el grano y se alimenta de él. Este escarabajo no ataca otros comestibles, y como necesita calor, no llega a sobrevivir al invierno en los almacenes sin calefacción.

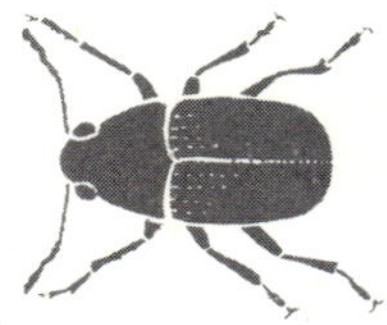

Gorgojo de la nuez moscada o del café,
Araeocerus fasciculatus (Pág. 28)

Este escarabajo carece de la maxila bien desarrollada de los Curculiónidos. Se halla extendido por las regiones tropicales y subtropicales y a menudo es transportado a Europa con las mercancías. En la actualidad se lo encuentra muy frecuentemente en Inglaterra, principalmente como plaga de los granos de cacao, de la nuez moscada y de granos de café. En ciertas ocasiones ha causado graves molestias a los exportado-

Los gorgojos de los cereales y los del arroz destruyen grandes cantidades de cereales en almacenes y silos. Aquí los gorgojos del arroz se arrastran sobre el trigo con una buena capa de harina.

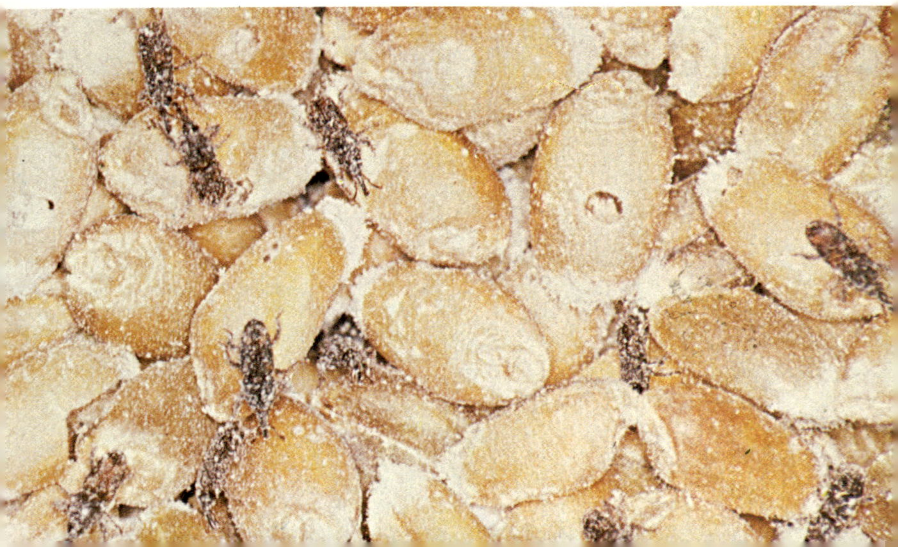

res de café del sureste de Asia. Requiere calor y una humedad elevada, por lo que en las regiones templadas morirá en invierno a menos que los productos infestados estén almacenados en lugares con buena calefacción.

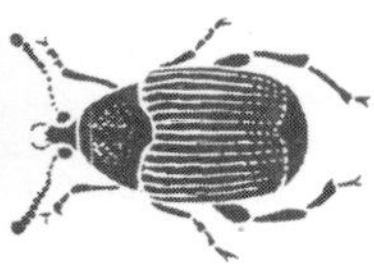

Gorgojo de las judías,
Acanthoscelides obtectus (Pág. 28)

Este escarabajo ataca principalmente a las alubias, pero puede también encontrarse en otros productos parecidos. Puede depositar los huevos en las judías frescas de los campos o en las judías secas almacenadas.
La hembra pone varios huevos en cada judía. Cuando las larvas están completamente desarrolladas roen abriéndose camino hacia la superficie de la judía y forman el capullo de crisálida, dejando entre ellas y el mundo exterior una delgada cáscara. Cuando los escarabajos adultos están preparados para salir, sólo tienen que abrirse camino a través de las «ventanas» circulares para estar en libertad (véase pág. 93).

Escarabajos del tocino y del cuero,
Familia Derméstidos (Pág. 25)

Los miembros de esta familia de escarabajo viven principalmente sobre restos secos de plantas y animales. Muchas especies viven por ejemplo en los cartílagos y en los pedacitos de carne seca, y algunos pueden utilizar el pelo y las plumas (véase pág. 98). Este tipo de vida llegará a presentar, claro está, dificultades a los intereses humanos, ya que atacan con frecuencia los comestibles secos.

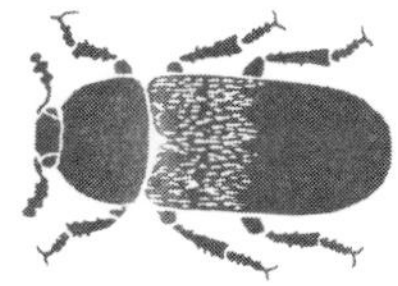

Escarabajo de las despensas,
Dermestes lardarius (Pág. 25)

Antiguamente éste era una grave plaga de los hogares, ya que atacaba los jamones ahumados y los salchichones que colgaban del techo y también el pescado seco. En la actualidad, debido a que la mayoría de los productos cárnicos se conservan en los frigoríficos o a congelación profunda, ya no constituye tal tipo de plaga en las casas. Algunas veces se multiplica rápidamente en alimentos secos de gatos y perros, y puede ocasionar graves perjuicios en fábricas que trabajen con pescados secos o pieles. Las larvas están completamente desarrolladas aproximadamente un mes después de salir del huevo y muchas van luego en busca de un lugar apropiado para formar el capullo de crisálida. Algunas veces perforan túneles en la madera royendo (véase pág. 148), al igual que en el yeso, y también en otros muchos materiales. Cuando esto ocurre en un almacén, pueden ocasionar enormes daños a las mercancías que no han sido atacadas por insectos. Como vuelan muy bien, si se les halla en una casa, puede que procedan de lejos. A veces su origen puede ser desperdicios en rincones de la cocina, pero con mayor frecuencia será un nido de palomas o un ratón muerto.

Dermestes haemorrhoidalis
(Págs. 25 y 104)

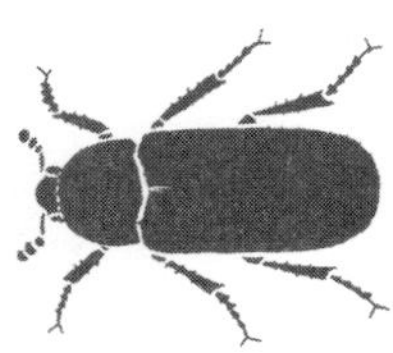

Éste es un pariente cercano a la especie anterior que vive también sobre restos secos de animales. Las larvas dispuestas a formar el capullo de crisálida tienen la misma costumbre de abrirse camino royendo todo tipo de materiales. Ésta es una reciente adquisición para la fauna Europea, pero parece que ha llegado a ser bastante frecuente especialmente en las grandes ciudades. Los escarabajos adultos vuelan muy bien, por lo que uno aislado puede aparecer en cualquier hogar. En general no producen ningún daño en una casa normal, pero pueden multiplicarse si se dejan desperdigados durante meses los restos de comida y otros desperdicios de la cocina. En muchos casos los escarabajos proceden de un nido de palomas.

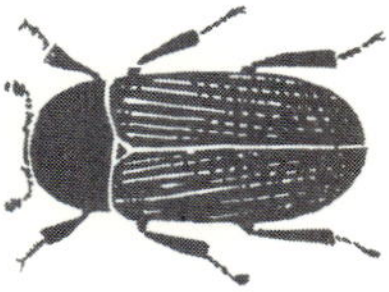

Dermestes frischi
(Pág. 25)

Además de las dos especies anteriores, otros Derméstidos muy parecidos son frecuentemente importados con las mercancías de ultramar. La presente especie es una de las más corrientes y llega a menudo en cargamentos de pieles sin curtir. Como en el caso de sus parientes, las larvas que están dispuestas a formar el capullo de crisálida deambulan y se abren camino comiendo de diversas mercancías. Es una especie a la que le gusta el calor y que normalmente no se establecería en el norte de Europa. No obstante, en algunos casos ha logrado instalarse en fábricas que hacen harina de huesos o de pescado.

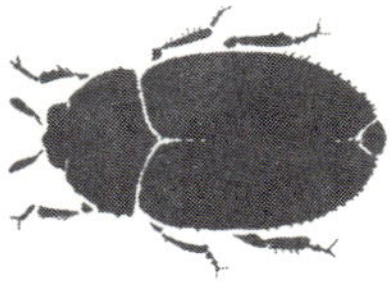

Escarabajo de Khapra,
Trogoderma granarium (Págs. 25 y 104)

Los escarabajos de Khapra proceden originariamente de la India. A menudo

Escarabajos del tocino y sus larvas sobre salami.

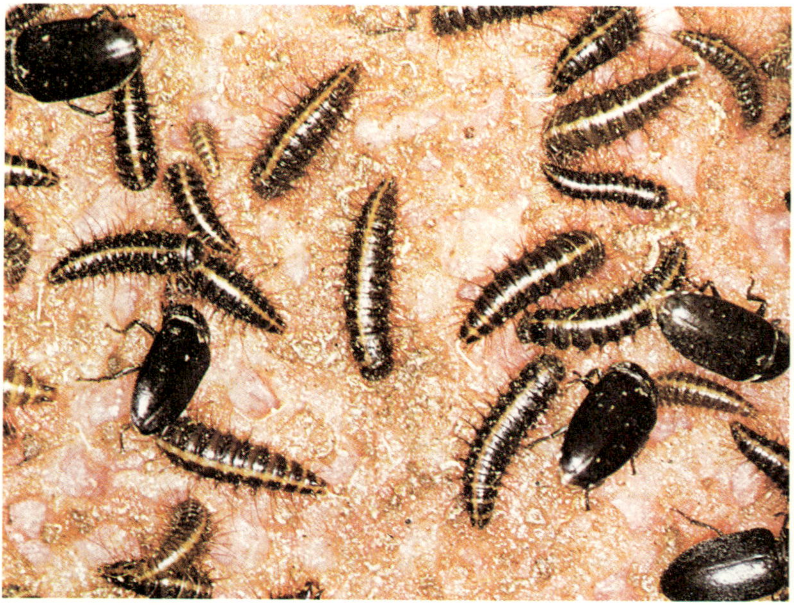

se reúnen en grandes cantidades en las grietas y brechas de las paredes de los almacenes. A diferencia de los anteriores Derméstidos, este escarabajo se alimenta principalmente de materia vegetal. En la actualidad se ha extendido a la mayoría de las regiones tropicales y subtropicales, y las regiones en las que no ha aparecido tienen normas muy rigurosas de cuarentena para evitar su penetración, ya que se considera que es una de las plagas más graves, especialmente en almacenes de cereales y comestibles.
El escarabajo de Khapra es transportado a veces a las regiones templadas, pero como necesita una temperatura de por lo menos 24 °C para su desarrollo, existe un riesgo muy pequeño de que llegue a establecerse.

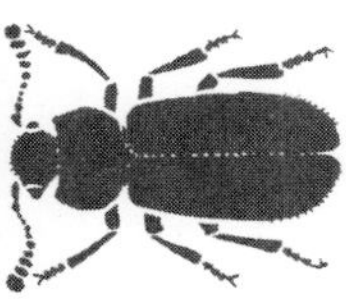

Escarabajo de patas rojas de la copra,
Necrobia rufipes (Pág. 25)

Este escarabajo se ha extendido por la mayor parte del mundo debido al tráfico de copra (coco seco). Además de la copra come también carroña y, al igual que el escarabajo de las despensas, se desarrollará en los lugares que son demasiado secos para otros comedores de carroña. Puede vivir también sobre ejemplares de museos, y ha sido hallado, por ejemplo, en las momias de Egipto. En las fábricas y almacenes ataca el pienso concentrado, la harina de pescado y de huesos, leche y huevo en polvo, y de vez en cuando ocasionará incluso daños a los productos farmacéuticos.
A una temperatura de 22 °C, el desarrollo desde el huevo hasta el escarabajo adulto dura aproximadamente un mes. En las regiones templadas produce una sola generación al año.

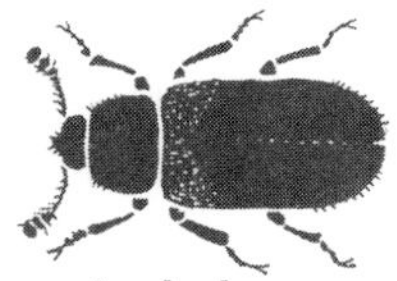

Escarabajo de pecho rojo de la copra,
Necrobia ruficollis (Pág. 25)

Esta especie puede hallarse sobre la carroña seca, donde se alimenta en parte de pedacitos de carne y en parte como depredador de otros invertebrados que infestan la carroña. Algunas veces se encuentra fuera de las casas de las regiones templadas, pero se ve principalmente en fábricas que elaboran harina de carne y de huesos.

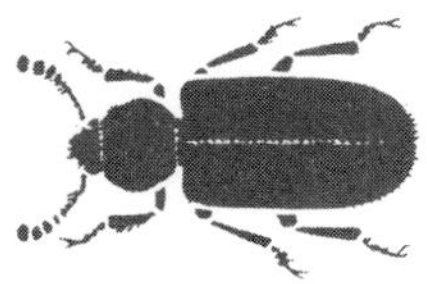

Escarabajo hormiga,
Corynetes coeruleus (Pág. 25)

Este escarabajo es parecido a los escarabajos de la copra, pero es de un verde atornasolado uniforme. Las larvas se alimentan de carroña seca y pueden comer también productos cárnicos ahumados. Vive como depredador en los rincones de los tejados que experimentan el ataque de los escarabajos perforadores de la madera (véase pág. 121), persiguiendo sus larvas a las larvas de los perforadores de la madera al igual que un topo caza lombrices.

Escarabajos araña, Familia Ptínidos (Pág. 26)

Estos escarabajos presentan cierto parecido con las arañas, pues tienen las patas muy largas y una marcada constricción entre el tórax y el arqueado abdomen.
Muchas de las especies son omnívoras en términos generales. Las larvas recién salidas del huevo son muy activas, pero una vez han llegado a la fuente de alimentación engordan en seguida y quedan casi inmóviles. Pueden hilar una especie de seda y se refugian a menudo en capullos holgadamente tejidos.

Las larvas completamente desarrolladas abandonan generalmente el material en el que han vivido, abriéndose paso mordiendo incluso envases muy resistentes. Seguidamente hilan un capullo blanquecino y se convierten en crisálidas.

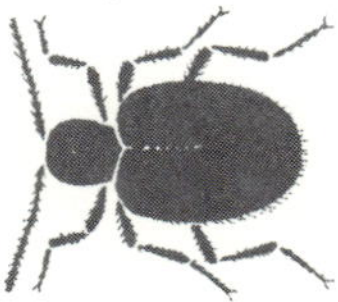

Escarabajo araña australiano,
Ptinus tectus (Pág. 26)

Esta especie llegó a Europa procedente de Australia, en 1900, pero ahora es casi corriente en todas partes.
La hembra puede poner hasta 1000 huevos, y las larvas viven en todo tipo de productos vegetales secos, tales como cereales, harina y especias. Pueden también desarrollarse en nidos de aves y en carroña seca. En los desvanes y almacenes pueden arreglárselas con los restos de insectos y excrementos de ratas y ratones que recogen de los rincones. En las fábricas donde se elaboran comestibles o harina de huesos, este escarabajo puede llegar a ser una grave plaga, y además destruye colecciones de insectos y animales disecados. A la temperatura de una habitación, el desarrollo desde el huevo hasta el adulto se produce en 3-4 meses. A diferencia de la larva, el adulto puede roer los tejidos (véase pág. 99).

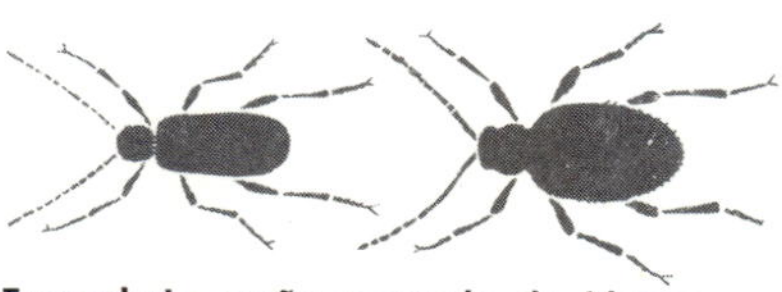

Escarabajo araña marcado de blanco,
Ptinus fur (Págs. 26 y 104)

Actualmente este escarabajo europeo no es tan corriente como la especie australiana que acabamos de describir. Come la misma clase de alimentos, incluso desperdicios, pero no representa nunca una plaga grave, en parte porque la hembra pone sólo unos 50 huevos. Este escarabajo se encuentra tanto en el interior de las casas de Inglaterra como fuera, al aire libre.

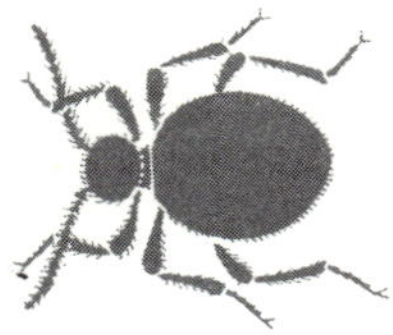

Escarabajo araña dorado,
Niptus hololeucus (Pág. 26)

El cuerpo de este escarabajo está completamente recubierto de pelos amarillos. Puede alimentarse de casi todo, y cuando aparece en una casa la plaga, pueden proceder de los polluelos muertos de un nido de pájaros o montones de semillas del desván. A veces identificado como plaga de los tejidos.

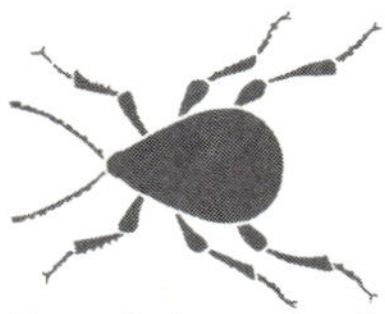

Escarabajo araña, *Gibbium psylloides* (Pág. 26)

Este escarabajo araña es menos activo, y avanza arrastrándose lentamente sobre sus largas patas. Puede atacar cereales y derivados, por ejemplo en la India, donde algunas veces constituye una plaga. En Europa se le encuentra ocasionalmente en mercancías importadas.

Los escarabajos araña (Gibbium psylloides), *parecen pequeñas y brillantes cuentas de cristal. Aquí aparecen sobre azafrán.*

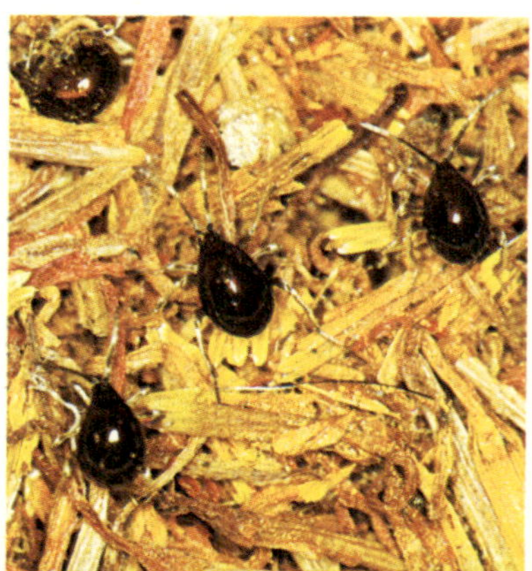

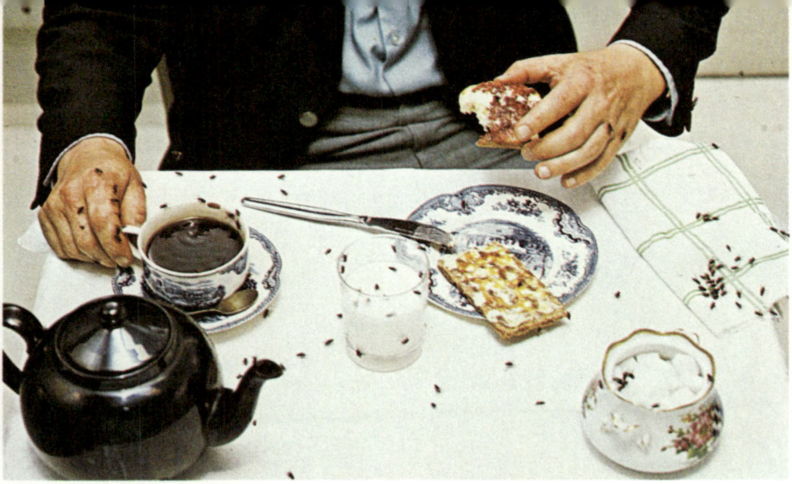

Una sola mosca en la mesa a la hora del desayuno puede tolerarse, pero aquí hay demasiadas.

Moscas, Orden Dípteros
(Pág. 31)

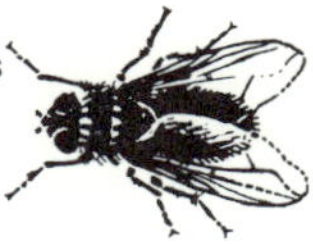

Mosca doméstica, *Musca domestica*
(Págs. 31 y 104)

Ésta es con mucho la mosca más corriente que encontramos en las casas, y aunque puede presentarse en cualquier dependencia de la casa, se encuentra principalmente cerca de los comestibles.

Se ha propuesto que esta mosca procedió originariamente de África, pero en la actualidad ha seguido al hombre por todos los rincones de la tierra. En el norte de Europa probablemente no llegó a instalarse antes de que el hombre guardara los animales domésticos en el interior durante el invierno, práctica que no se inició hasta la Edad de Hierro aproximadamente, hacia el 400 a. de C. Las larvas de la mosca doméstica viven en el estiércol, pero también pueden desarrollarse en los desperdicios de cocina y materiales parecidos. Una sola hembra llega a poner unos 200 huevos, y bajo condiciones favorables, a una temperatura próxima a los 30 °C, el desarrollo total desde la puesta de huevos

Las moscas domésticas se cree que llegaron al norte de Europa cuando empezó la cría de ganado. Las dos crisálidas de la izquierda proceden de un establo de la Edad del Hierro, las de la derecha de un estercolero actual.

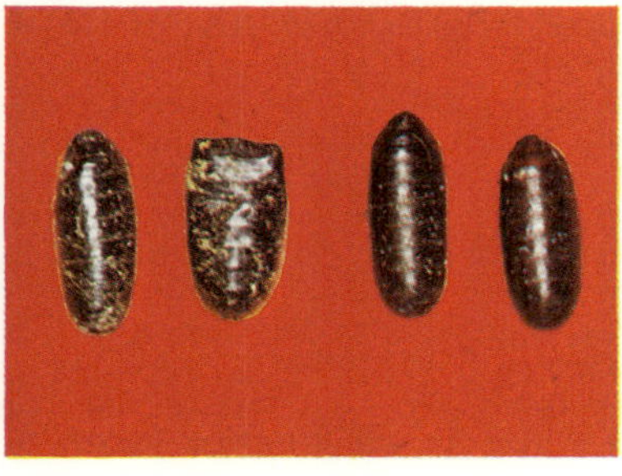

Una mosca doméstica alimentándose sobre un mantel y al mismo tiempo limpiando sus alas.

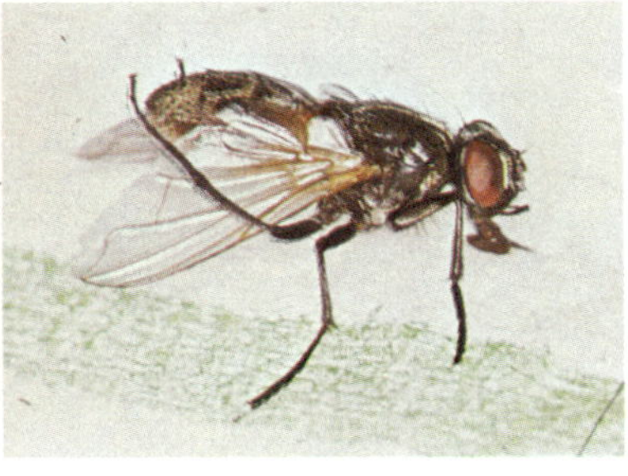

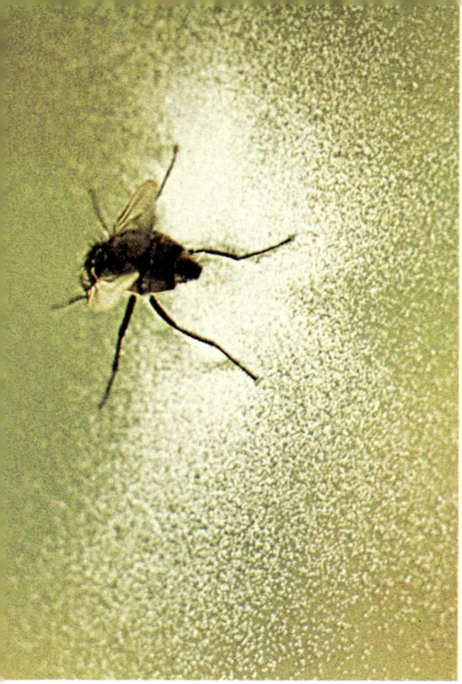

Una mosca doméstica muerta por un hongo. Muchas moscas son atacadas por esta infección fúngica, especialmente en otoño. La mosca hinchada se adhiere al sustrato, aquí el cristal de una ventana, y es rodeada por un halo de polvo blanco, las esporas fúngicas.

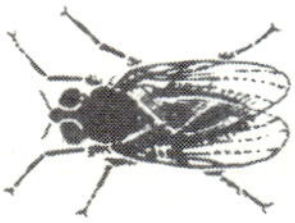

Mosca doméstica menor,
Fannia canicularis (Págs. 31 y 104)

Ésta es una mosca frecuente en las casas que circula incesantemente alrededor de las lámparas y de las velas. La hembra deposita los huevos en materiales muy húmedos y podridos, tales como estiércol mojado, y en el desagüe del fregadero de la cocina y lugares parecidos, y allí van desarrollándose las planas larvas características (véase página 104). Esta pequeña mosca es con frecuencia muy abundante en la proximidad de granjas de aves de corral.

hasta la mosca adulta dura solamente 7 días.

Las moscas domésticas frecuentan el estiércol, la carroña y los desperdicios de toda clase y, como es lógico, recogen bacterias y virus. Por este motivo pueden actuar como portadores de enfermedades (véase pág. 55) y son del todo indeseables desde el punto de vista higiénico. Además pueden ser sumamente molestas cuando aparecen en tropel, posándose sobre el hombre y los animales.

Algunas veces se pueden encontrar pequeños invertebrados colgando de las patas y del cuerpo de una mosca doméstica. Puede que se trate de ácaros de varias clases, que son transportados de esta forma de un lugar a otro por las moscas más móviles, o puede que se trate de falsos escorpiones (véase pág. 66). En todos los casos son especies que viven en o sobre el estiércol donde se desarrollan las moscas, y solamente sueltan sus garras cuando encuentran cerca más estiércol, por lo que no hay peligro de que lleguen a instalarse en el interior del hogar.

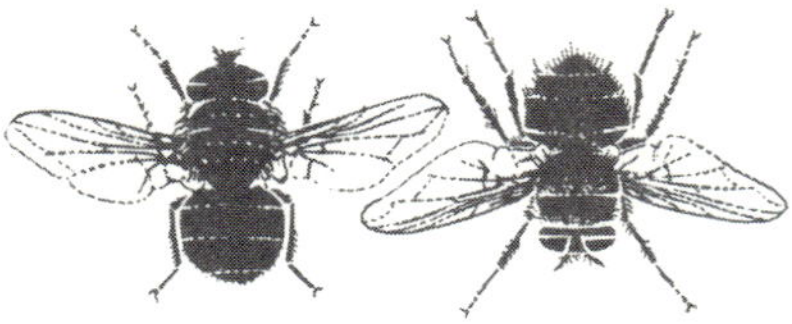

Moscardas, Familia Califóridos
(Págs. 31 y 104)

Hace mucho tiempo, antes de que se diera nombre a los meses después de los emperadores romanos, el mes que ahora llamamos julio se denominaba mes de los gusanos en algunos lugares del norte de Europa. Los gusanos mencionados eran larvas de moscardas o cresas, y esto nos hace pensar en el problema que debía constituir guardar la carne en buen estado para el consumo humano durante los meses de verano. Las moscardas más corrientemente halladas en los hogares son: la moscarda azul, *Calliphora erythrocephala*, y las ligeramente más pequeñas moscardas atornasoladas tales como *Lucilia sericata*.

En condiciones normales, la moscarda hembra pone sus huevos sobre anima-

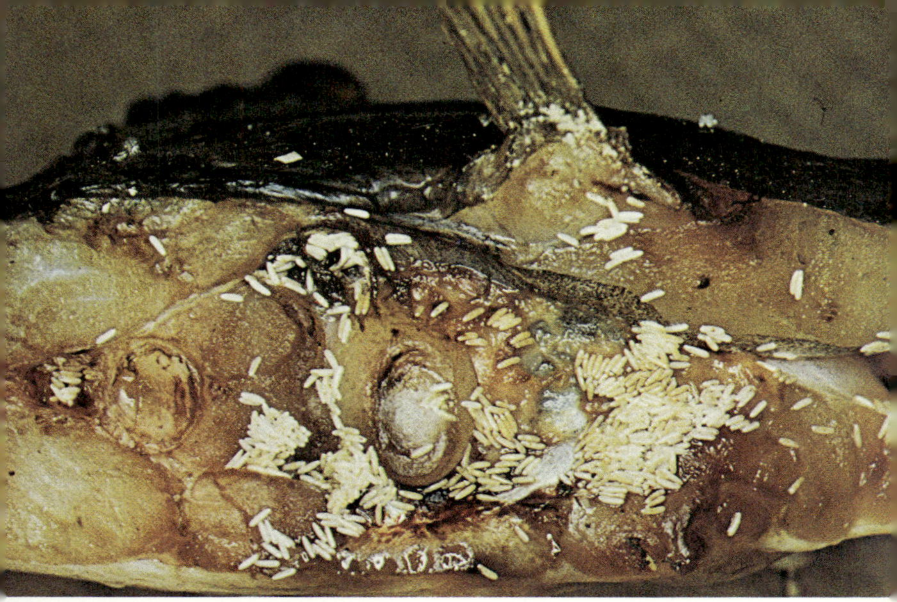

Huevos de una mosca doméstica depositados sobre una cabeza de pescado.

les muertos, cuyo olor puede atraerlas desde una distancia de varios kilómetros. También depositan sus huevos sobre materia orgánica en descomposición y sobre los excrementos.

Los huevos hacen eclosión en menos de un día y las larvas se abren inmediatamente paso dirigiéndose al interior del alimento. Crecen rápidamente y alcanzan la talla completa al cabo de una semana. A continuación abandonan, en general, la carroña. Si las larvas no tienen la posibilidad de enterrarse por sí mismas en el suelo, irán arrastrándose hasta que encuentren un lugar apropiado para formar el capullo.

Las larvas de la moscarda que se encuentran en el interior de las casas puede que procedan de los pájaros muertos de los nidos, o de ratas o ratones muertos. Una sola rata muerta puede proveer de comida a 4000 gusanos. Las rastreras larvas pueden tener un aspecto desagradable, pero por otra parte suprimen el desagradable olor de las ratas muertas que es a menudo mucho peor. Las larvas se apartan de la luz, por lo que podrán muchas veces formar el capullo de crisálida detrás de los artesonados o debajo de una alfombra. Después de un período de más de 8 a 10 días, se abren paso hacia la luz y emergen las moscardas adultas. En seguida pueden llevar vida adulta.

Como otras moscas, las diversas moscardas son sospechosas de transmitir enfermedades, y este tema será tratado con más detalle en la página 55. Los productos metabólicos de tales moscardas son por sí mismos muy desagradables, y la carne infestada por ellas tiene que ser cuidadosamente lavada.

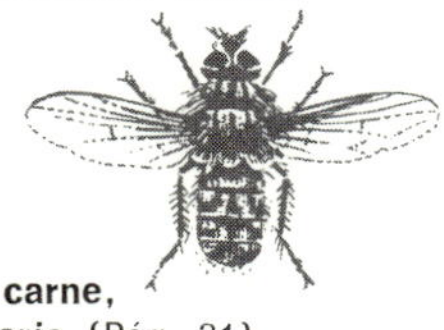

Moscarda de la carne,
Sarcophaga carnaria (Pág. 31)

Esta gran mosca gris se ve de vez en cuando en el interior de las casas. Pone sus huevos sobre animales muertos, por lo que las carnes tienen que estar fuera de su alcance. Los huevos hacen eclosión justamente antes de la puesta; se dice que esta moscarda produce crías vivas.

Mosca del vinagre, *Drosophila funebris* (Pág. 31)

Estas pequeñas moscas amarillas y pardas pueden verse a veces cuando se deja un plátano pelado o un tomate cortado sobre la mesa de la cocina. Las moscas del vinagre se posan con frecuencia sobre botellas con gotas de vino, leche o cerveza en el exterior. Además, frecuentan las mermeladas, la salsa de tomate y el vinagre.

La hembra deposita sus huevos directamente sobre dichos sustratos, y aquéllos hacen eclosión aproximadamente un día después, transformándose en larvas que bajan al interior de la comida. Alcanzan el desarrollo completo a los 4-5 días y luego forman el capullo.

Las moscas que salen del capullo pueden empezar a poner huevos a las 24 horas, por lo que, si las condiciones son apropiadas, el ciclo vital entero puede completarse en 10 días.

En la vida diaria estas pequeñas moscas pueden ser molestas, y para las fábricas que elaboran mermeladas o frutos cocidos y legumbres, pueden llegar a ser un serio problema económico. Como medida de precaución, tales comestibles deberían estar adecuadamente protegidos para evitar que las moscas depositen sus huevos en ellos.

Durante muchos años, las especies de *Drosophila,* diversamente conocidas como moscas de la fruta o moscas del vinagre, se han utilizado generalmente como animales experimentales en los laboratorios de biología, y han sido muy útiles en la investigación genética.

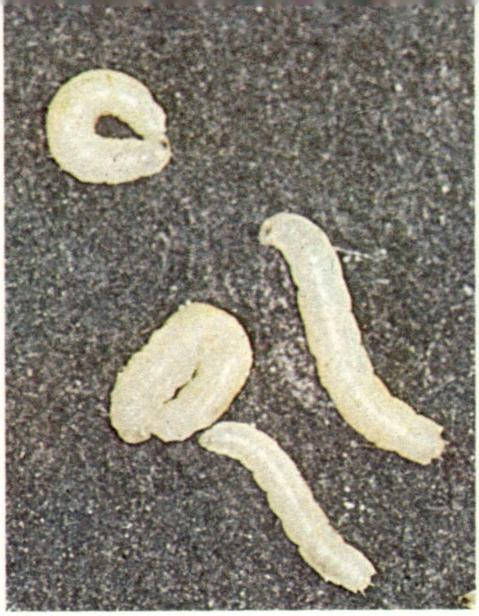

Gusanillos del queso. Las larvas de la mosca del queso pueden dar saltos mordiendo su propia cola y luego enderezando el cuerpo de un salto.

Gusanillo del queso, *Piophila casei* (Pág. 31)

Esta mosca deposita sus huevos no sólo sobre el queso, sino también sobre otros productos lácteos y la carne, así como también sobre desperdicios y excrementos. Las larvas, conocidas como gusanillos del queso, tienen una gran habilidad para saltar. Esto lo hacen inclinándose por el centro para poder agarrar la parte posterior del cuerpo con las mandíbulas. Luego sueltan bruscamente su asidero y el cuerpo es lanzado al aire. Hubo un tiempo en que fueron un azote para las tiendas que vendían queso y productos ahumados y también para las casas particulares.

Moscas del queso sobre un trozo de Emmenthal.

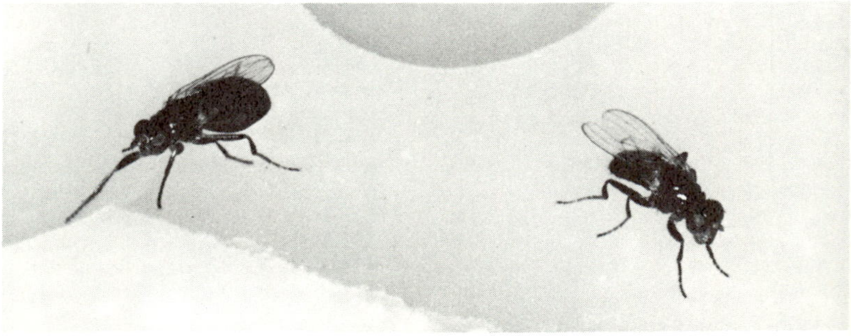

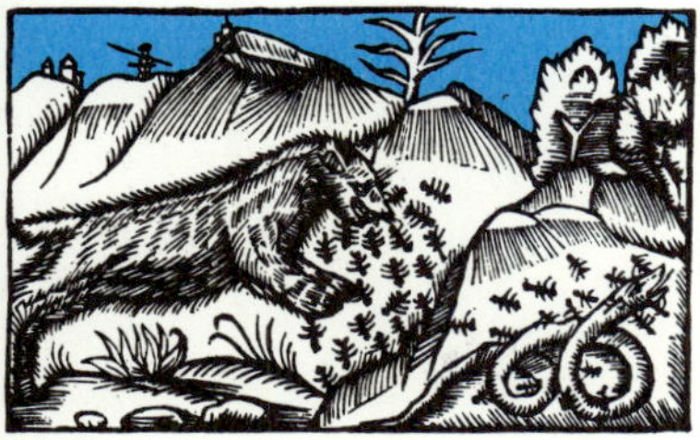

Hormigas, Superfamilia Formicoideos (Pág. 30)

Las hormigas pueden encontrarse más o menos por todas partes. Se han descrito algo así como 3500 especies distintas que se adaptan generalmente a condiciones variadas. Sin embargo, lo corriente en ellas es el hecho de que sean animales sociales.

Las hormigas aladas que se ven con frecuencia en pleno verano son machos y hembras que salen en bandadas durante el vuelo nupcial. Los machos mueren poco después del apareamiento, pero cada una de las reinas fecundadas es capaz de fundar una nueva colonia. Los huevos puestos por la reina hacen eclosión convirtiéndose en larvas que evolucionan hasta hormigas obreras que van en busca del alimento, mantienen limpia la colonia y cuidan los huevos, larvas y crisálidas.

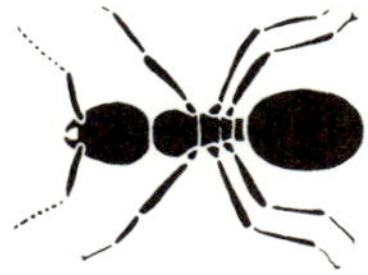

Pequeña hormiga negra o de jardín, *Acanthomyops niger* (Pág. 30)

Éstas son las hormigas que se ven con mayor frecuencia en las terrazas y en el hogar. Viven en el suelo, generalmente bajo las rocas o losas, y a menudo pueden penetrar debajo de la misma casa, especialmente si ésta ha sido edificada directamente sobre el suelo. Las hormigas frecuentemente construyen nidos en las capas de aislamiento y desde allí se introducen en el interior de la misma casa a través de las brechas que se presentan inevitablemente en el cemento. Las hormigas de jardín pueden también introducirse en la madera desmoronada (véase página 145). En la naturaleza estas hormigas van en busca del néctar de las flores y de lo que se conoce poéticamente como rocío de miel, pero que en realidad es una secreción dulce y pegajosa producida por los áfidos o pulgones. Cuando las hormigas de jardín penetran en el hogar, se observará en seguida que son especialmente atraídas por las sustancias dulces, tales como gotas de mermelada o pedacitos de pasta o pastel. Tan pronto como una hormiga ha encontrado tal golosina, aparecerá

Un montón de escombros echados de su nido, en una pared de una bodega, por hormigas de jardín.

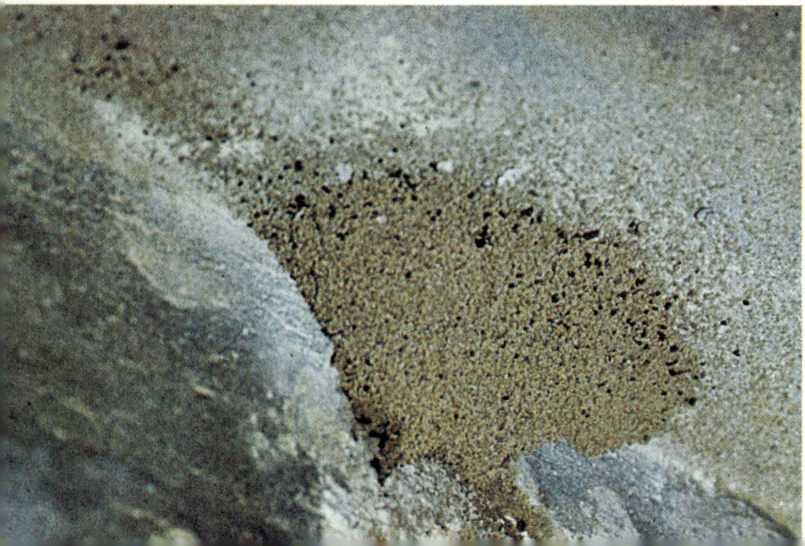

en seguida todo un reguero de ellas. Como es lógico y natural, no hay nada de magia en ello. Las hormigas cubren una vasta extensión en busca de alimento. Cuando una de ellas ha encontrado algo dulce, puede comunicar el hecho a las otras dándoles golpecitos con sus antenas y también alimentándolas con algunos de los productos de su cosecha. La rápida **hormiga azabache,** *Acanthomyops fuliginosus* (véase pág. 30) puede también abrirse paso hacia la cocina. Construye su nido en la madera y será tratada con más detalle (véase página 145) con las plagas de la madera.

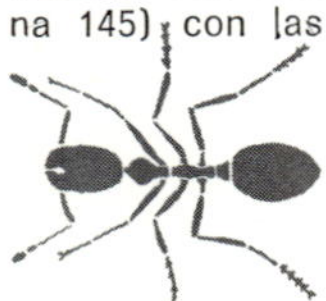

Hormiga faraón, *Monomorium pharaonis* (Pág. 30)

Esta pequeña hormiga de color rojo amarillento debe sus nombres vulgar y específico al hecho de que se creyó erróneamente que había sido una de las plagas del antiguo Egipto.
De hecho, procedió originariamente de los trópicos y llegó a Europa durante los primeros años del presente siglo. Depende de hogares con calefacción. Al igual que las hormigas indígenas, esta especie tropical vive en colonias, pero en contraste con la mayoría de las otras hormigas, algunas veces hay varias reinas en cada colonia. Cuando una colonia alcanza un tamaño determinado, algunas de las hormigas obreras y las reinas se van llevando consigo algunos huevos y algunas larvas. Los hormigueros se construyen en lugares oscuros y protegidos, generalmente cercanos a una fuente de calor, ya que estas hormigas prefieren una temperatura de 27 a 30 °C. Una vez un edificio esté infestado, habrá pronto varias colonias denominadas satélites que convivirán pacíficamente. Pueden ser consideradas como una gran familia que consta a veces de cientos de miles de hormigas. Las hormigas faraón son prácticamente omnívoras. Generalmente se alimentan de substancias dulces, pero pueden dirigirse también a los productos cárnicos, al queso, a los insectos muertos y a la carroña. Algunas veces se las encuentra en almacenes de alimentos, tiendas, bares e incluso en casas particulares. En la mayoría de los casos ocasionan pocos perjuicios o ninguno, pero pueden ser bastante molestas. En los hospitales, donde las condiciones son más o menos ideales para ellas, estas hormigas pueden ser peligrosas, como posibles transmisores de enfermedades. Pueden penetrar por debajo de los vendajes y abrirse paso hacia el interior de las compresas estériles.
Generalmente se propagan de un lugar a otro con el traslado de materiales que contengan una colonia.

Hormigas faraón sobre un trozo de pan de azúcar.

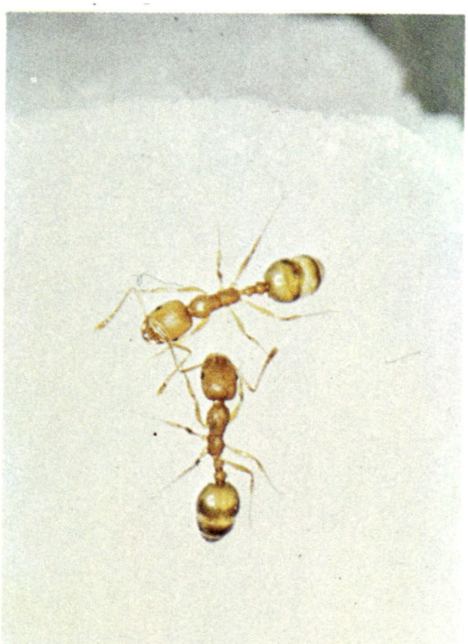

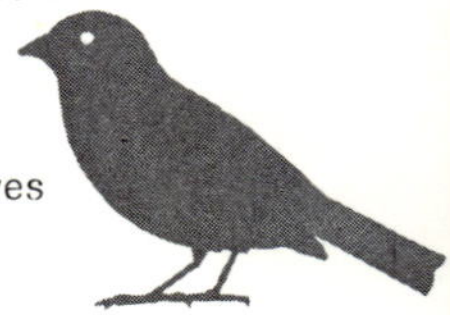

Aves, Clase Aves

Gorrión común, *Passer domesticus*

Éste es un pajarito inofensivo y bastante atractivo cuando mora en los aleros de las casas (véase pág. 183), pero en las fábricas y almacenes de alimen-

Hormigas de jardín atraídas por una gota de jugo de fruta.

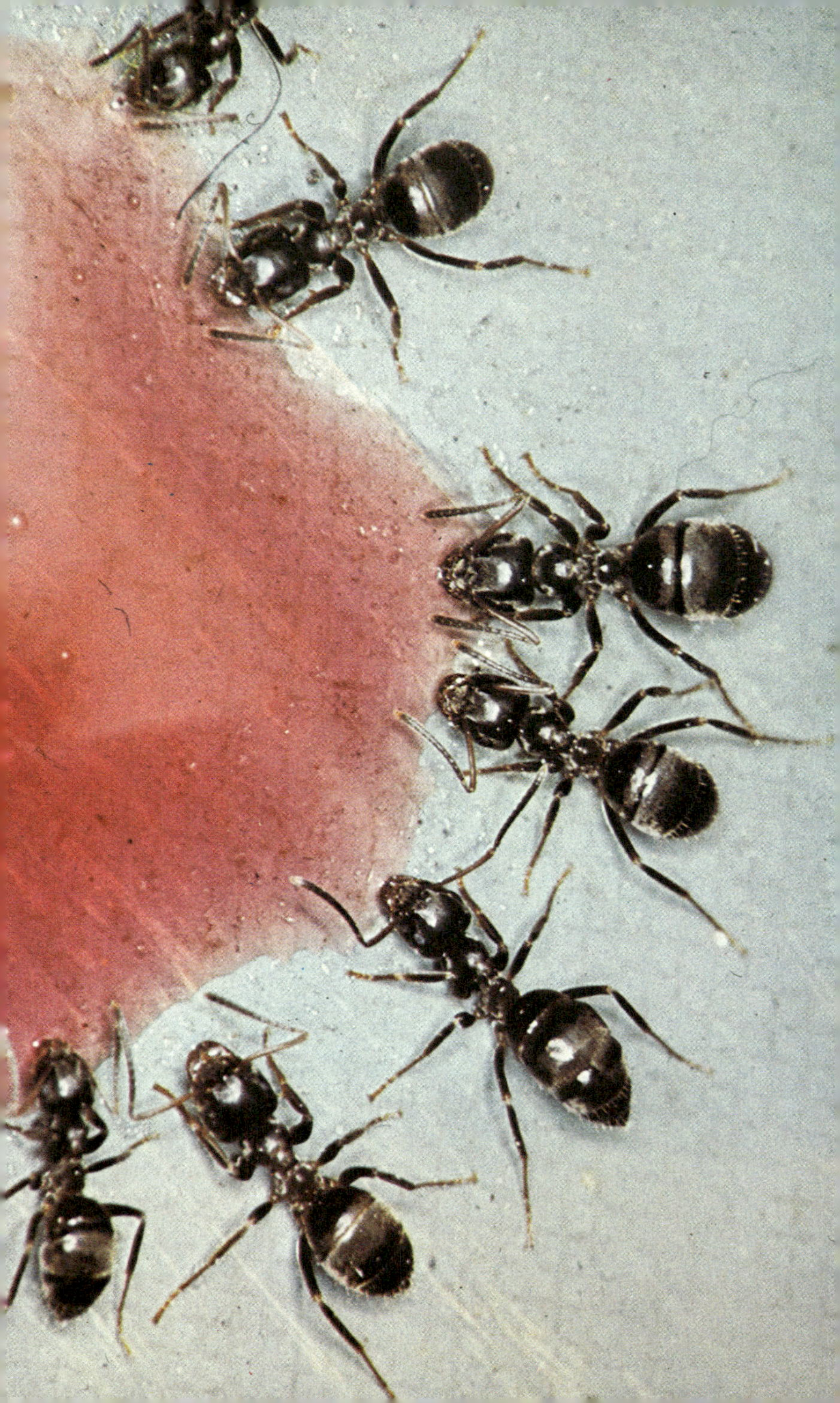

tos puede provocar muchos daños, y se le ha llegado a llamar ¡ratón alado! Los gorriones consumen comestibles, los ensucian con sus excrementos y perforan a picotazos los materiales empaquetados. Se abren paso a través de cualquier agujerito y empiezan a construir en seguida sus nidos en el edificio. El primer paso para combatir los gorriones es destruir sus nidos y evitar que los construyan de nuevo. No deberían ser envenenados, sino cogidos con trampas y sus crías deberían matarse.
En muchos lugares es bastante sencillo colocar una red a prueba de gorriones encima de las ventanas, pero si la gente entra y sale continuamente del edificio, es sumamente difícil evitar que los gorriones encuentren el camino hacia el interior.

Roedores, Orden Roedores

Los roedores comprenden alrededor de la tercera parte de todas las especies de mamíferos existentes, e incluyen varias de las plagas más graves para el hombre. Su rasgo anatómico más característico es la dentadura. Los roedores poseen dos grandes incisivos encorvados en la mandíbula superior y dos en la mandíbula inferior que están separados de los restantes dientes por un espacio desdentado. Roen principalmente con los incisivos inferiores, mientras que los incisivos superiores sirven para mantener la cabeza en posición. La forma y el tamaño de las señales de dientes proporcionan una pista para identificar la especie que ha estado actuando.

Cráneo de roedor. En los adultos la envergadura total de los incisivos superiores es de 1,5 mm en el ratón casero, pero cerca de 3 mm en la rata.

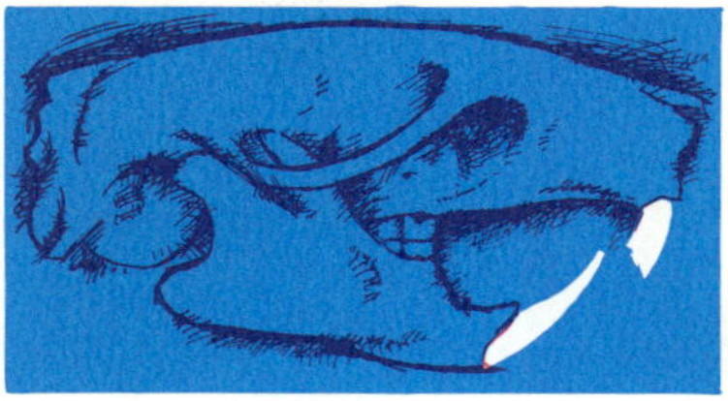

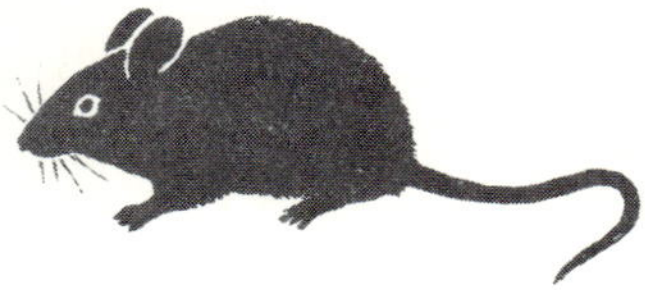

Ratón casero, *Mus musculus*

El ratón casero procedió originariamente del sudoeste de Asia, propagándose desde allí por toda la tierra, principalmente con la ayuda del hombre. Tiene una asombrosa capacidad de adaptación, y en la actualidad se encuentra más o menos dondequiera que el hombre se haya instalado.
En la mayoría de las regiones, este ratón va asociado al hombre, saliendo muy a menudo a los campos en verano, pero retirándose casi siempre al interior de las casas en otoño.
En los edificios estos ratones se instalarán dondequiera que puedan encontrar alimento suficiente y material para hacer la madriguera. Viven principalmente en los desvanes, debajo del suelo y en las cavidades de la mampostería, donde se abren paso royendo tabiques de madera hacia las cocinas u otros lugares donde puedan encontrar alimento. Construyen siempre la madriguera en un lugar protegido, y consiste meramente en una masa irregular de cualquier material disponible, tal como tela, lana o papel.
Cuando las condiciones son favorables, los ratones caseros pueden reproducirse a lo largo del año engendrando hasta diez crías en este período, aunque generalmente no son más de cinco o seis. Los ratones caseros son omnívoros, pero prefieren los granos, especialmente cereales y productos derivados, mas cuando faltan estos elementos, se alimentarán de los objetos más raros, tales como jabón, cirios y masilla. Un ratón adulto come cerca de 3 gramos

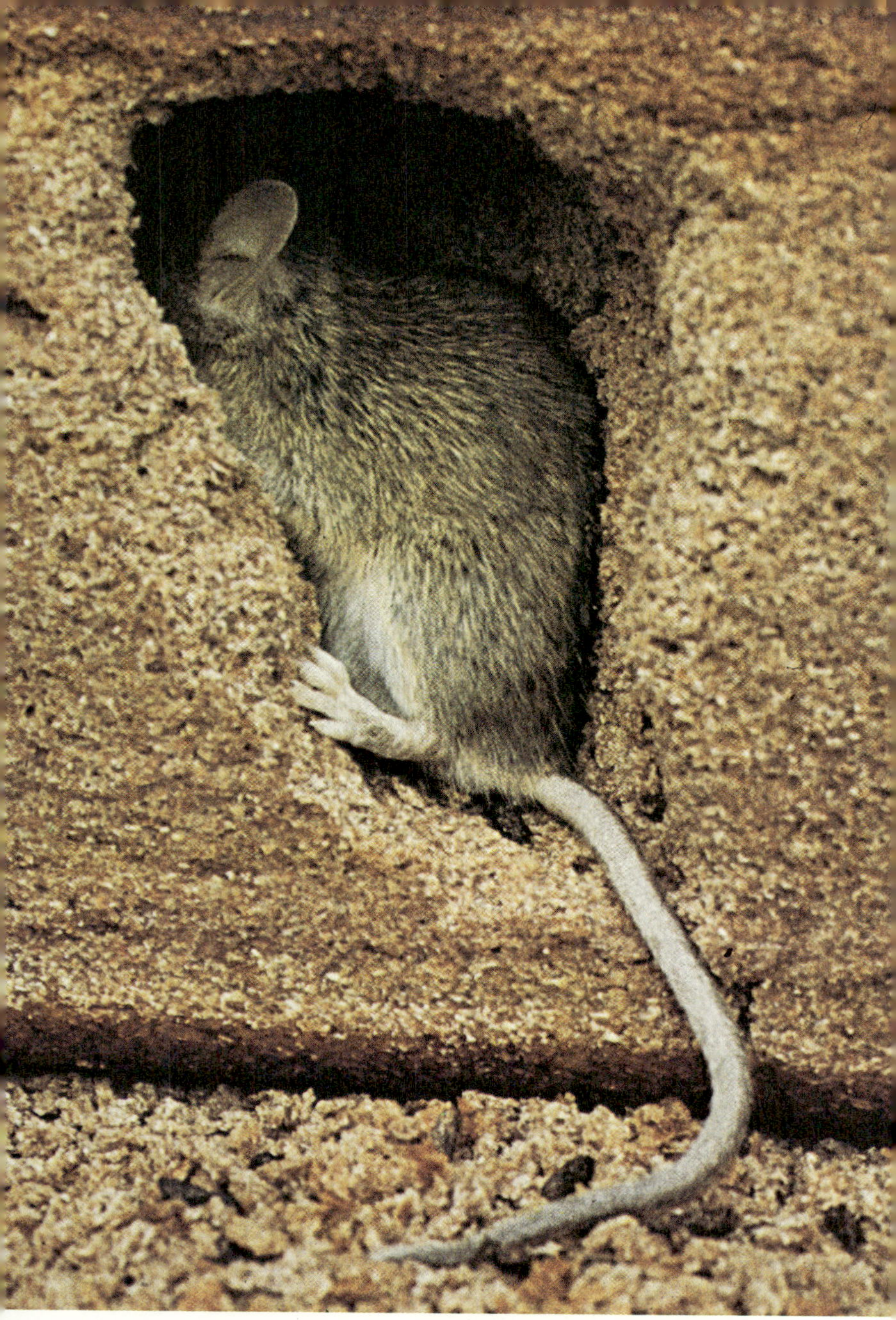

Un ratón casero abriéndose paso royendo una hogaza de pan de centeno. Frente a la hogaza hay excrementos de ratón.

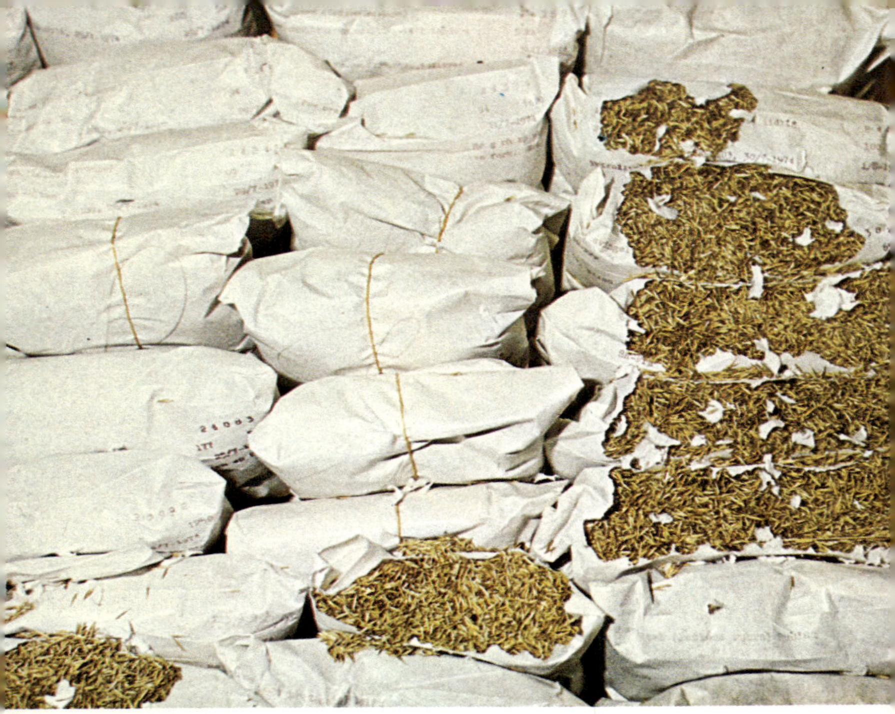

Los ratones caseros pueden provocar graves daños en un almacén de semillas.

de alimento sólido al día, lo que equivale a 70-100 gramos de trigo, pero destroza muchos más porque rara vez consumen el grano entero. En realidad el principal daño causado por los ratones es ensuciar las conservas alimenticias con la orina y excrementos, además de destruir sacos y otros paquetes a los que roen.

También dañan muchas otras cosas royéndolas, como por ejemplo la madera, materiales aislados, papel y tejidos.

Una madriguera de ratón casero está formada por casi cualquier material disponible. Esta está hecha principalmente de papel masticado.

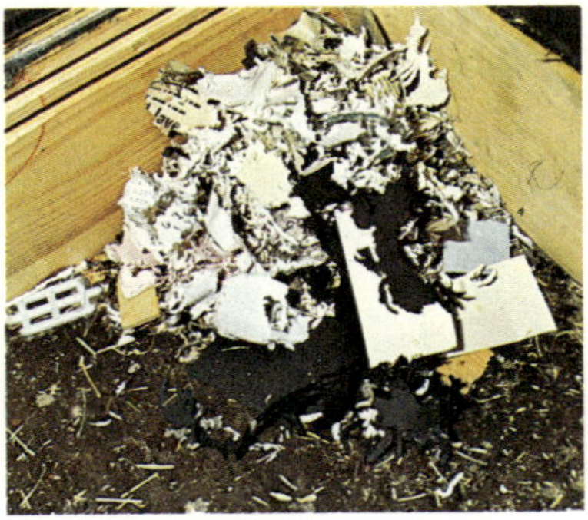

Cuando se abrió esta madriguera de ratón se encontró una camada de crías recién nacidas, todavía lampiñas y ciegas.

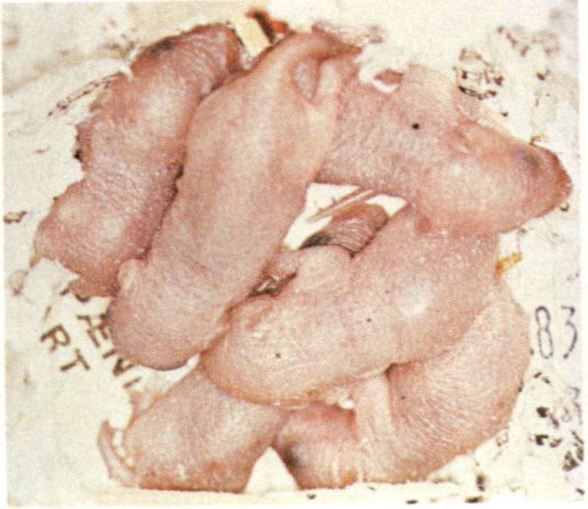

Prevención de la entrada de ratones en los edificios

Es mejor si una casa se hace a prueba de ratones cuando se construye. Incluso las mejores casas tienen sus puntos débiles donde los ratones pueden entrar. Es siempre una buena idea asegurarse de que las ventanas y las puertas de la bodega estén cerradas y los cristales enteros.

Todas las grietas y agujeros de las paredes que tienen más de 7 mm de diámetro tienen que cubrirse con una red de malla de buena calidad; esto incluye las aberturas para la ventilación. En los edificios prefabricados las uniones entre las placas exteriores deben estar cerradas, ya que frecuentemente hay paso libre debajo de las láminas más bajas.

Los ratones pueden trepar por superficies verticales rugosas (madera, ladrillos, cemento, etc.) y a menudo pueden abrirse paso al interior y alcanzar la zona de ventilación debajo del tejado.

Colocando una banda de 20 cm de ancho de una pintura dura y lisa aproximadamente un metro por encima del suelo, se evitará que los ratones puedan trepar, y con una lámina de metal curvada con una parte que sobresale sólo 2 cm se conseguirá el mismo efecto. Las tuberías verticales pueden taparse con una protección de metal que los ratones no puedan atravesar. Debería recordarse que las enredaderas hacen el ascenso más fácil a los ratones.

Erradicación de los ratones

Se pueden preparar rinconcitos con veneno fuera de la casa a lo largo de la base de las paredes, donde los ratones tratan de encontrar una entrada. El veneno debe resguardarse del viento y de los agentes atmosféricos. Debe colocarse de tal manera que las aves y otros animales no lleguen hasta él. En realidad, lo mejor es ponerlo a lo largo de un tubo de desagüe o debajo de una tabla dispuesta oblicuamente contra la base de la casa.

Cuando los ratones están ya en la casa, lo primero que hay que hacer es intentar erradicarlos con la ayuda de trampas. Si se utiliza veneno en el interior de la casa, ocurre a menudo que los ratones muertos en lugares inaccesibles producirán un olor muy desagradable, y además proporcionarán lugares de reproducción a las moscardas azules, escarabajos de las despensas y otros insectos.

Las trampas de resorte pueden tener como cebo una sustancia adecuada, tal como el queso, pan o un trozo de embutido que tiene que estar fuertemente sujetado al gatillo de la trampa.

Deberían utilizarse muchas trampas que estarían mejor colocadas en los ángulos rectos de la pared, con el extremo del cebo lo más cerca posible a la pared, ya que es por ahí por donde pasarán los ratones. No es necesario esterilizar con agua caliente las trampas después de su uso para eliminar el olor.

De hecho puede parecer extraño, pero las ratoneras son en la mayoría de los casos mucho más eficaces y humanitarias que el veneno.

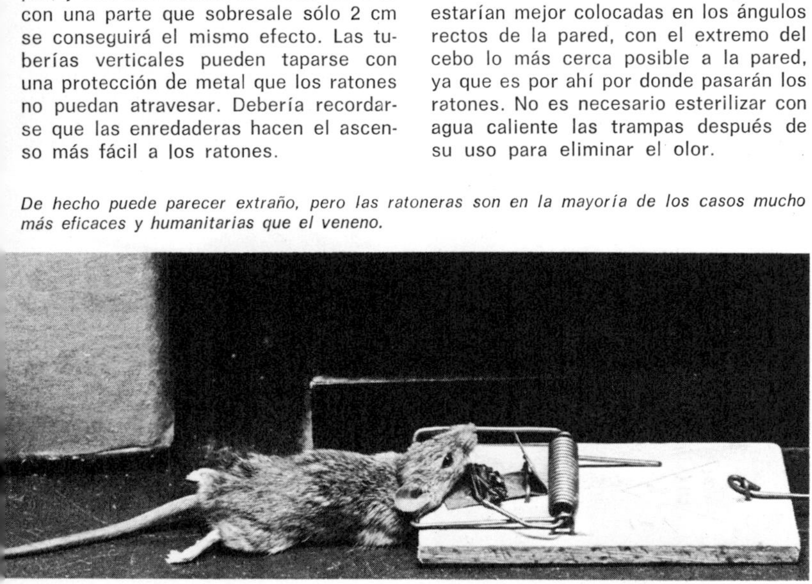

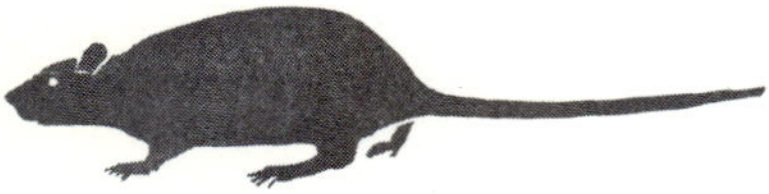

Rata común, *Rattus norvegicus*

La rata de las clocas, presente en la actualidad en todo el mundo, se cree que procede del este de Asia, de donde se propagó en parte por tierra, en parte en barco. Llegó a Europa relativamente tarde, probablemente a principios del siglo XVIII, y cuando apareció se extendió con gran rapidez, ya que tiene una enorme capacidad de adaptación y pronto expulsó a la rata negra.

La rata común se desarrolla en todo tipo de lugares, pero primordialmente va asociada a los edificios, almacenes y de granjas, donde siente preferencia por los rincones más húmedos.

En las ciudades aparece con frecuencia en los tubos de desagüe, alimentándose de desperdicios de la cocina que pasan por allí, y construye su madriguera con papel, algodón o materiales parecidos dondequiera que pueda encontrar un lugar seco.

(abajo) Las ratas son casi omnívoras. Aquí una ha estado royendo una pastilla de jabón de tocador. (enfrente) Ratas comunes en un granero. Llegan a causar enormes pérdidas de cereales y comestibles.

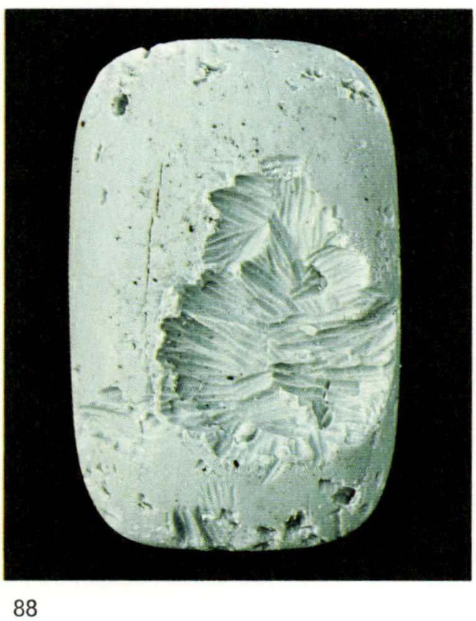

Cuando las ratas comunes invaden una propiedad urbana, casi siempre se habrán introducido a través de una grieta en las alcantarillas. Las ratas comunes son omnívoras, y pueden comer cualquier tipo de alimento animal o vegetal e incluso pueden llegar a convertirse en depredadoras, capturando gallinas vivas y patitos. En muchos lugares del mundo se ha calculado que las ratas comen más de la mitad de los comestibles disponibles. La situación de las regiones templadas no es tan grave como ésta, pero las pérdidas pueden ser bastante considerables. Como en el caso de los ratones, la mayoría de los daños se deben a que las ratas van royendo los paquetes y los ensucian con orina y excrementos. De hecho, la orina y los excrementos de las ratas llevan gérmenes contagiosos que pueden llegar a ser un peligro para la salud del hombre y de los animales domésticos.

En condiciones favorables, en los almacenes de grano y cobertizos, las ratas comunes se reproducirán a lo largo de todo el año y son extraordinariamente prolíficas. Un par de ratas junto con su descendencia pueden engendrar aproximadamente mil individuos en el curso de un año.

Las ratas comunes viven en grupos, reconociéndose los individuos de cada grupo por el olor. Son animales tímidos que son principalmente activos durante las horas de oscuridad. De buena gana no saldrán nunca a un espacio abierto, sino que irán siempre a lo largo de las paredes.

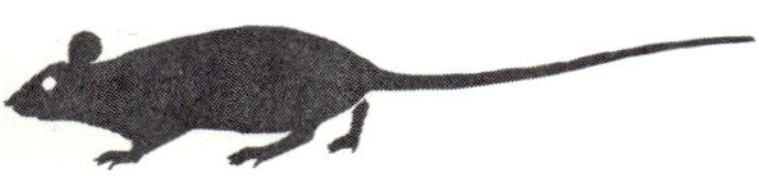

Rata negra, *Rattus rattus*

Este roedor procede probablemente del sudeste de Asia, desde donde se ha extendido por casi todo el mundo. Llegó a Europa en los primeros siglos de la Edad Media y llegó a extenderse mucho, hasta que fue sustituida en gran parte por la rata común. Las ratas negras fueron las responsables de la propagación de la peste (la peste negra) en Europa durante la Edad Media.

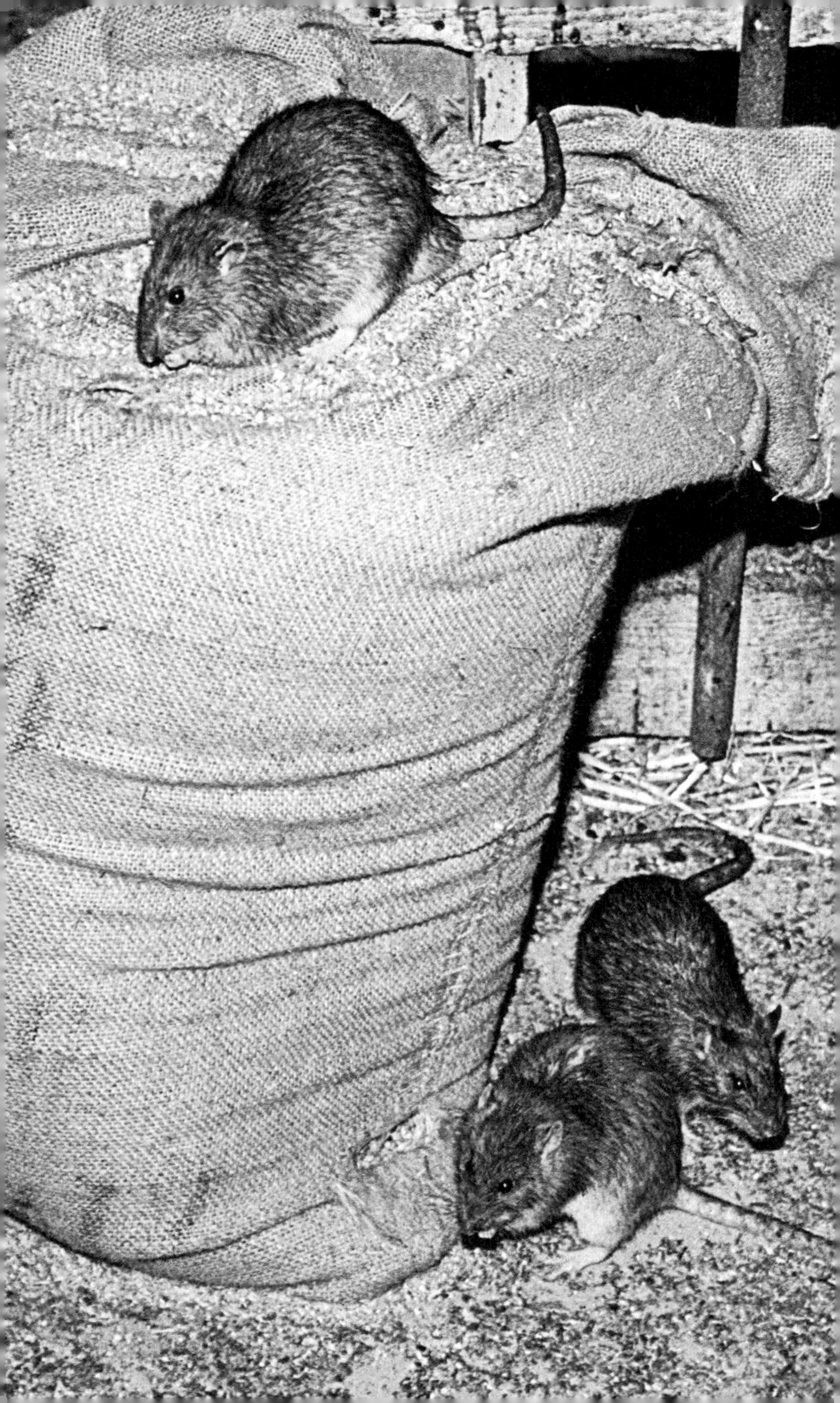

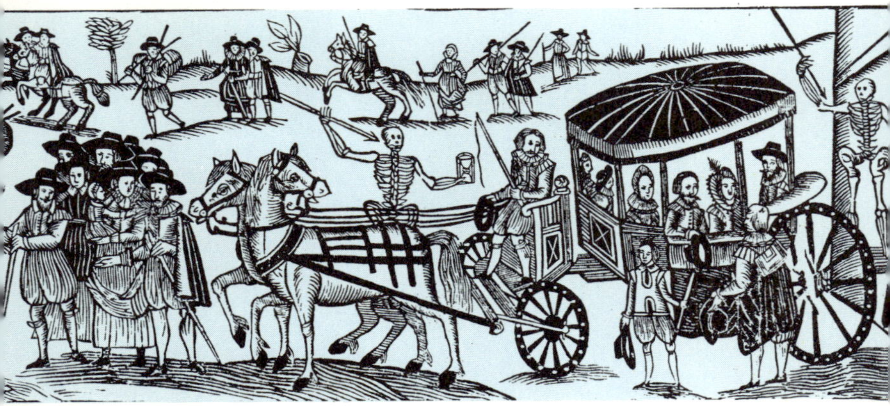

Huyendo de la peste. Grabado en madera, 1630.

En la mayor parte de Europa, las ratas negras han sido eliminadas del todo, pero continúan llegando en barcos de ultramar y por consiguiente están presentes todavía en algunos puertos grandes. Están asociadas al hombre incluso en mayor grado que la rata común, pero como les gustan más los lugares cálidos, no se encuentran al aire libre en el centro y norte de Europa.

Cuando las ratas comunes y las ratas negras viven en el mismo edificio, las últimas no se apartan de los pisos de arriba, mientras que las ratas comunes viven en la planta baja y en las bodegas. La rata negra puede vivir en lugares mucho más secos que la rata común, y además salta y trepa mejor. Por ejemplo, puede andar a lo largo de un cable telefónico pasando de una a otra casa.

Al igual que la rata común, es en esencia un animal social que vive en grupos. No es tan prolífica como su pariente, y produce menos crías y más pequeñas. Las ratas negras son omnívoras, pero prefieren una dieta vegetariana, especialmente a base de cereales.

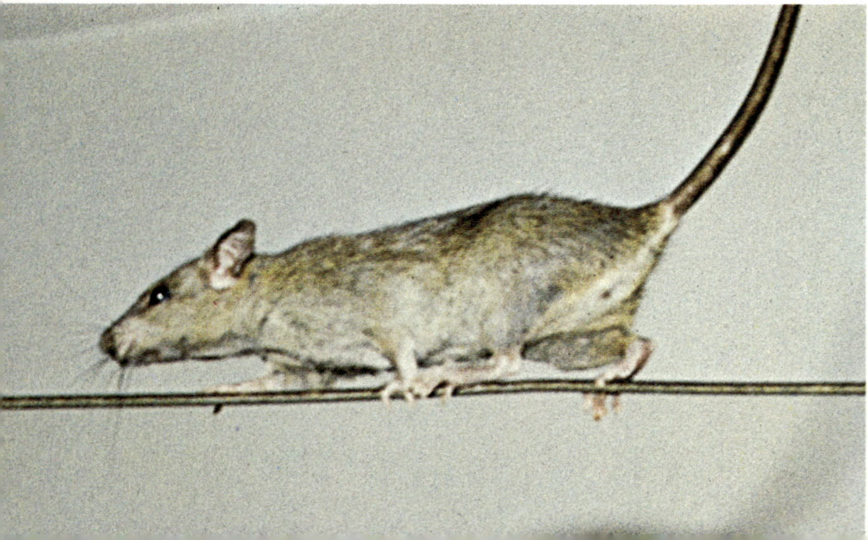

Control y erradicación de las ratas

En la mayoría de los países civilizados se realizan serios intentos para controlar y erradicar las ratas, y en algunos lugares la ley exige una inspección periódica de las propiedades.

Todos los medios de acceso deberían asegurarse contra las ratas. Las ventanas deberían tener vidrios o bien estar ajustadas con red de metal galvanizado con una malla de 1-2 cm, siendo el diámetro del alambre al menos de 0,7 mm. Los conductos de ventilación que comunican con el exterior deberían también cerrarse con una red. Las puertas deberían cerrar herméticamente y cualquier agujero o grieta del suelo y de las paredes debería taparse con cemento. Los agujeros practicados en la pared para tuberías y conductos tienen que cubrirse con una placa que encaje fuertemente o asegurarse con una red y cemento.

Las aberturas de cloacas deberían ir provistas de tapadera a prueba de ratas. Además, los tubos de desagüe del tejado, junto con los del fregadero de la cocina también tendrían que asegurarse para que no proporcionen vías de acceso a las ratas.

Las ratas que logran entrar en las casas lo hacen a menudo a través del sistema de desagüe, bien porque las alcantarillas son viejas y ruinosas, o bien porque las nuevas se han instalado mal. Naturalmente, las ratas no pueden entrar si las alcantarillas están debajo de un suelo de sótano bien cubierto de cemento, pero si hay una unión mal terminada entre el suelo de una dependencia y la madriguera, podrán arreglárselas, a veces, para abrirse paso escarbando.

Cuando la presencia de las ratas ha sido comprobada, la costumbre corriente consiste en colocar veneno, pero si están debajo del suelo sería mejor capturarlas con trampas, ya que las ratas muertas despiden un olor pésimo.

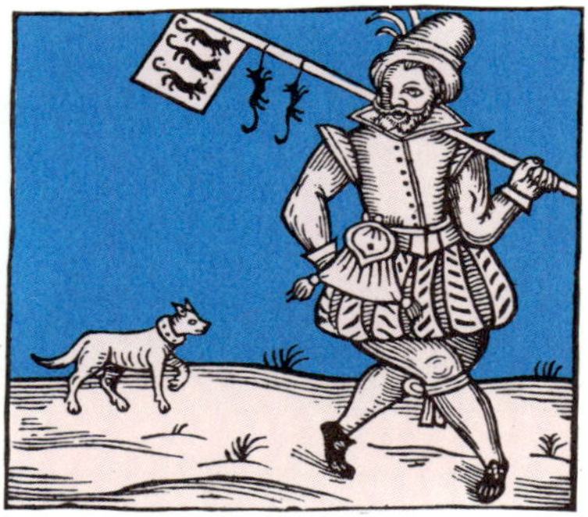

Cazador de ratas, siglo XVII

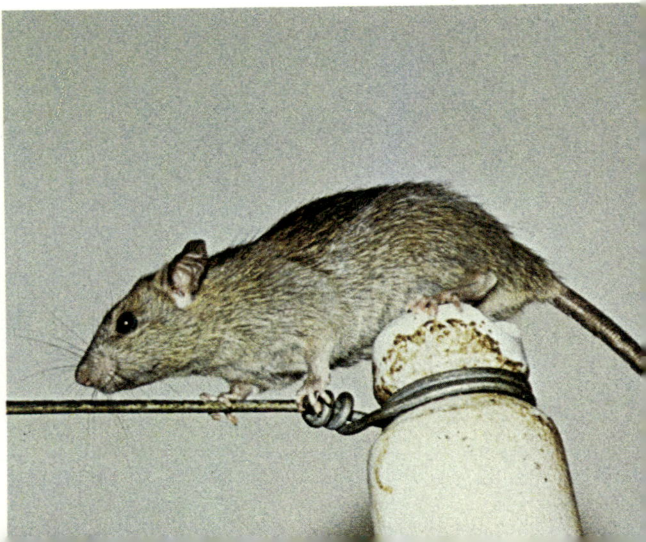

Las ratas negras son brillantes funámbulos. Utilizando la cola para el equilibrio, pueden andar fácilmente a lo largo de un cable tenso.

PREVENCIÓN DE DAÑOS CAUSADOS POR ANIMALES NOCIVOS EN LAS COCINAS Y FÁBRICAS DE ALIMENTOS

Como en otras muchas situaciones, es mejor prevenir que curar, y una cocina o almacén deberían construirse de tal manera que las condiciones fueran lo más desfavorables posible a las plagas. Durante la construcción de un edificio, tendrían que tomarse las precauciones necesarias para evitar que se dejen cavidades o grietas en las que puedan acumularse polvo y trocitos de comida que sean inaccesibles para conseguir una limpieza apropiada. Tales lugares pueden ser ideales para ciertos animales dañinos. Los estantes para libros y los armarios tendrían que estar fuertemente sujetos al suelo o colgando libremente con un espacio apreciable por debajo de ellos. Los armarios y los cajones deberían cerrar adecuadamente, y es mejor eliminar los paneles de las paredes y techos con cavidades detrás de ellos. En las fábricas de alimentos, las coberturas de la maquinaria tendrían que poderse sacar con facilidad a fin de facilitar que la limpieza frecuente.

Los comestibles tienen que guardarse lo más frescos y secos posible. En un almacén, las mercancías no deberían apilarse contra una pared exterior, sino colocarse en estantes bajos para que haya ventilación por todas partes.

La limpieza y el orden son muy importantes, y no se gana nada dejando polvo y desperdicios en las grietas y hendiduras, dando sedimentos favorables a la reproducción de animales dañinos.

En la cocina o en el comedor es mejor guardar los comestibles en recipientes que cierren herméticamente, aunque no existe la seguridad de que no hayan sido infestados de antemano. Muchas plagas poseen una increíble habilidad en abrirse paso hacia el interior de los recipientes en apariencia herméticamente cerrados. Los comestibles no deberían guardarse más tiempo que el absolutamente necesario, especialmente si previamente ya ha habido una plaga de animales dañinos en la cocina. Al principio sería mejor comprar comida en pequeñas cantidades y guardar aquellos artículos más propensos a ser atacados en el frigorífico hasta que las plagas han sido erradicadas.

Como ya se ha indicado (véase página 10), los animales dañinos pueden proceder de cualquier parte, y un medio para prevenir su propagación es salir en busca del origen de la plaga. En una fábrica, tales animales llegan a menudo junto con los materiales crudos. Los paquetes que se consideren sospechosos deberían, pues, ser examinados y posiblemente tratados antes de que entren en la zona de trabajo o, de todos modos, mantenerlos separados de las mercancías elaboradas el mayor tiempo posible. Las mercancías y paquetes devueltos, los sacos vacíos y los recipientes con desechos de producción son también una fuente corriente de infección, y deberían mantenerse separados de los materiales crudos, empaquetados y de los productos elaborados.

Algunas veces las plagas aparecen en los comestibles del hogar. Si se observa la presencia de tales animales en artículos comprados recientemente, en interés del tendero conviene hablarle de ello para que pueda examinar el almacén y separar cualquier mercancía infestada. En un bloque de pisos, los animales pueden proceder de otras viviendas a través de conductos y cañerías.

La colocación de mallas sobre las ventanas y puertas puede ser muy eficaz para mantener fuera de las fábricas de alimentos o casas a los insectos voladores ocasionales. En los casos en que las puertas tengan que permanecer abiertas, puede colocarse un tipo de cortina de aire cuya abertura tiene una corriente de aire continua a través de la cual los insectos no pueden volar.

Siempre resultará más fácil mantener a los insectos y ácaros fuera de las fábricas de alimentos si alrededor del edificio se conserva libre de vegetación una franja de unos 2 metros de ancha. Si fuera necesario rociar o pulverizar con veneno a fin de mantener alejados a los indeseables intrusos, podría hacerse en dicha franja, sin que afecte a la fauna de los alrededores.

CONTROL DE PLAGAS EN COCINAS Y FÁBRICAS DE ALIMENTOS

Rastros de mordedoras de:

Larva de la polilla de los almacenes del cacao en una almendra

gusano de la harina en el maíz

larva del escarabajo aplanado de los granos en el trigo

barrenador del grano en el trigo

gorgojo de los cereales en el trigo

gorgojo del arroz en el arroz

gorgojo del café en granos de café

gorgojo de las judías en alubias

larvas de escarabajo araña marcado de blanco en guisantes

ratón casero en avena

rata común en avena

rata en el maíz

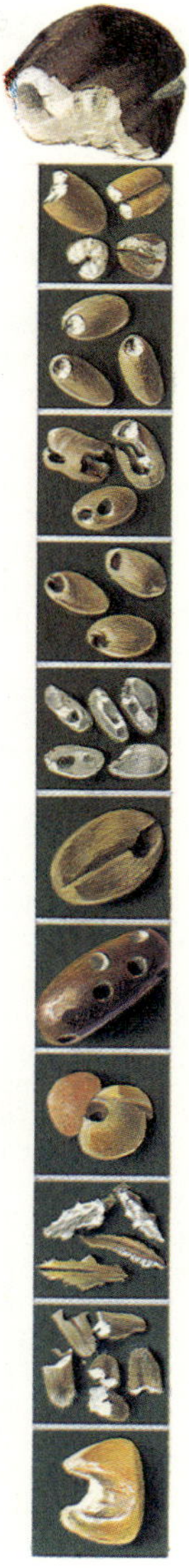

Cuando se ha identificado una especie dañina hay que informarse de los artículos que ataque.

En una fábrica, el control de plagas precisará en general de asistencia técnica. Por otra parte, en una casa, esto lo puede hacer algunas veces uno mismo, y para ello proponemos las líneas de acción que a continuación se indican:

a) Vaciar los armarios y tirar, si lo hay, cualquier forro de papel.

b) Limpiar completamente todos los armarios y estanterías, preferiblemente con con un aspirador que pueda eliminar insectos y suciedad de las grietas y brechas. El lavadero tendría que estar seco, puesto que la humedad estimula a los animales dañinos.

c) Examinar los productos antes de devolverlos a su lugar. Tirar cualquiera que esté infestado.

d) Si los productos están sólo ligeramente infestados o si hay alguna duda de que lo estén, con frecuencia se pueden conservar calentándolos en un horno a una temperatura de 80 °C que matará todas las etapas del ciclo vital en pocos minutos. Puede conseguirse lo mismo poniendo los productos en un congelador durante una semana.

e) A pesar de la limpieza completa, algunas veces será preciso tratar las brechas y grietas inaccesibles con un insecticida. Es obvio que deben tomarse las precauciones más estrictas si tales sustancias tienen que usarse en una cocina o en un almacén de alimentos. En la mayoría de los casos, los insecticidas a base de piretro (véase pág. 219) serán los más idóneos para la cocina.

Animales que atacan los tejidos

La lana, la piel y las plumas constan primordialmente de queratina, que es una de las proteínas más indigestas. Sin embargo, hay algunos insectos que están adaptados a alimentarse de esta dieta. Las condiciones especiales de su intestino les permiten romper los enlaces sulfuro de la queratina y así hacerla digerible.
En estado salvaje, los insectos que pueden digerir la queratina probablemente se alimentan en esencia de desechos de animales abandonados por los comedores de carroña, pero también se encuentran en nidos y guaridas que contengan plumón o pelo. La queratina sola, con todo, no proporciona una dieta suficiente para el desarrollo normal de un insecto. Carece, por ejemplo, de ciertas vitaminas. En estado salvaje, el insecto tendrá muchísimas oportunidades de complementar su dieta, pero no ocurrirá si se alimenta de un tejido completamente limpio. Para desarrollarse tiene que poder comer pequeñas cantidades de desperdicios de comida o partículas de sudor y orina.
Además, para los verdaderos especialistas, en el interior de las casas aparecen muchos animales que ocasionalmente roen los tejidos. Esto puede que se deba a que haya manchas en el material que les ha atraído, aunque pueden hacer lo mismo para formar el capullo de crisálida. Los ratones y las ratas provocan con frecuencia graves perjuicios royendo los tejidos, especialmente en víveres y almacenes, cuando recogen material para la madriguera.

Las pequeñas polillas

Muchas de las pequeñas polillas son en apariencia muy parecidas a simple vista. Algunas atacan los tejidos, otras son plagas de cosechas agrícolas, mientras que otras infestan los comestibles (páginas 63 y sigs.). Sin embargo, lo más corriente es que las polillas encontradas con más frecuencia sean las que atacan la ropa, y éstas tendrán que ser una molestia para el hombre por mucho tiempo. Tan pronto como nuestros antepasados empezaron a almacenar pieles, llegaron inmediatamente las polillas y explotaron esta nueva y rica fuente de alimentación. La prueba de que las polillas han sido una de las plagas del hombre durante mucho tiempo puede hallarse en varios pasajes de la Biblia. Así, en Job, XIII, 28, leemos: «Me deshago como leño carcomido, como vestido que roe la polilla». También en el Sermón de la Montaña, Jesús dice: «No almacenéis tesoros en la tierra, donde la polilla y el orín los corroen» (Mateo, VI, 19).

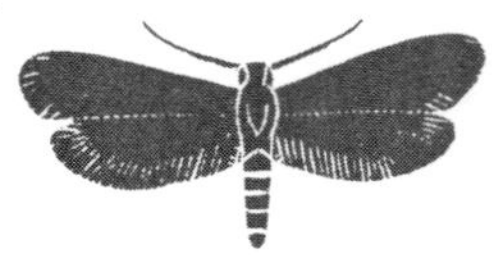

Polilla común de las pieles o de las crines, *Tineola bisselliella* (Págs. 23 y 105)

Esta pequeña polilla, frecuente actualmente en dependencias humanas de los países templados, procedió originariamente de los lugares más cálidos del mundo. Probablemente no fue muy abundante hasta que las casas no se empezaron a calentar más o menos eficazmente. Por consiguiente, no vive en el exterior en las regiones templadas, y no es uno de los insectos que llegan a través de una ventana abierta.
Una polilla común de las pieles hembra pone aproximadamente 100 huevos, que son muy difíciles de ver porque son muy pequeños y blanquecinos, y generalmente los deposita en los pliegues de la ropa o entre los pelos de alfom-

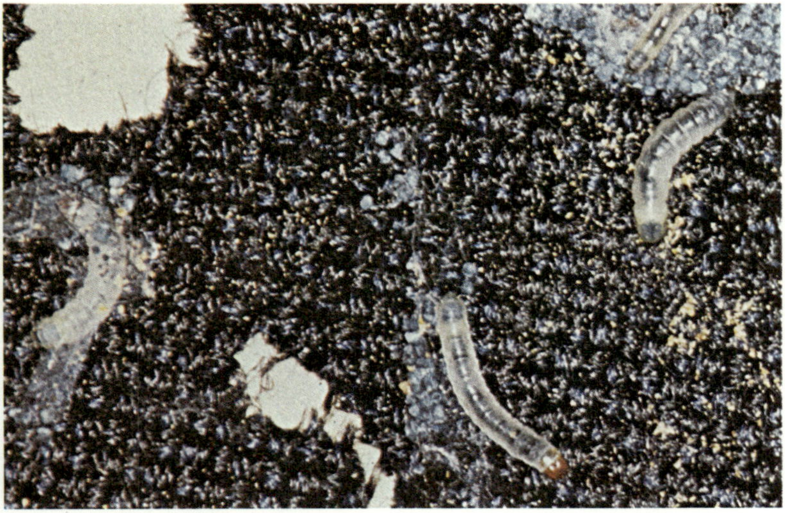

bras y pieles. Al cabo de unos días, los huevos hacen eclosión y cada larva empieza en seguida a hilar a su alrededor un tubo delgado como protección contra la desecación. El tubo llega a cubrirse con trocitos de material roído del que vive la larva, junto con excrementos. Hay que hacer notar que los excrementos son del mismo color que el alimento, más o menos esféricos, y se confunden con huevos de la polilla.

El desarrollo desde el huevo hasta la polilla adulta puede durar desde un mes hasta más de un año, dependiendo de la temperatura, de la humedad y de la calidad del alimento. La temperatura óptima está alrededor de los 25 °C. En una casa con calefacción central se puede contar, pues, con 4 generaciones por año. Las larvas requieren un suplemento de comida además de la queratina. De este modo, buscan gotitas y manchas en el material y también se alimentan de harina, carne o insectos muertos.

Las polillas comunes de las pieles han ido decreciendo en número desde los años 50. Esto se debe a varios factores además del uso de materiales impregnantes eficaces, como es el aumento del uso de materiales sintéticos que no son comidos por las polillas, los aspiradores y el clima más seco.

(arriba) Las larvas de las polillas comunes de las pieles generalmente roen agujeros irregulares y producen mucha seda y excrementos. Las redondeadas bolas de excrementos son de hasta 1/2 mm de diámetro.

(abajo) Las plagas de tejidos no pueden vivir únicamente de lana. Aquí, una larva de polilla común de las pieles ha obtenido su complemento dietético necesario abriéndose paso comiendo a través de una mosca doméstica muerta.

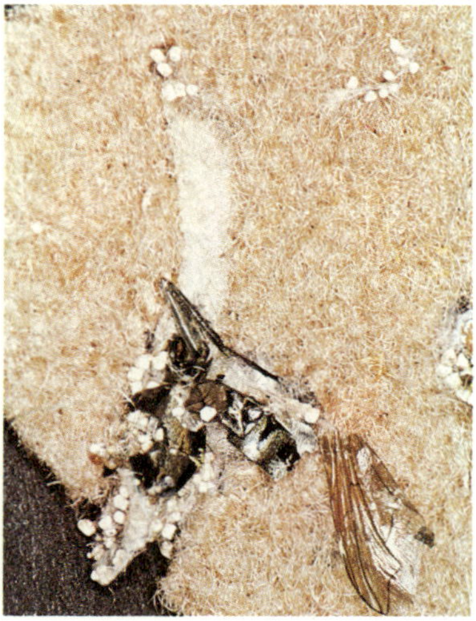

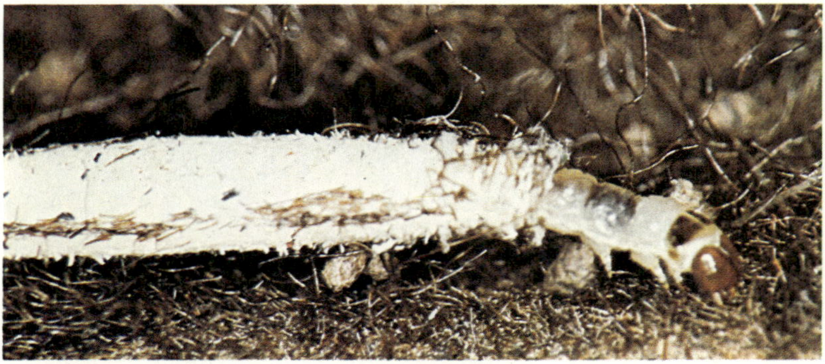

Una larva de la polilla portaestuche de los roperos se ha arrastrado en parte fuera de su vaina y está «paciendo» en una piel.

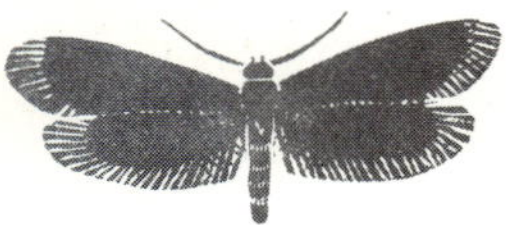

Polilla portaestuche de los roperos,
Tinea pellionella (Págs. 23 y 105)

A diferencia de la polilla común de las pieles, se trata de un insecto que vive en el exterior en las regiones templadas. Puede hallarse en nidos de aves.
La polilla portaestuche de los roperos adulta es muy parecida a simple vista a la polilla común de las pieles. Las larvas de la polilla portaestuche de los roperos son, sin embargo, fáciles de reconocer, ya que construyen una pequeña vaina tubular que llega a cubrirse de fragmentos de lana o pluma. Estas larvas se deslizan por el interior de esta vaina y se repliegan dentro de ella cuando se ven amenazadas. Por otro lado, las larvas de la polilla común de las pieles adhieren sus tubos al sustrato.
La larva de la polilla portaestuche de los roperos se transforma en crisálida dentro de su vaina. Por lo demás, sus costumbres y su modo de vida son parecidos a los de la polilla común de los vestidos, pero precisa de una mayor humedad y es menos frecuente.

Las larvas de la polilla portante de de los roperos se arrastran protegidas por una pequeña vaina. La presencia de estas vainas características mostrará siempre cuándo han aparecido estos insectos. Sus excrementos son parecidos a los de la polilla común de las pieles.

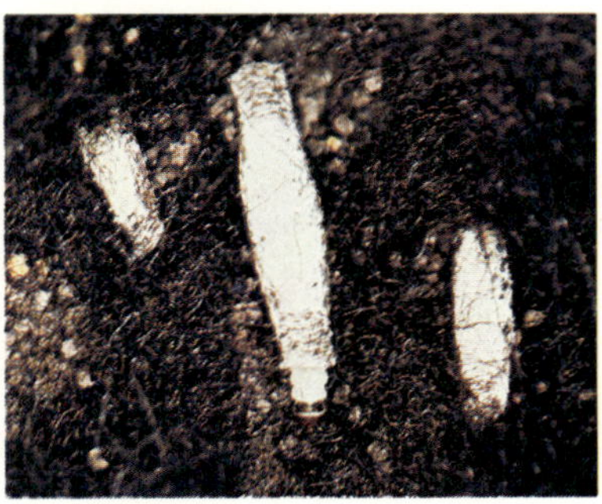

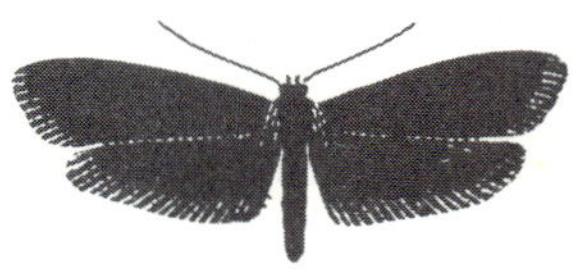

Polilla doméstica parda,
Hofmannophila pseudospretella
(Págs. 23 y 105)

Ésta es otra polilla parecida a la polilla común de las pieles, pero es más grande (hasta 1,5 cm de largo).
En condiciones favorables, la hembra puede poner 500-600 huevos, y las larvas se alimentan de diferentes clases de materiales. Se las encuentra en almacenes de cereales y semillas y pueden atacar prácticamente cualquier tipo de material vegetal. Roen también los

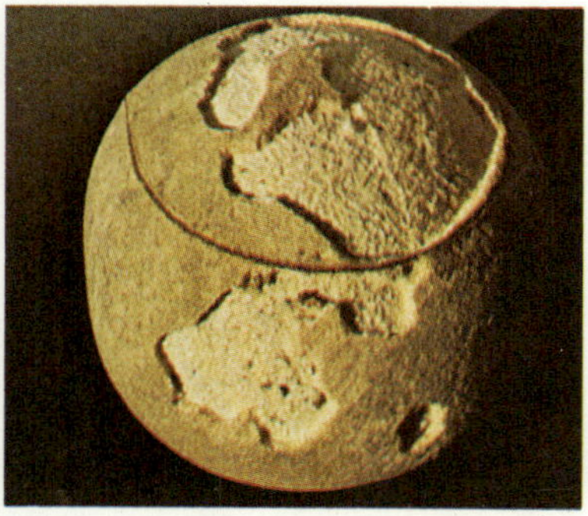

Esto es en realidad una vieja pelota de tenis que ha sido roída por las larvas de la polilla doméstica parda.

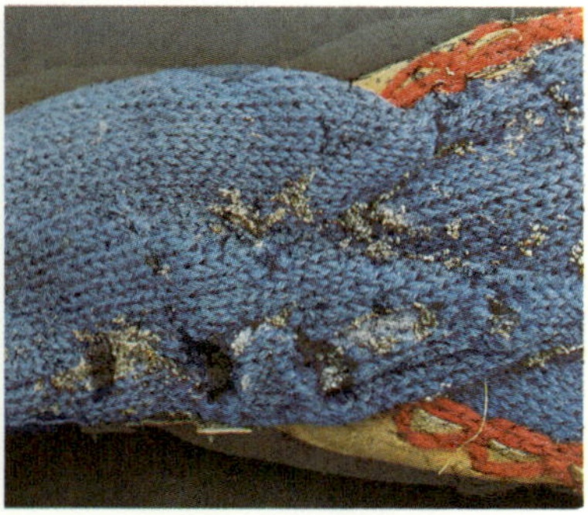

La polilla doméstica parda es más destructora que la polilla común de pieles. Sus excrementos son oblongos y más grandes que los de la polilla común de las pieles.

artículos de lana, causando a menudo graves daños.

Las larvas se encuentran algunas veces en nidos de aves donde se alimentan de desperdicios de comida y del material del nido. Las polillas adultas pueden volar al interior de las casas desde los nidos de las aves construidos debajo de los aleros. No obstante, las larvas son muy sensibles a la desecación, por lo que si la humedad está constantemente por debajo del 80 %, no pueden completar su desarrollo. Por consiguiente solamente provocarán daños en habitaciones húmedas o en bodegas. Cuando las condiciones llegan a ser desfavorables, el desarrollo de las larvas puede pararse durante un lapso de tiempo. Luego entran en una fase de reposo que puede ser el resultado de las bajas temperaturas o de la poca humedad, y la actividad sólo se reanuda cuando las condiciones llegan a ser de nuevo favorables. La fase de crisálida la pasan en un capullo pardusco y en forma de torpedo.

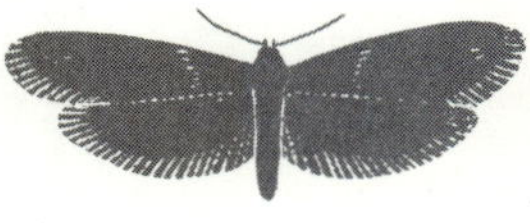

Polilla blanca y negra de las tapicerías, *Trichophaga tapetzella* (Pág. 23)

Ésta es la mayor de las polillas que atacan los tejidos, y tiende a alimentarse de materiales más bastos que las otras polillas que atacan los tejidos, incluso de cosas como pelo de caballo, pieles ásperas y cortezas.

Al igual que la especie anterior, se desarrolla en condiciones de gran humedad, y en la actualidad se la encuentra especialmente en cobertizos y establos. No ataca el papel pintado de las paredes, pero es una plaga grave de los tapices colgados en paredes exteriores húmedas.

Cuando salen las polillas blancas y negras de las tapicerías, las vainas larvarias y los restos de las crisálidas vacías sobresalen del material.

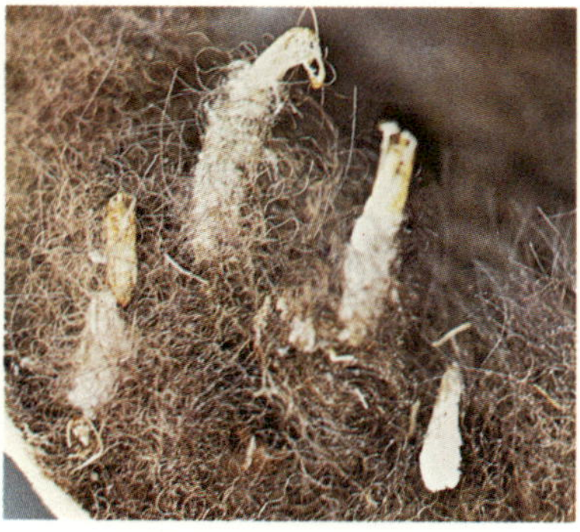

Derméstidos (escarabajos de las pieles y del tocino)

Viven principalmente sobre los restos secos de animales y plantas (pág. 73). Los más especializados pueden digerir pelo y plumas.

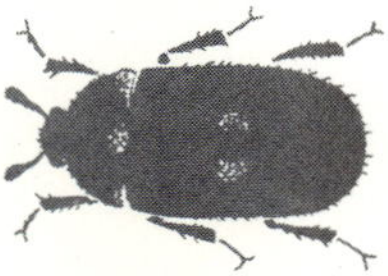

Escarabajo de las alfombras,
Attagenus pellio (Págs. 25 y 105)

Este escarabajo es fácil de identificar porque tiene una mancha blanca en cada uno de los élitros que por lo demás son negros. Los adultos vuelan por el exterior durante el verano y se posan sobre las flores, donde se alimentan de néctar y polen. Con frecuencia encuentran el modo de entrar en la casa.
Los huevos son depositados normalmente en los nidos de ratones y pájaros, y las larvas, que tienen un característico mechón de pelos en la cola, se alimentan de pelo, plumas y desperdicios. En las casas este escarabajo puede poner los huevos en tejidos de lana o en otros lugares donde haya comida para las larvas, como por ejemplo en grietas del suelo o del artesonado donde pueden acumularse trocitos de lana. Roen pellejos, pieles y animales disecados.

Las larvas del escarabajo de los museos pueden vivir de insectos disecados, y provocan graves daños en las colecciones entomológicas.

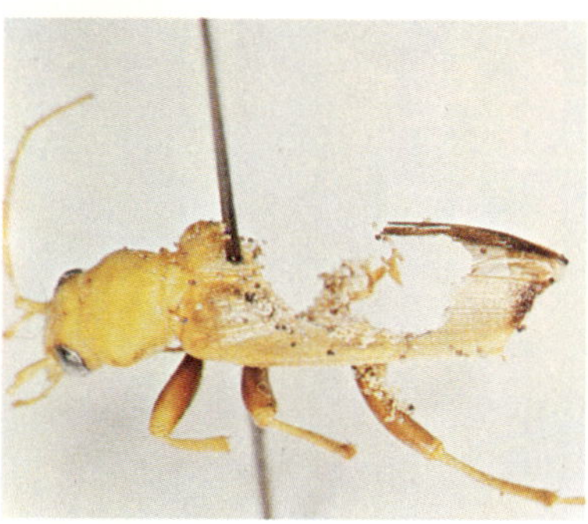

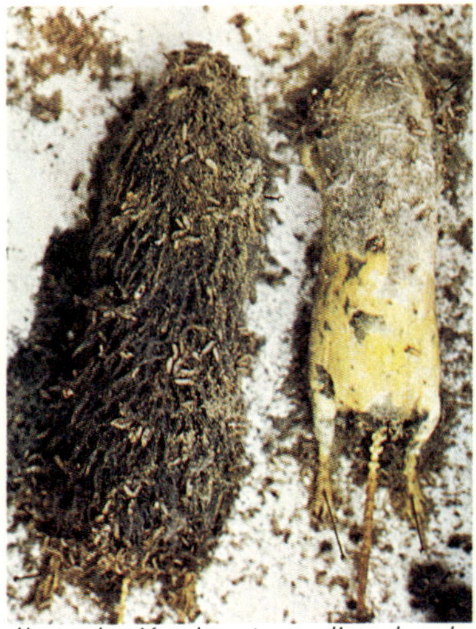

Una colección de ratones disecados destruida por las larvas del escarabajo de los museos.

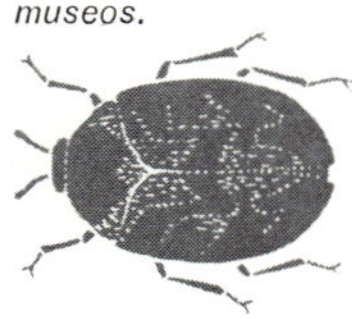

Escarabajos de los museos o de las alfombras, género *Anthrenus*
(Págs. 25 y 105)

Los escarabajos de los museos son como pequeñas mariquitas. Sin embargo, no son brillantes, pero tienen un atractivo dibujo mate formado por muchas escamitas negras y de color rojo amarillento.
Las larvas, de color pardo amarillento y peludas, son conocidas como «osos lanudos». En la cola poseen un mechón de largos pelos que pueden ponerse erectos cuando la larva se ve amenazada. Los escarabajos adultos se ven principalmente en primavera. Al igual que la especie precedente, se posan con frecuencia sobre flores donde se alimentan del polen y del néctar. Los huevos son depositados en nidos de aves y en habitáculos de otros animales o sobre carroña seca, donde la larva puede alimentarse de plumas, pelos y trozos de carne. También pueden comer

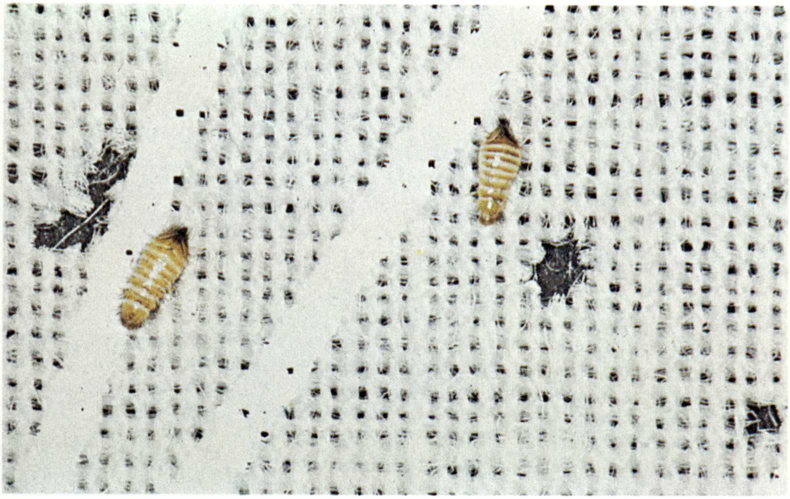

insectos muertos y son muy temidos por los coleccionistas de insectos. Se trata de insectos corrientes, y como los adultos vuelan bien, se los puede encontrar casi por todas partes.

Las larvas algunas veces deambulan un poco, y cuando se presentan en grandes cantidades en una casa, la fuente de infestación puede ser, por ejemplo, el nido de un ave que esté debajo del alero, una alfombra de fieltro extendida, vestidos de lana olvidados en una caja de materiales de limpieza o quizá simplemente unos cuantos insectos muertos en una telaraña.

A pesar de su variada dieta, cuando atacan los tejidos, los escarabajos de los museos son generalmente muy quisquillosos, porque prefieren materiales limpios y nuevos tales como cortinas delicadas de lana o lanilla o blandos y caros artículos de punto tales como jerseys de cachemira. En muchos lugares estos insectos son considerados como nuevas plagas de los tejidos, pero esto se debe probablemente a que en tiempos pretéritos se les agrupaba junto con las numerosas plagas de polillas.

Un par de larvas del escarabajo de los museos en una cortina de lana. Estas larvas roen generalmente pequeños agujeros uniformes y no dejan huellas visibles en forma de hilos de seda o excrementos.

Escarabajos araña, Familia Ptínidos (Pág. 26)

Como ya se indicó en la página 75, estos escarabajos atacan un poco de todo y no se desvían del hábito de roer los tejidos. Sus actividades roedoras pueden identificarse normalmente por los pequeños, uniformes y redondos agujeros y por la ausencia de seda.

Huellas dejadas por las larvas del escarabajo araña con capullos de crisálidas.

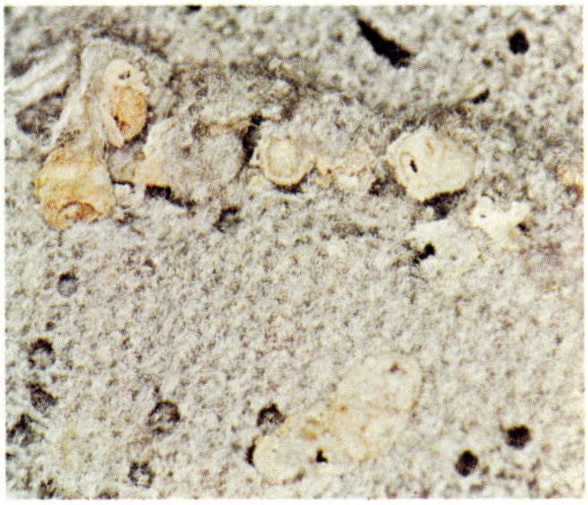

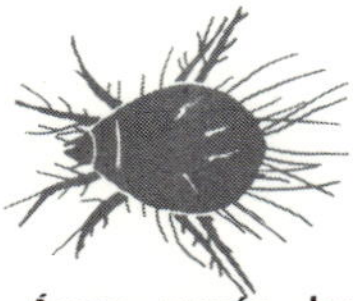

Ácaro común doméstico,
Glycyphagus domesticus (Pág. 20)

Estos pequeños ácaros son muy parecidos a los que se encuentran en los comestibles (pág. 56), pero bajo una lupa pueden diferenciarse por los largos pelos de la cola. Accidentalmente pueden presentarse en los comestibles, pero se les encuentra primordialmente en muebles tapizados que se han mantenido húmedos por algún tiempo de modo que el relleno se ha podrido. Los ácaros domésticos se alimentan, pues, de hongos y se multiplican en grandes cantidades. Se encuentran especialmente en rellenos de tapicería con fibra procedente de hojas de palmera. En la actualidad estos ácaros no representan ningún problema serio, pero pueden ser molestos en casas muy nuevas que estén todavía húmedas y en casas veraniegas que estén sin calefacción la mayor parte del año. Al igual que los demás ácaros, mueren rápidamente si llegan a desecarse.

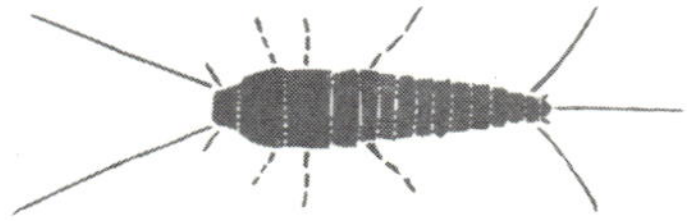

Pececito de plata, Orden Tisanuros (Pág. 20)

Son insectos omnívoros que roen tejidos de vez en cuando. Atacarán, por ejemplo, la seda artificial hecha de celulosa, como la del lazo rojo utilizado en decoraciones de Navidad o la de las envolturas de regalos.

Otros insectos que atacan de vez en cuando los tejidos comprenden las cucarachas y gusanos de la harina que algunas veces suelen alimentarse de ropa sucia.

A causa de su tamaño, los ratones y ratas provocan con frecuencia serios desperfectos en los tejidos cuando recogen materiales para el nido. En casas veraniegas deshabitadas en las que pueden entrar los ratones en invierno, es una buena idea quitar los colchones y ropas de cama y trasladarlos a un lugar donde los ratones no puedan llegar. Para conocer las precauciones que se deben tomar contra los ratones, véase también la página 87.

Lazo rojo de seda artificial dañado por un pececito de plata.

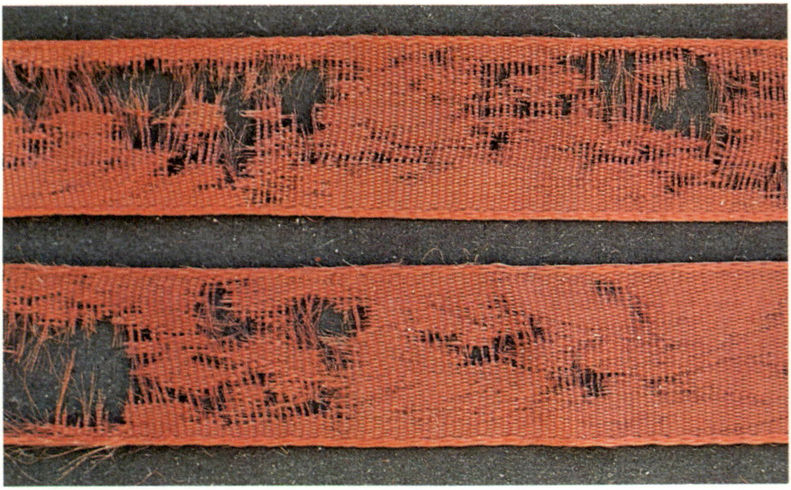

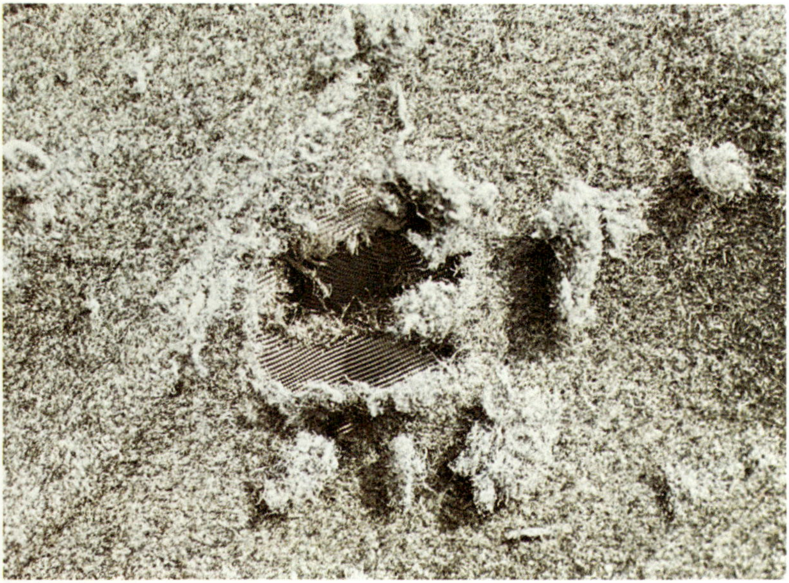

Un abrigo de invierno de lana gravemente dañado por los ratones, quienes utilizan los fragmentos como material para el nido.

PRECAUCIONES CONTRA LOS ATAQUES DE PLAGAS DE LOS TEJIDOS

Las polillas y otros insectos que atacan a los tejidos, en general huyen de la luz, por lo que los artículos de lana guardados en armarios y cajones están especialmente en peligro. Con todo, las larvas de escarabajo de las alfombras constituyen una excepción, ya que no se toman la molestia de evitar la luz, y pueden alimentarse, por ejemplo, de cortinas de lana.

Las larvas de las plagas de insectos son destruidas fácilmente por cepillado, por sacudido o por aspiración, pues los tejidos que han quedado intactos por mucho tiempo son los que más probablemente serán atacados.

Como ya se ha indicado en la página 94, los insectos que se alimentan de lana dependen de un complemento dietético en forma de «suciedad» en el material. Por consiguiente, es importante que la ropa esté limpia antes de guardarla durante un tiempo. Los materiales recién lavados, limpiados químicamente o planchados en caliente estarán libres de plagas y no precisarán de más protección además de ser empaquetados con cuidado en bolsas de plástico o de papel debidamente cerradas. En estas condiciones no sería necesario tomar más precauciones, pero en el caso de vestidos guardados en armarios o cajones que no estén herméticamente cerrados, es aconsejable protegerlos pulverizando con un insecticida apropiado. Los interiores de los armarios, brechas y grietas inclusive, también deberían pulverizarse. Este tratamiento debería proteger los vestidos durante 1-2 años, dependiendo del grado en que esté sometida a la luz del sol, al calor, al pulimiento y a la limpieza la capa de insecticida. Las bolas de naftalina, que constan de naftaleno o para-dicloro-benceno, sólo son útiles si el paquete está bien cerrado para evitar el escape de vapores. Los vapores son muy fuertes, por lo que las bolas de naftalina deberían colocarse en o cerca de la parte superior de la ropa. Es aconsejable utilizar muchas bolas de naftalina, tal vez cerca de 1 kg por metro cúbico, que sería más o menos el volumen de un armario grande. En la actualidad, muchos materiales y alfombras son impregnados contra las polillas durante su fabricación. Esto se realiza con sustancias tóxicas que se introducen durante el proceso de tinte o mediante un baño especial. El veneno llega a incorporarse a las fibras de lana y mata las larvas del insecto cuando empiezan a alimentarse. Si el tratamiento ha sido eficaz, deberían producirse pocos desperfectos antes de que los insectos hubieran tomado una dosis letal.

CONTROL DE LAS PLAGAS DE LOS TEJIDOS

En muchos casos será suficiente lavar o limpiar los materiales infestados o pulverizarlos con uno de los muchos insecticidas buenos disponibles en el mercado. Estas sustancias contienen un veneno de contacto disuelto en petróleo o en trementina mineral. Pueden ser pulverizados por medio del dispositivo apropiado del aspirador o mediante un aerosol donde el insecticida se llena a presión y se emite apretando un botón. Los aerosoles son más caros, claro está, y en realidad no son idóneos para el tratamiento de muebles.

Los muebles tapizados deberían pulverizarse hasta que las fundas estuvieran completamente húmedas, y esto puede requerir, por ejemplo, por lo menos medio litro para un sofá.

Los objetos grandes difíciles de tratar en casa pueden mandarse a que les hagan un tratamiento por medio de gases, pero esto puede resultar caro, dependiendo de la distancia a la que deba transportarse. Tal tratamiento implicaría el uso de gas cianhídrico o bromuro de metilo.

El tratamiento con gases matará los huevos, larvas e insectos adultos, pero no protegerá contra una nueva plaga.

También puede utilizarse un riguroso período de helada, colocando los muebles en el exterior cuando la temperatura es probable que baje al menos a −10 °C, por lo menos durante la noche. Los muebles deberían someterse de nuevo al calor durante el día. Este proceso debería repetirse un par de días, ya que si bien las polillas pueden soportar bajas temperaturas durante mucho tiempo, mueren rápidamente alternando calor y frío.

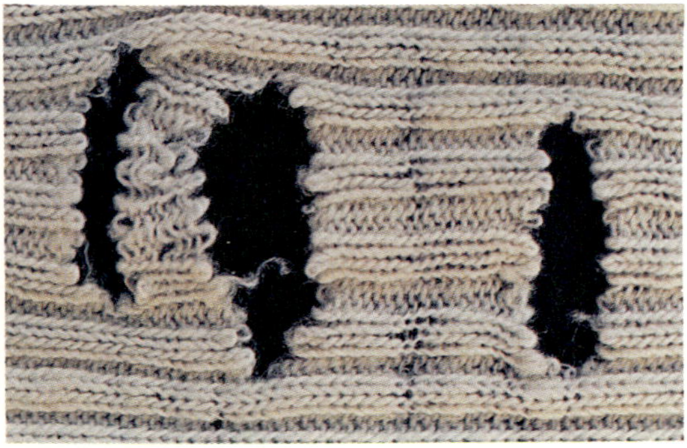

Un ejemplo de daño accidental. Un gusano de harina se ha abierto paso hacia el interior de un cajón y ha producido agujeros en la ropa.

Animales en el papel, cuero y plásticos

Muchos animales roen el papel o el cartón; algunos lo hacen, para entrar o salir de sacos de papel o paquetes.
Sin embargo, hay solamente unas pocas especies, tales como los escarabajos perforadores de la madera y el pececito de plata, que en realidad se alimentan de una dieta de papel, que consta casi únicamente de celulosa (véase página 107). El papel satinado contiene también gomas que pueden atacar, por ejemplo, las cucarachas, y por último, el papel húmedo proporcionará un sustrato para el crecimiento de varias clases de hongos, y esto los transforma en una buena fuente de alimento para animales como cochinillas de humedad, tijeretas y larvas de polillas.
Diversas larvas de Derméstidos se alimentan de pieles sin curtir, pero el cuero recién curtido es una fuente de nutrición muy pobre. En este caso, como en el del papel, el cuero húmedo llega a ser más atractivo como alimento.
Los materiales artificiales tales como el nilón y otros plásticos sustituyen de forma creciente a los productos naturales en la vida diaria. Muchos de estos plásticos pueden ser descompuestos por bacterias y hongos y así vuelven a entrar en los ciclos ecológicos naturales, lo que tiene que ser bien acogido, pero todavía no hay ninguna especie animal que haya llegado a adaptarse a la digestión de tales materiales. Esto no quiere decir que los animales no puedan roerlos, ya que varios mamíferos y algunos insectos con mandíbulas adaptadas a morder pueden dañar los plásticos más blandos, porque quieren introducirse o anidar en ellos.

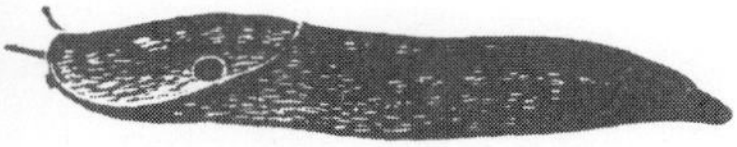

Babosas, Género *Limax*
(Pág. 18)

Las babosas son animales pacíficos y en general completamente inofensivos. En lugares muy húmedos, no obstante, pueden dañar el papel cuando se alimentan del moho que crece en él. En las bodegas, las babosas con frecuencia causan estragos comiéndose las etiquetas de las botellas.

Un trozo de tejido húmedo dañado por limacos que han dejado sus huellas de baba.

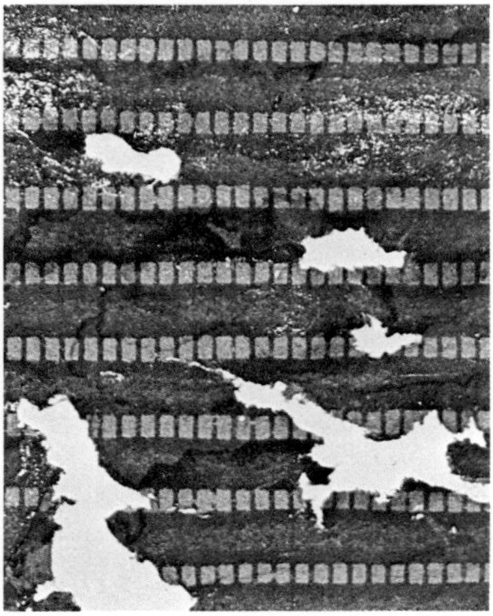

Cochinillas de humedad,
Orden Isópodos
(Pág. 18)

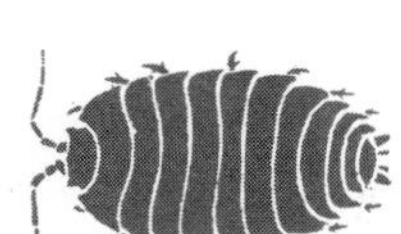

Al igual que las babosas, estos crustáceos familiares prefieren las condiciones de humedad. Normalmente no se alimentan de papel, pero si, por ejemplo, se deja en el suelo de una bodega un montón de periódicos húmedos y mohosos, las cochinillas los destruirán.

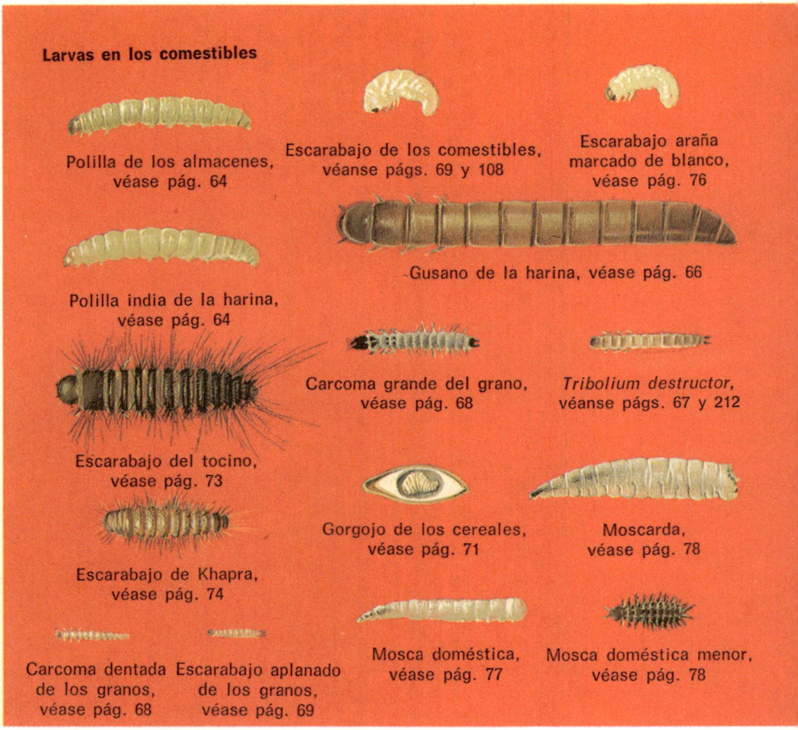

Larvas en los comestibles
Polilla de los almacenes, véase pág. 64
Escarabajo de los comestibles, véanse págs. 69 y 108
Escarabajo araña marcado de blanco, véase pág. 76
Gusano de la harina, véase pág. 66
Polilla india de la harina, véase pág. 64
Carcoma grande del grano, véase pág. 68
Tribolium destructor, véanse págs. 67 y 212
Escarabajo del tocino, véase pág. 73
Gorgojo de los cereales, véase pág. 71
Moscarda, véase pág. 78
Escarabajo de Khapra, véase pág. 74
Carcoma dentada de los granos, véase pág. 68
Escarabajo aplanado de los granos, véase pág. 69
Mosca doméstica, véase pág. 77
Mosca doméstica menor, véase pág. 78

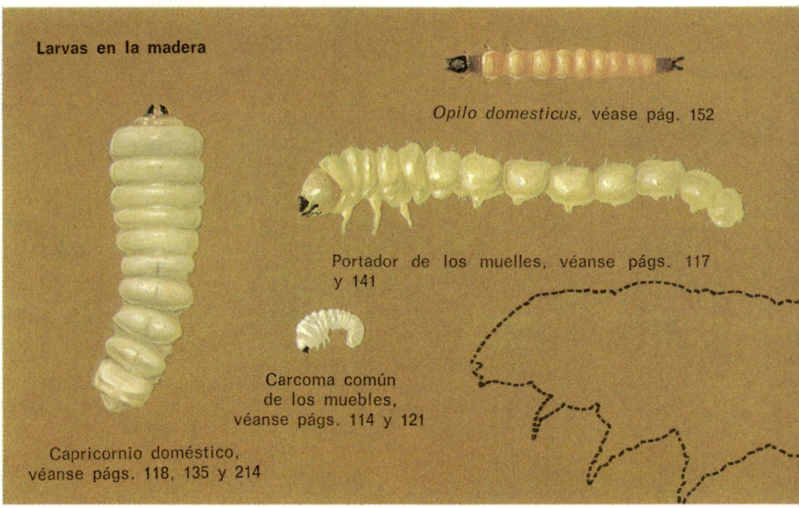

Larvas en la madera
Opilo domesticus, véase pág. 152
Portador de los muelles, véanse págs. 117 y 141
Carcoma común de los muebles, véanse págs. 114 y 121
Capricornio doméstico, véanse págs. 118, 135 y 214

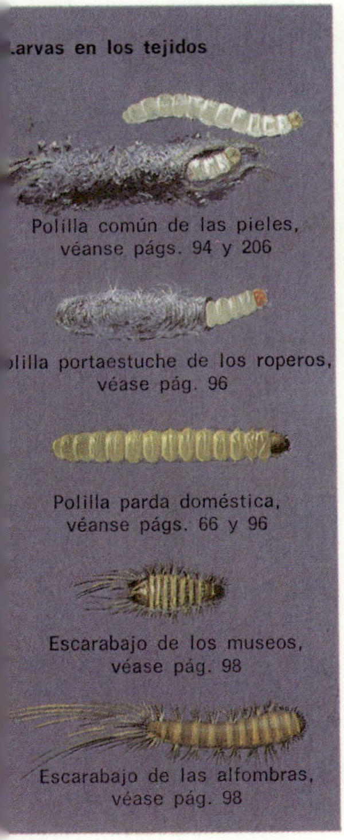
arvas en los tejidos
Polilla común de las pieles, véanse págs. 94 y 206
lilla portaestuche de los roperos, véase pág. 96
Polilla parda doméstica, véanse págs. 66 y 96
Escarabajo de los museos, véase pág. 98
Escarabajo de las alfombras, véase pág. 98

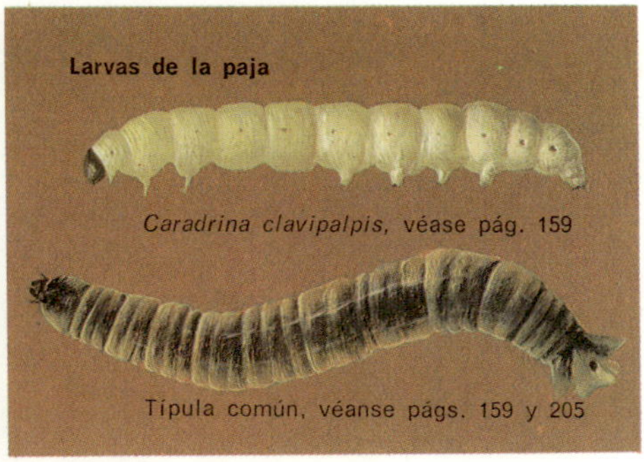
Larvas de la paja
Caradrina clavipalpis, véase pág. 159
Típula común, véanse págs. 159 y 205

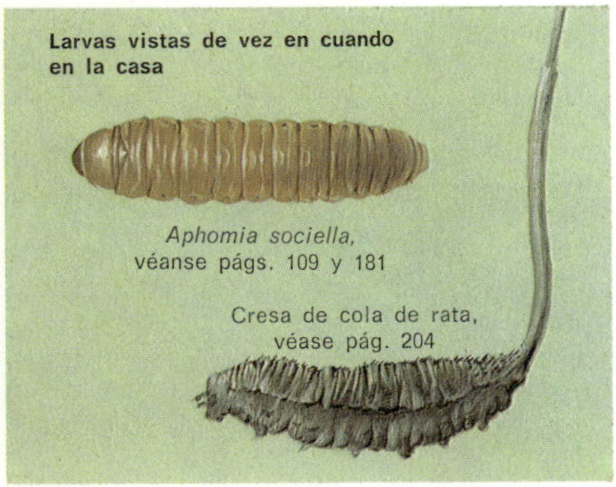
Larvas vistas de vez en cuando en la casa
Aphomia sociella, véanse págs. 109 y 181
Cresa de cola de rata, véase pág. 204

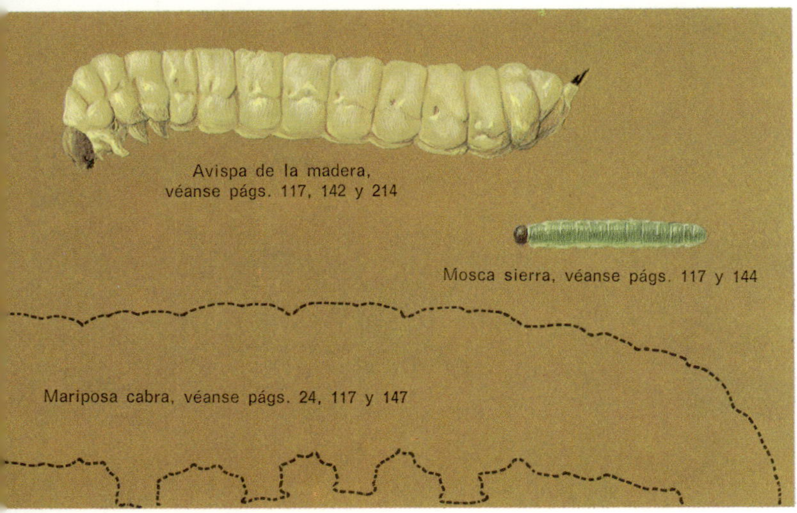

Todas las larvas presentan un tamaño doble del natural.

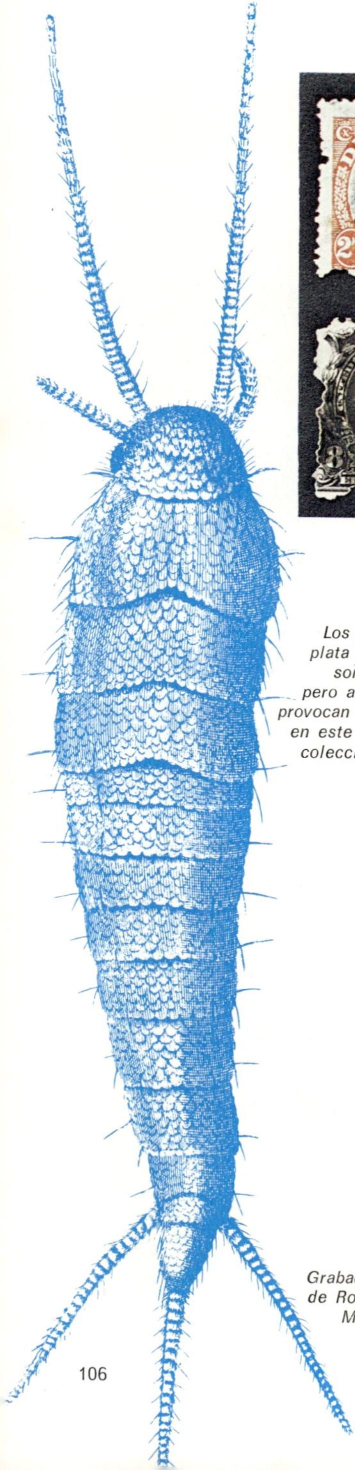

Grabado en cobre de Robert Hooke: Micrographia, 1665

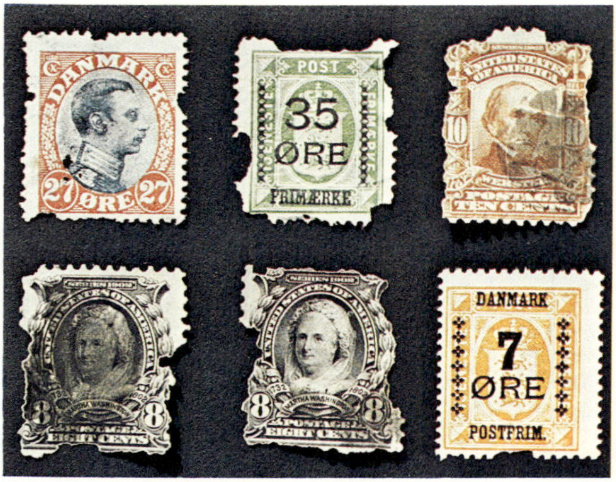

Los pececitos de plata normalmente son inofensivos pero algunas veces provocan daños, como en este caso en una colección de sellos

Pececito de plata, *Lepisma saccharina* (Pág. 20)

Fue probablemente hace unos 300 millones de años que un animal algo parecido a un pececito de plata vio la luz del día. Sin duda se distribuyó muy extensamente y apareció en grandes cantidades, y se ha sugerido que los animales primitivos de este tipo pueden haber sido probablemente los antepasados de todos los diferentes tipos de insectos existentes en la actualidad.

Algunos insectos, y el pececito de plata entre ellos, han permanecido más o menos inalterados por mucho tiempo. De hecho, es probable que hubiera insectos primitivos de esta clase cuando el primer pez subió a la superficie terrestre, que se arrastran por las patas de los dinosaurios, y todavía están con nosotros. El pececito de plata puede ser considerado de hecho como un fósil viviente, comparable al celacanto.

A pesar de su antigüedad, los pececitos de plata han conseguido explotar las nuevas oportunidades creadas por el hombre. En el sur de Europa y en algunas regiones de Asia viven al aire libre, debajo de piedras y en grietas, pero en otros lugares van casi exclusivamente asociadas a las dependencias humanas: casas, establos, cobertizos, etcétera. Mucha gente tiene que haber visto a estos pequeños insectos plateados correr a refugiarse por la noche cuando se enciende la luz de la cocina, o se los habrán encontrado en una bañera o en una palangana. No suben, como creen muchos, por el tubo de desagüe, sino que quedan atrapados después de deslizarse por las paredes lisas de la bañera mientras van en busca de alimento por la noche. Predominan en cocinas y cuartos de baño ya que requieren humedad o acceso al agua.

Los pececitos de plata son animales agradables que pueden mantenerse fácilmente en cautividad y viven durante mucho tiempo, a veces más de 5 años. Por otra parte, no son muy prolíficos, ya que una hembra solamente pondrá unos veinte huevos a lo largo de toda su vida. Los huevos son depositados en brechas y grietas y las crías se parecen a los adultos, excepto en el tamaño. En condiciones favorables llegan a la madurez sexual hacia los seis meses.

A los pececitos de plata les aprovecharán los trozos de comida más pequeños, prefiriendo alimentos que contienen almidón, tales como harina y pan (página 59), pero roen también carne y no se permiten el lujo de comer los miembros muertos de su propia especie. Pueden digerir la celulosa y por consiguiente pueden atacar libros y documentos. En tales casos el perjuicio no es en general muy grave a no ser que los artículos estén húmedos.

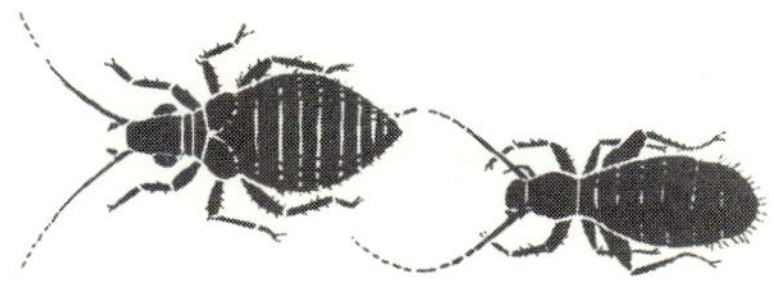

Piojos de los libros, Orden Psocópteros (Pág. 21)

Los nombres de piojos de los libros y piojos del polvo se utilizan indistintamente. Los piojos de los libros son unos insectos que huyen de la luz y que se desarrollan mejor cuando la humedad es superior al 75 %. Existen varias especies. Algunas de ellas, tales como *Liposcelis divinatorius,* carecen de alas y no pueden volar, mientras que otras, los denominados piojos alados de los libros, como por ejemplo *Artropus pulsatorius,* poseen unas alas pequeñas pero no funcionales.

Los piojos de los libros corren activamente por todas partes cuando son molestados, con unos movimientos espasmódicos característicos, y pueden dar también pequeños saltos bastante desgarbados.

Como su nombre indica, los piojos de los libros se encuentran entre las hojas de papel en las bibliotecas y archivos, y también detrás del papel pintado suelto y en los herbarios. No se comen el papel, aunque pueden alimentarse de la cola del papel satinado, pero se sustentan principalmente del moho que crece sobre el papel. En realidad, la presencia de numerosos piojos de los libros es un indicio de que el papel está demasiado húmedo.

Algunos piojos de los libros pueden producir un sonido de tic-tac golpeando el abdomen contra el sustrato (pág. 214).

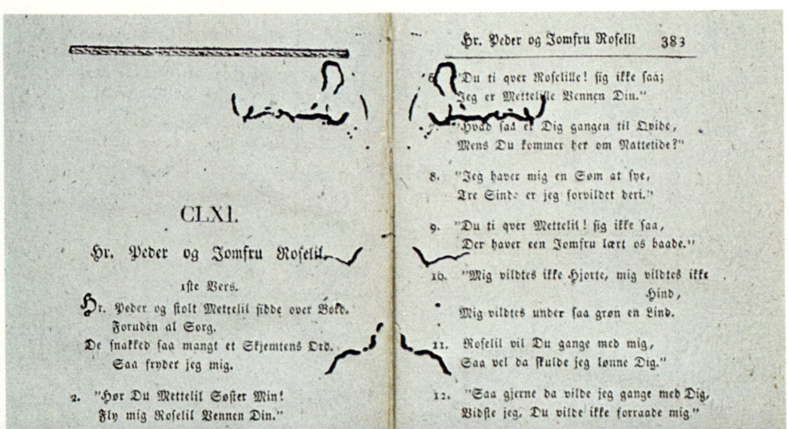

CLXI.

Hr. Peder og Jomfru Roselil.

1ste Vers.

Hr. Peder og stolt Mettelil sidde over Bord.
Foruden al Sorg.
De snakked saa mangt et Skjemtens Ord.
Saa fryder jeg mig.

2. "Hør Du Mettelil Søster Min!
Fly mig Roselil Vennen Din."

Hr. Peder og Jomfru Roselil 383

6. "Du ti quer Roselille! sig ikke saa;
Jeg er Mettelille Vennen Din."

7. "Hvad saa er Dig gangen til Qvide,
Mens Du kommer her om Nattetide?"

8. "Jeg haver mig en Søm at sye,
Tre Sinde er jeg forvildet deri."

9. "Du ti quer Mettelil! sig ikke saa,
Der haver een Jomfru lært os baade."

10. "Mig vildtes ikke Hjorte, mig vildtes ikke Hind,
Mig vildtes under saa grøn en Lind.

11. Roselil vil Du gange med mig,
Saa vel da skulde jeg lønne Dig."

12. "Saa gjerne da vilde jeg gange med Dig,
Vidste jeg, Du vilde ikke forraade mig."

Túneles en un viejo libro de baladas danesas roídos por las larvas de la carcoma.

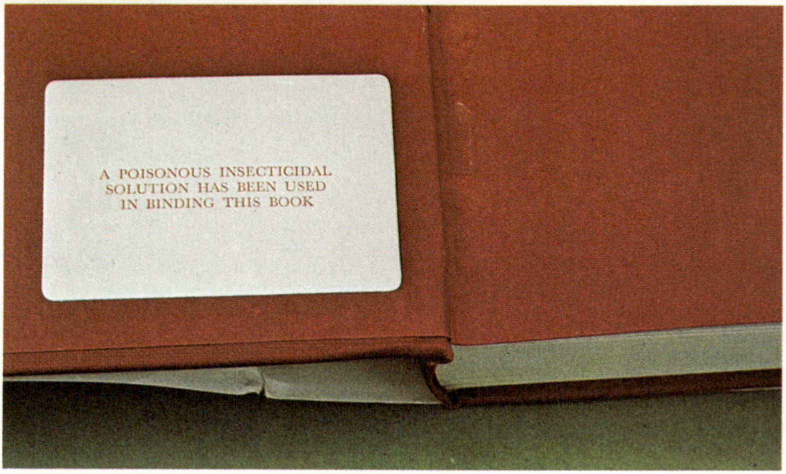

Una etiqueta dentro de una encuadernación indicando que ésta ha sido tratada con insecticida, precaución especialmente necesaria contra las termitas en los trópicos.

En el contexto presente, el término ratón de biblioteca se refiere a las larvas de ciertos escarabajos perforadores de la madera que se alimentan de papel (pág. 122). Estas larvas requieren una humedad elevada, y en la actualidad atacan los libros con poca frecuencia. Se encuentran solamente en los libros que han estado intactos durante años en bodegas o desvanes.

Los escarabajos y otros insectos con larvas que agujerean la madera, cuando se abren paso hacia fuera de ésta, pueden practicar agujeros en el papel que

Modelo de túneles y agujeros en el fondo de un cubo de plástico, practicados por las larvas del escarabajo de los comestibles. El cubo había estado lleno de sopa en polvo en la que se desarrollaron los escarabajos.

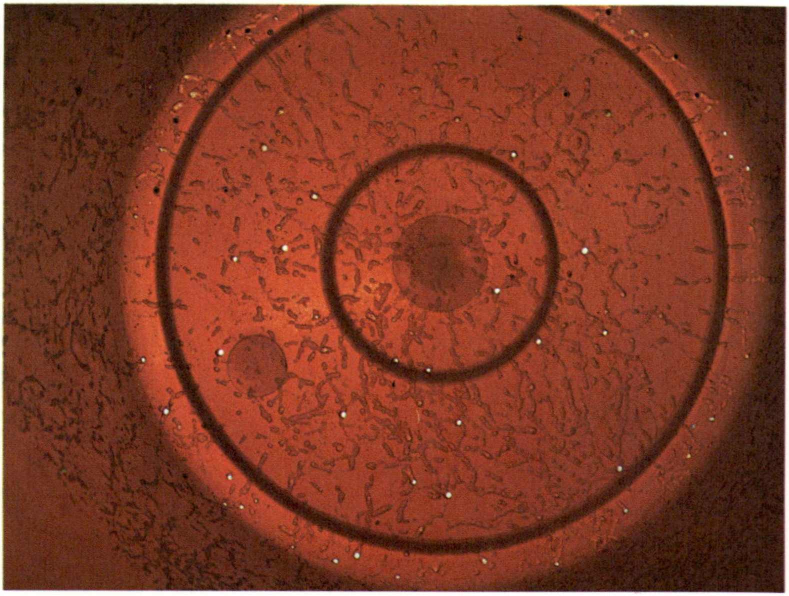

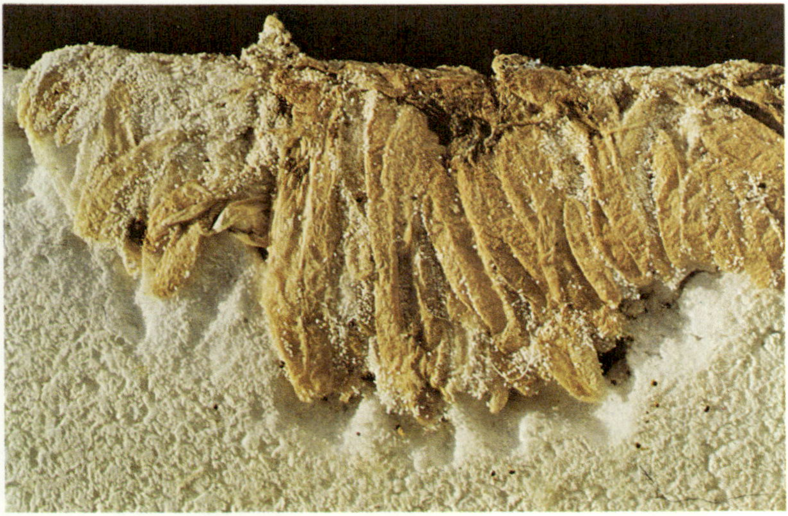

El plástico poroso es fácil de roer. Aquí, las larvas de Aphomia sociella *han construido sus capullos de crisálida en una lámina de material de aislamiento.*

Las hormigas azabache construyen normalmente su hormiguero en la madera (pág. 145). Aquí han utilizado una hoja de plástico poroso debajo del suelo. Las hormigas han practicado túneles en el material aislante y los han reforzado con el material corriente de sus nidos, astillas de madera y partículas del suelo mezcladas con saliva.

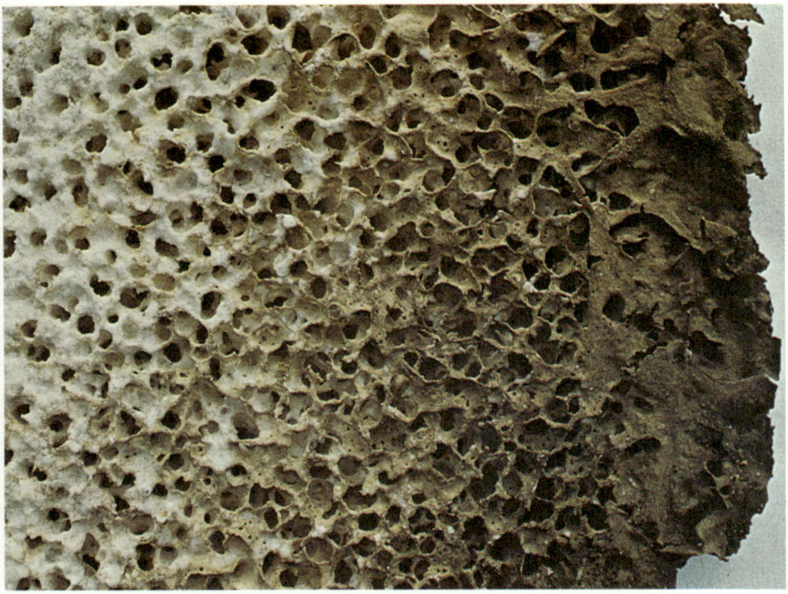

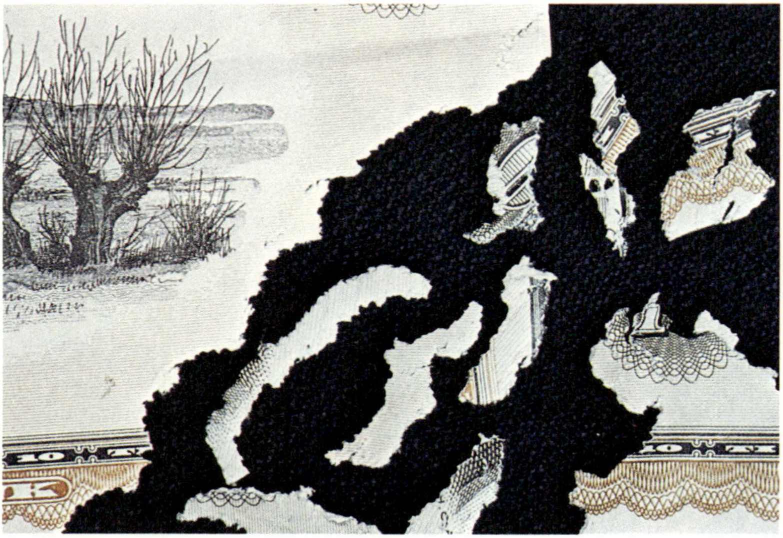

esté cerca, como por ejemplo en el papel pintado.

Las carcomas del pan, los escarabajos del tabaco, los escarabajos araña, los escarabajos derméstidos y las larvas de las polillas, para nombrar sólo unos cuantos, perforarán el papel, el cartón y paquetes de plástico, y los agujeros de los paquetes serán con frecuencia la primera señal de que los artículos contienen animales vivos.

Los ratones y las ratas pueden acarrear algunas veces muchísimos perjuicios al papel y el plástico. Pueden roer fácilmente los paquetes hechos de estos materiales y utilizan frecuentemente los fragmentos como material para el nido. La actividad de estos roedores puede ser reconocida por las marcas de los dientes (pág. 84), què pueden identificarse siempre incluso en la hoja de periódico más delgado. Podrían confundirse con los agujeros desgarrados por un gato o una marta, pero en este caso normalmente se verían inconfundibles huellas de garras.

(arriba) Billete de banco roído por un ratón casero que se introdujo en una caja registradora. Pueden verse claramente las marcas de los dientes.

(abajo) Justo antes de un cortocircuito. Una rata ha roído a través del plástico de aislamiento de un cable eléctrico. Las inconfundibles marcas de los dientes muestran que se trató de una rata y no de un ratón.

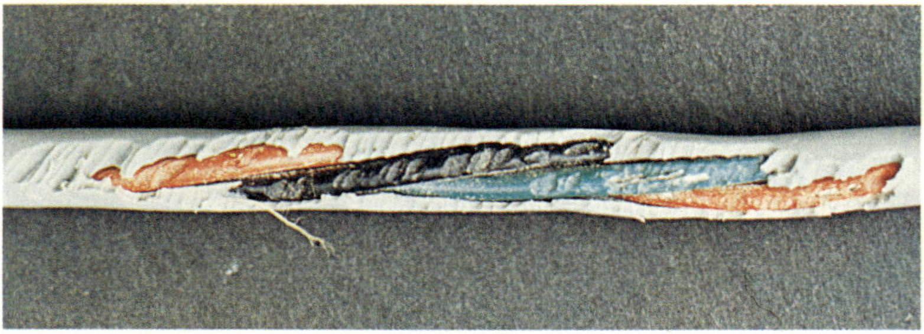

Animales en la madera

La madera es en muchos casos un material extraordinario, y el conocimiento de su naturaleza es esencial para aquellos que deseen utilizarla correctamente. En ciertas condiciones, la madera es uno de los materiales más duraderos conocidos por el hombre. En Noruega, por ejemplo, todavía están en uso iglesias de madera construidas hace unos 1000 años. Por otra parte, cuando las condiciones son diferentes, la madera puede desaparecer sin dejar rastro en pocos años, destruida por una gran variedad de animales y hongos.
Es un proceso perfectamente natural el que los árboles muertos no sólo se acumulen, sino que sean descompuestos por otros organismos, y es solamente cuando queremos conservar la madera que consideramos el proceso como perjudicial.
De hecho, la madera es muy pobre en elementos nutritivos, y existen solamente unos pocos organismos que han llegado a adaptarse a digerir sus principales constituyentes, que son la lignina y la celulosa. Las bacterias y los hongos que se alimentan de madera producen enzimas digestivos capaces de descomponer la lignina y la celulosa en subs-

La iglesia de madera de Borgund en Noruega, que data del siglo XII.

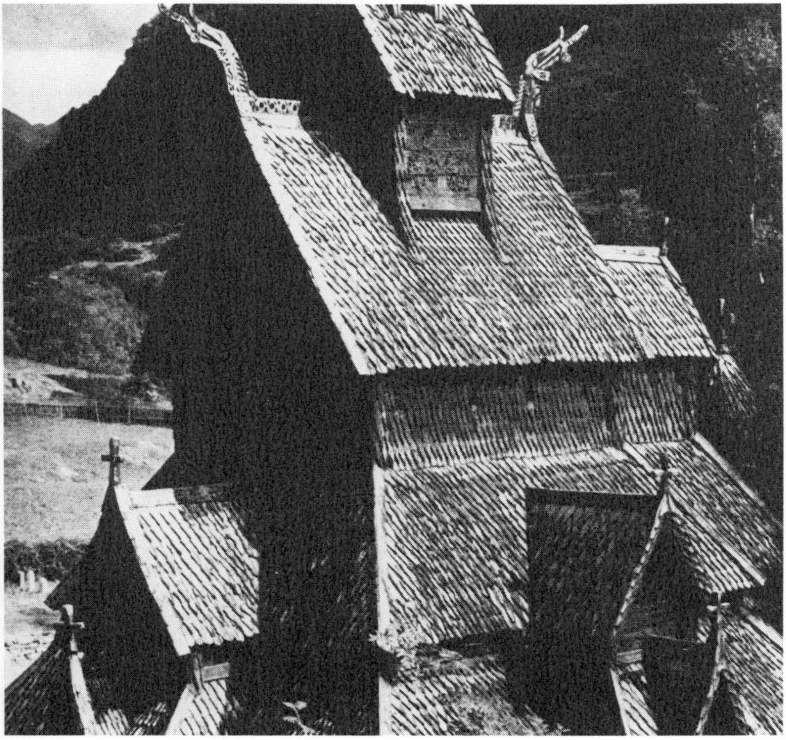

tancias tales como diversos azúcares, que sirven como alimento.

Unos pocos insectos que se alimentan de madera segregan el mismo tipo de enzimas digestivos en su intestino (esto es aplicable, por ejemplo, a las larvas del capricornio doméstico), pero la mayoría actúan con un método diferente, porque han establecido una simbiosis con microorganismos que les ayudan a descomponer la madera. Por último, hay algunas especies, tales como los escarabajos del polvo de los postes, que dependen de la presencia de almidón o azúcar en la madera.

Estructura de la madera

Cuando se sierra transversalmente un tronco de árbol se puede ver primero la capa externa o corteza y luego una delgada capa de crecimiento. Es ésta la capa responsable del crecimiento en grosor del tronco o las ramas de un árbol, pues forma la corteza hacia fuera y madera hacia dentro. Cada año se añade un nuevo anillo de crecimiento. En primavera se forman grandes células de paredes delgadas adaptadas al transporte de agua, mientras que más tarde, en verano, las células formadas tienen las paredes más gruesas y con frecuencia más oscuras. Mientras el árbol crece, las células de los anillos anuales más externos están vivas, y es ahí donde tiene lugar el transporte de líquidos desde la raíz a las hojas. Esta parte se llama albura, la zona más interna, el duramen, consta de células muertas. En el centro se halla la medula.

Existen ciertas diferencias estructurales entre las coníferas, como por ejemplo el pino o la picea, y los árboles de hoja caduca, tales como el roble o el haya, y con frecuencia es difícil distinguir estos dos tipos por las características externas. El método más seguro para distinguirlos es por la presencia o ausencia de verdaderos vasos, presentes en los árboles de hoja caduca, pero ausentes en las coníferas. Estos vasos están especialmente adaptados al trans-

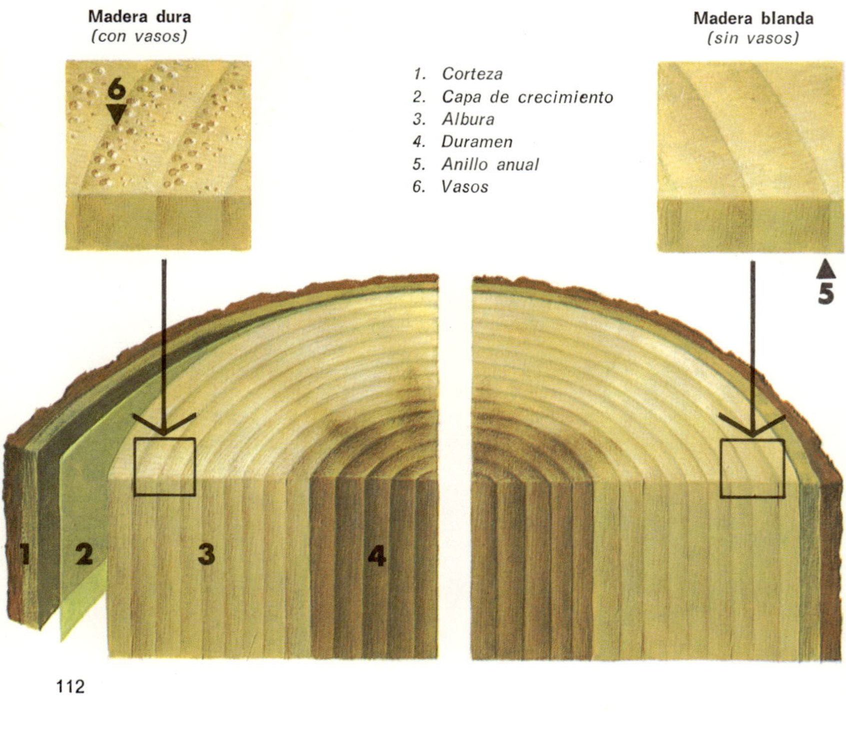

porte de agua. En algunas especies estos vasos se observan a simple vista en una sección transversal, por ejemplo el roble y el fresno.
En algunos árboles de hoja caduca, tales como el abedul y la haya, los vasos son más uniformes en cuanto a tamaño a lo largo de la estación, y en general son bastante pequeños. El color más oscuro del duramen se debe normalmente a productos de desecho, tales como los taninos, que en cierto grado sirven de protección contra las infecciones fúngicas y los ataques de diversos animales. Por otra parte, el duramen no admite las substancias conservadoras de la madera.

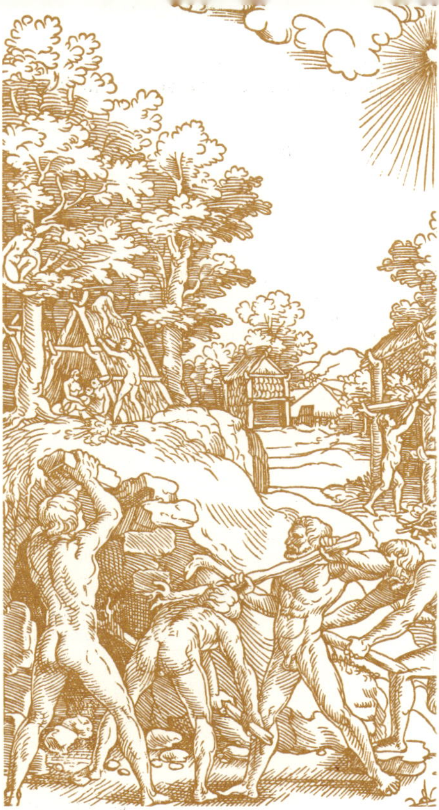

ANIMALES QUE ROEN LA MADERA DE LOS EDIFICIOS

En el bosque, los árboles son atacados por muchas clases distintas de animales. Algunos se comen las hojas, pero en el contexto del presente libro, nos interesan más aquellos insectos que atacan la madera. Algunos de ellos atacan solamente a los árboles vivos y sanos, mientras que otros se especializan exclusivamente en árboles enfermos o muertos. Ciertas especies viven únicamente en la capa de crecimiento situada inmediatamente debajo de la corteza, mientras que otras penetran hacia el interior de la albura y del duramen. Entre los que atacan a los árboles muertos, algunas especies viven en la madera seca, y en estado salvaje se las puede encontrar en ramas secas o troncos muertos; otros sólo se desarrollan sobre la madera podrida y húmeda.
Cuando el hombre empezó a utilizar la madera del bosque para materiales y casas, algunos de estos insectos debieron entrar en su hogar. Algunos de ellos son sólo transportados desde el bosque en forma de huevos o larvas, y no pueden vivir en madera trabajada.
Las especies que tenían mayor probabilidad de supervivencia y que han llegado a ser graves plagas de la madera, son las que podían desarrollarse en la madera seca, ya que ésta es la que se utiliza en las casas. Además, existen varias especies en lugares donde la madera ha sido perjudicada por la humedad y por los hongos.

Identificación de las plagas de la madera

Con pocas excepciones, son las larvas las que atacan la madera, pero normalmente son difíciles de encontrar, e incluso si se consigue extraer una, es difícil de identificar con certeza.
Los insectos adultos aparecen solamente durante un corto período, generalmente en verano, y por consiguiente en la mayoría de los casos el culpable tiene que ser identificado a partir de las huellas y señales que deja en la madera. La clase de árbol, sea de hoja caduca o conífera, y su edad y estado pueden proporcionar también pistas.

AGUJEROS DE SALIDA EN LA MADERA

Todos los agujeros de salida representados en esta página y en las siguientes lo están a tamaño natural.

Calcídidos

Estos agujeros de salida tienen menos de 1 mm de diámetro (véase la flecha). Siempre están próximos a los agujeros hechos por las carcomas, sobre las que viven los calcídidos (véase pág. 152).

Carcoma común de los pueblos

Los agujeros de salida tienen un diámetro de 1,5-2 mm. Estos escarabajos se encuentran en muchas clases de árboles de hoja caduca y coníferas. Los túneles generalmente están situados en la albura, pero a veces pueden penetrar hasta el duramen. El serrín es de un color uniforme y tiene una textura arenosa. Los excrementos generalmente tienen la forma de un cigarro puro. Esta es la especie que se encuentra generalmente como larva de la madera en los muebles y en la madera estructural, véanse págs. 121 y 163.

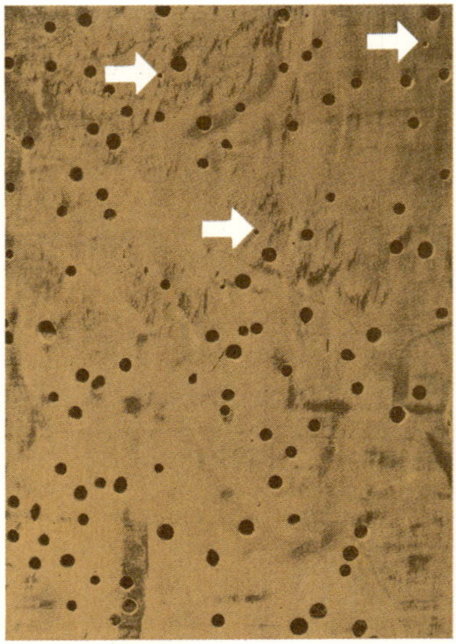

Ernobius mollis

Los agujeros de salida tienen un diámetro de alrededor de 2 mm. Esta especie se encuentra sólo en la madera blanda (coníferas), pero únicamente en la corteza y en la capa más externa de la albura, y los agujeros de salida siempre perforan la corteza. Las heces son esféricas y contienen partículas claras y oscuras, dependiendo de si la larva se ha estado alimentando de la corteza o de la albura. Muy común en las casas en que se ha usado madera cubierta por la corteza, véase pág. 122.

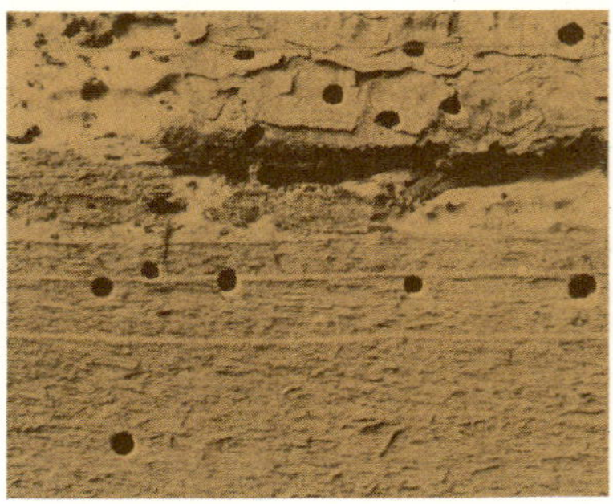

Dendrobium pertinax

Los agujeros de salida tienen un diámetro de 2-3 mm. Esta especie se encuentra casi exclusivamente en la madera blanda dañada por la humedad. Generalmente ataca a la madera de primavera, mientras que la madera de verano permanece detrás en forma de laminillas. El serrín es similar al dejado por la carcoma, pero generalmente es más oscuro. Las heces son cilíndricas, véase pág. 123.

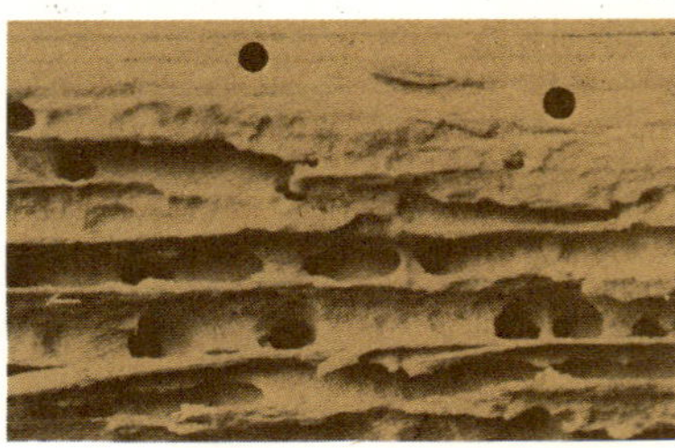

Escarabajo del reloj de la muerte

Los agujeros de salida tienen un diámetro de 3-5 mm. Las larvas se encuentran casi exclusivamente en maderas de roble dañadas por la humedad, tanto en la albura como en el duramen. Los excrementos son grandes y lenticulares, véase pág. 125.

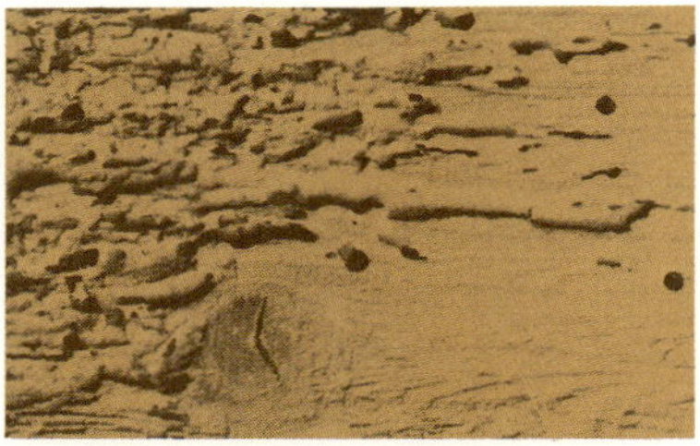

Perforador de la madera portador de abanico

Los agujeros de salida tienen un diámetro de 1,0-1,5 mm. Las larvas se encuentran en la albura de árboles de hoja caduca. El serrín es muy fino, véase pág. 125.

Escarabajos del polvo de los postes

Los agujeros de salida tienen un diámetro de 1,0-1,5 mm. Las larvas viven frecuentemente en la albura de los robles, pero pueden encontrarse también en la madera de varios árboles de hoja caduca exóticos y en el bambú. El serrín es muy fino, véase pág. 125.

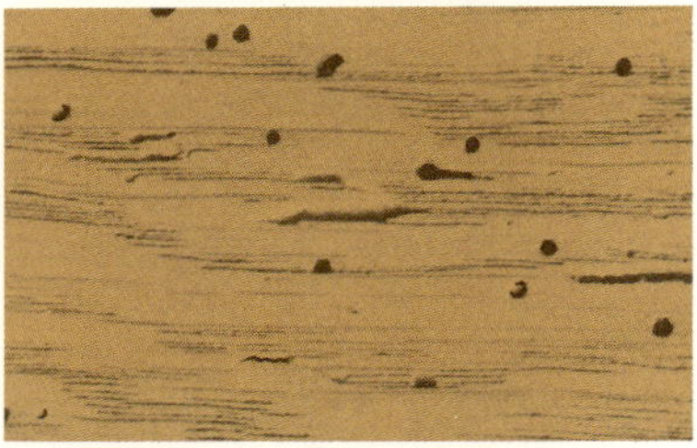

Broma de las naves

Los agujeros de salida son muy pequeños, con un diámetro menor de 1-2 mm, y se encuentran generalmente en los robles. Algunos de los túneles están completamente vacíos y otros contienen un serrín muy compacto. Frecuentemente perforan el duramen y se diferencian de los del escarabajo de la ambrosía en que no están rayados de color oscuro, véase pág. 128.

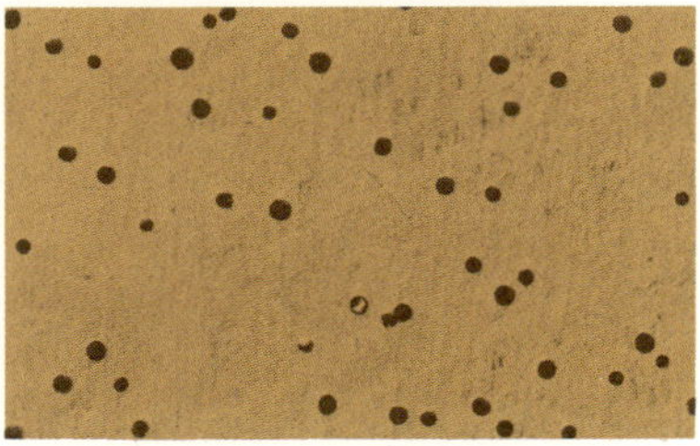

Gorgojos perforadores de la madera

Los agujeros de salida tienen un diámetro de 1-2 mm. Las larvas de estos escarabajos sólo atacan la madera dañada por la humedad. Es típico que muchos de los túneles se abran hasta la superficie. El serrín es más fino que el producido por la carcoma, véase pág. 128.

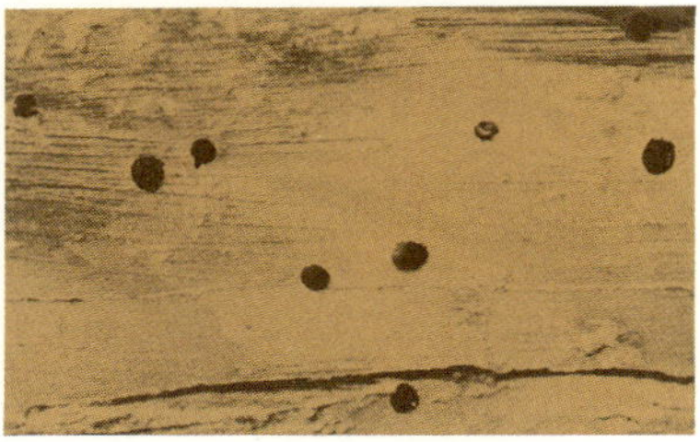

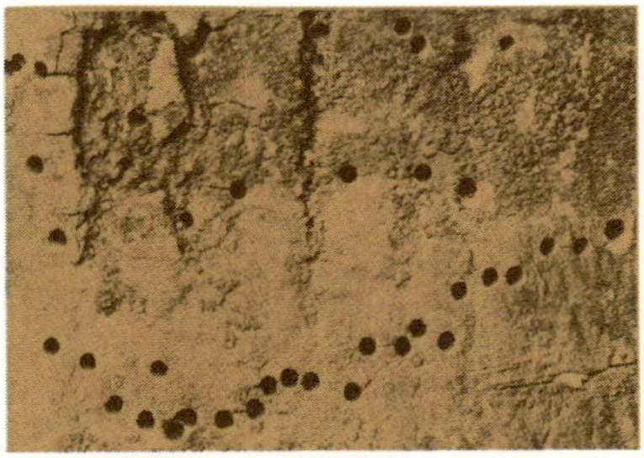

Escarabajos de la corteza del fresno

Los agujeros de salida tienen un diámetro de aproximadamente 1,5 mm y siempre atraviesan la corteza. Esta especie siempre se encuentra en el fresno y sus característicos túneles, que están llenos de serrín oscuro, pueden verse al quitar la corteza, véase pág. 130.

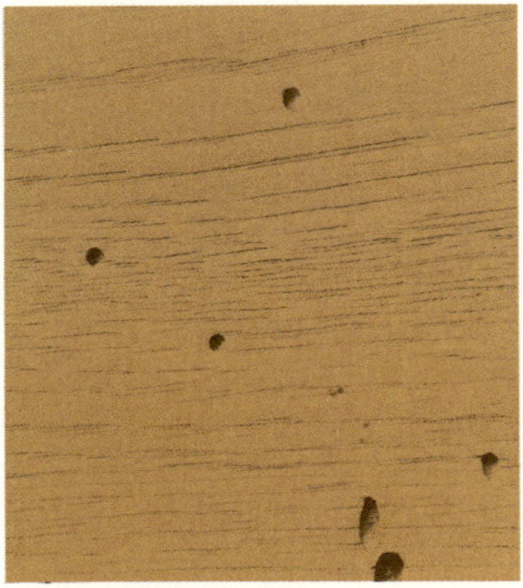

Escarabajos de la ambrosía

Los túneles de este escarabajo, que llegan a la superficie, pueden ser confundidos con los agujeros de salida de las carcomas. Sin embargo, no contienen serrín y generalmente tienen un distintivo rayado oscuro debido a los hongos de la ambrosía. El color de las rayas varía desde pardo pálido hasta casi negro y éstas pueden estar restringidas a una estrecha franja o extenderse hacia el interior de la madera. Algunas especies del escarabajo de la ambrosía aparecen en maderas nobles importado para la construcción de muebles y artesanados. El diámetro de los túneles depende de la especie que los construye, véase página 131.

Tripodendro lineatus

Común en las maderas blandas usadas como madera estructural. Los túneles, con un diámetro de 1-2 mm, tienen un trazado muy característico, véase pág. 132, y no son construidos al azar como ocurre con los de la carcoma.

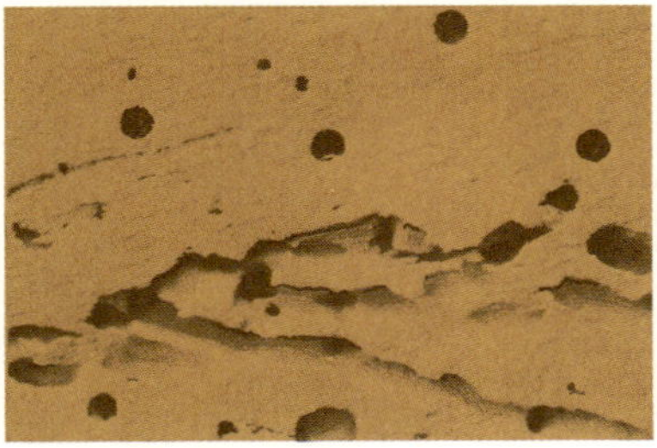

Escarabajos bostríquidos

Muchas especies tropicales de escarabajos perforadores de la madera de la familia Bostríquidos se encuentran en maderas importadas: en cajas, figuras talladas, cestos, etc. Los agujeros de salida tienen un diámetro de 1-5 mm dependiendo de la especie. A diferencia del escarabajo del polvo de los postes, construyen túneles larvarios circulares en sección transversal. El serrín es pulverulento, más tosco y compacto que el producido por las larvas del escarabajo del polvo de los postes, véase pág. 128.

Sírices (avispas de la madera)

Los agujeros de salida tienen un diámetro de hasta 1 cm. Son circulares, con los bordes lisos y parecen haber sido agujereados con un taladro de 10 mm. Los sírices se encuentran únicamente en las coníferas, y los túneles larvarios penetran tanto en la albura como en el duramen. El tosco serrín es tan compacto, que puede ser difícil de rascar de los túneles, véase página 142.

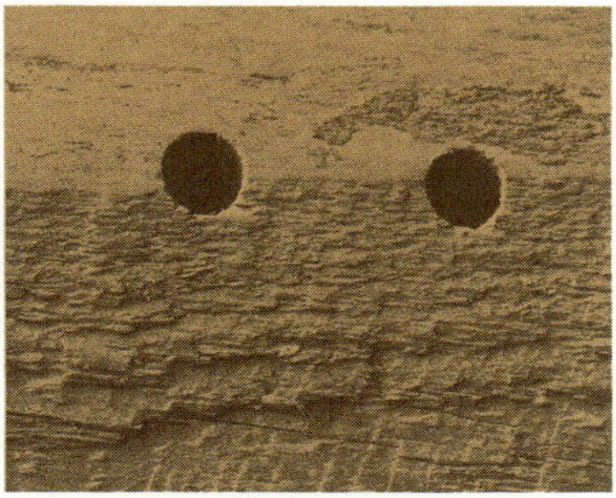

Moscas sierra

Las larvas pueden roer la madera cuando van a formar el capullo de crisálida. Los túneles tienen un diámetro de aproximadamente 2 mm. Es obvio que han sido roídos desde el exterior, y frecuentemente se ven varias tentativas, cada una de unos pocos milímetros de profundidad. El ataque siempre tiene lugar en la madera de revestimientos externos y normalmente en las casas nuevas próximas a áreas sin cultivar con yerbajos, véase pág. 144.

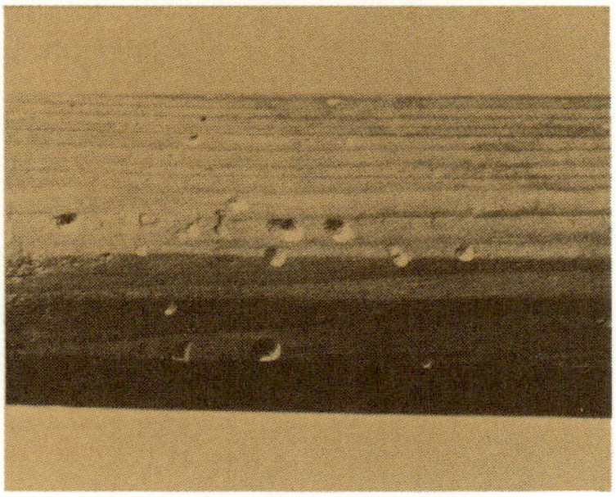

Larvas de la mariposa cabra

Las larvas de la mariposa cabra pueden roer la madera cuando van a formar el capullo de crisálida. Los agujeros son circulares con un diámetro de hasta 2 cm. A diferencia de los túneles de los sírices los de la larva de la mariposa cabra están algo desgastados por los bordes, y generalmente se encuentran en maderas en descomposición, véase pág. 147.

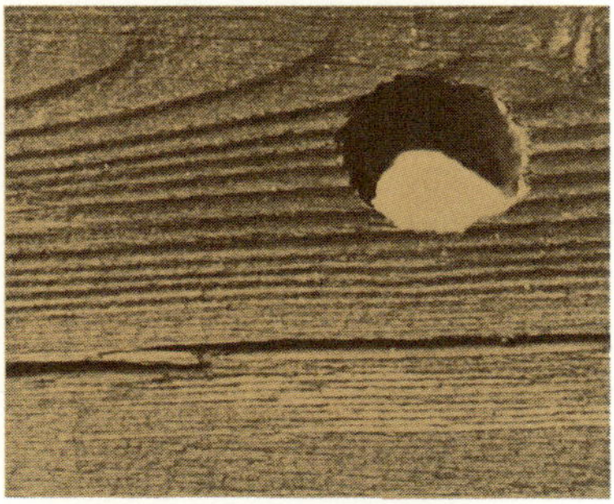

Perforador de los muelles

Los agujeros de salida son irregulares, ovalados o circulares de hasta 6 mm de diámetro y se encuentran generalmente en maderas blandas. Pueden ser confundidos con los túneles del capricornio doméstico pero la presente especie sólo ataca la madera húmeda, y es típico que los túneles larvarios contengan numerosas partículas de fibras de madera, véase pág. 141.

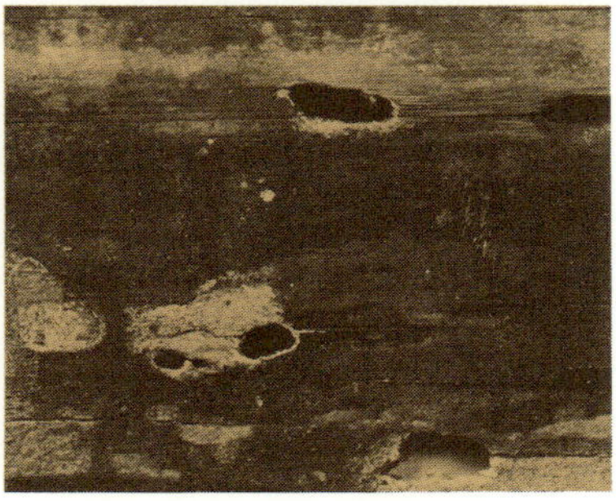

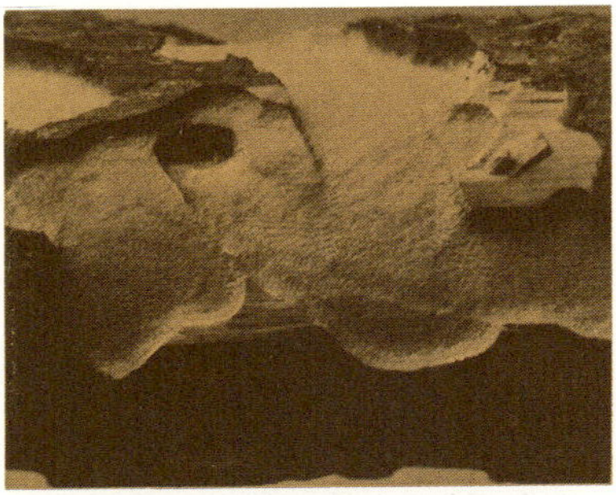

Callidium violaceum

Los ovalados agujeros de salida miden aproximadamente 6 × 3 mm. Esta especie se encuentra únicamente en maderas blandas. Los túneles larvarios, que están situados justo debajo de la corteza, están llenos de serrín con una mezcla de partículas claras y oscuras. Los agujeros de salida se encuentran siempre en la corteza, siendo los agujeros ovalados de la albura las aberturas de las cámaras pupales. Muy común en la madera que aún tiene la corteza, véanse págs. 132 y 163.

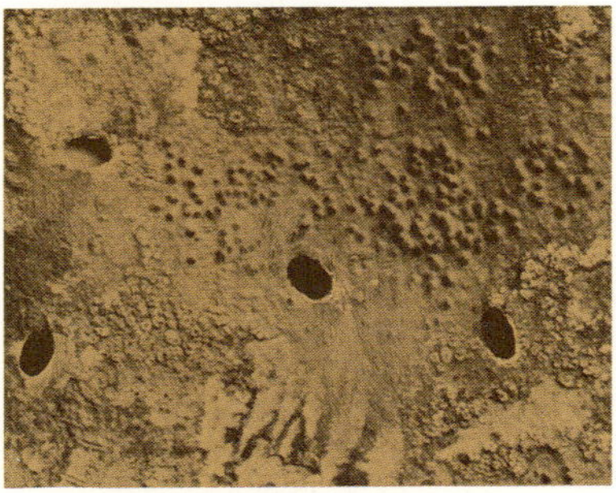

Phymatodes testaceus

Los ovalados agujeros de salida miden aproximadamente 6 × 3 mm. Esta especie sólo ataca la madera de los árboles caducifolios. Los túneles larvarios están situados justo debajo de la corteza y están llenos de serrín con una mezcla de partículas claras y oscuras. Los agujeros de salida se encuentran siempre en la corteza, siendo los agujeros ovalados de la madera misma las aberturas de las cámaras pupales. Comunes en los troncos cortados, véase pág. 134.

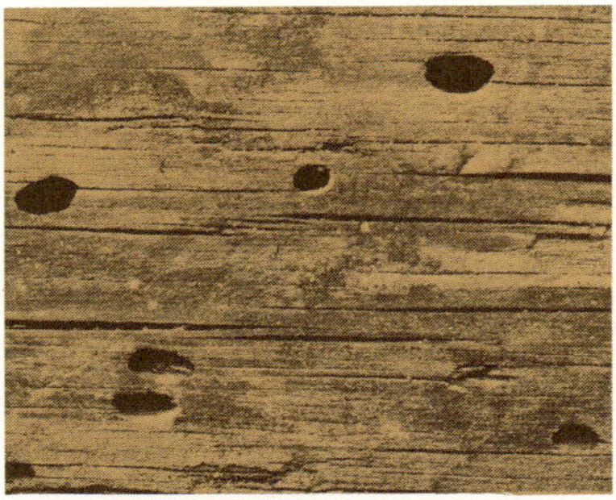

Capricornio doméstico

Los agujeros de salida son generalmente ovalados, pero casi siempre irregulares y con los bordes desgastados. Su tamaño es variable, pero normalmente es de aproximadamente 6 × 3 mm. Los túneles larvarios generalmente se prolongan hasta la superficie, pero siempre los cubre una delgada capa de madera. Los túneles siempre están llenos de un serrín de color amarillento uniforme. Las heces son cilíndricas, véase pág. 135.

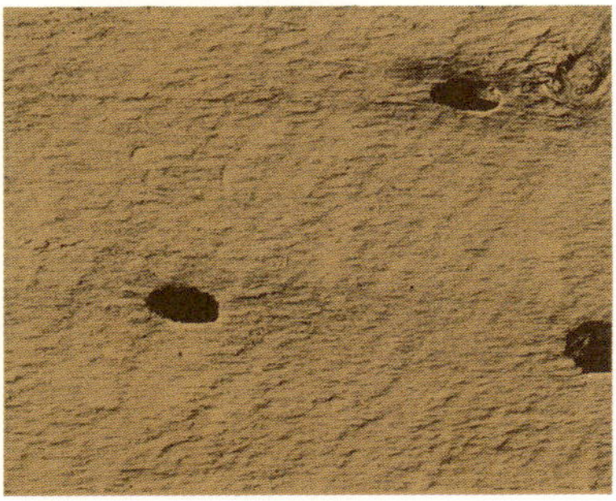

Tetropium luridum

Esta especie ataca casi exclusivamente a las praderas blandas. En la madera que ha sido cepillada generalmente se podrán ver las cámaras pupales. Éstas son ovaladas, miden 6 × 4 mm y no contienen serrín, pero a menudo contienen unas pocas y toscas fibras de madera. Los túneles larvarios, que están llenos de un serrín oscuro uniformemente coloreado, se extienden por la corteza, con sólo una pequeña huella en la madera. Los agujeros de salida son ovalados y con bordes lisos, de 6 mm × 4 mm.

Criocephalus rusticus

Los agujeros de salida son ovalados, con los bordes lisos y con un diámetro máximo de 0,5-1,3 cm. Este escarabajo sólo ataca la madera de coníferas, especialmente de pinos, estropeada por la humedad. Los túneles larvarios, que se encuentran tanto en la albura como en el duramen, son ovalados y extraordinariamente anchos. El serrín está muy pegado al túnel y es muy difícil de extraer, véase pág. 139.

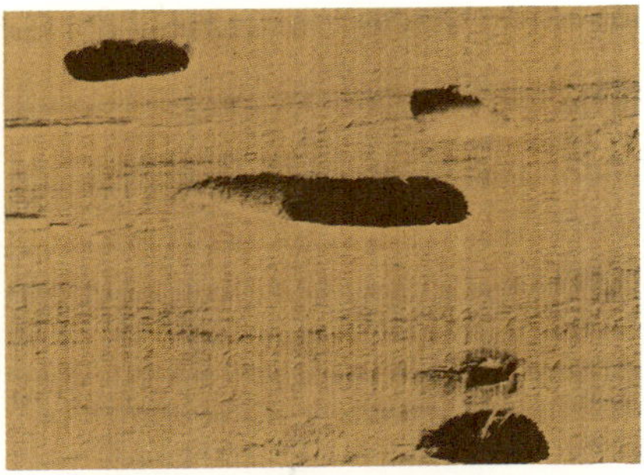

Aserrador de los pinos

Los agujeros de salida son circulares, tienen un diámetro de 5-8 mm, y normalmente se abren en la corteza. La madera trabajada frecuentemente muestra los túneles larvarios que el cepillo ha cortado. En sección transversal, los túneles son ovalados; miden aproximadamente 8 × 3 mm. Son por ello similares a los de Criocephalus *pero no contienen serrín, véase pág. 139.*

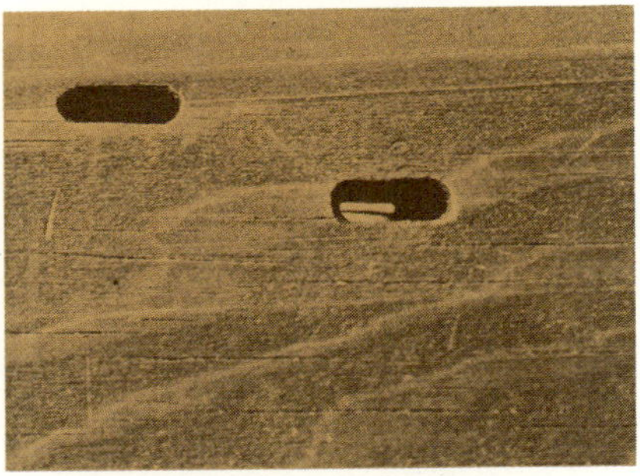

Leptura rubra

Los agujeros de salida son circulares, tienen un diámetro de 5-8 mm y pueden por ello confundirse con los de las avispas de la madera. Este escarabajo solamente ataca la madera de coníferas dañadas por la humedad, y los túneles larvarios son casi ovalados en sección transversal y están llenos de un serrín compacto, que sin embargo no lo es tanto como el producido por las avispas de la madera. Las heces son cilíndricas con los extremos redondeados, véase pág. 139.

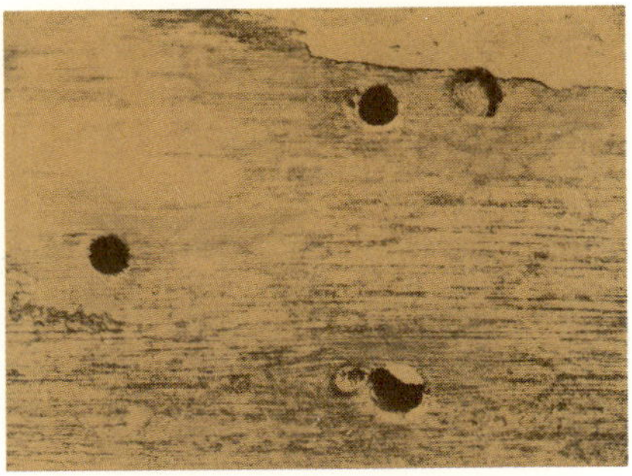

Gracilia minuta

Agujeros de salida pequeños y ovalados, presentes en la corteza casi siempre de sauces. Los túneles larvarios se encuentran entre la corteza y la madera, véase pág. 139.

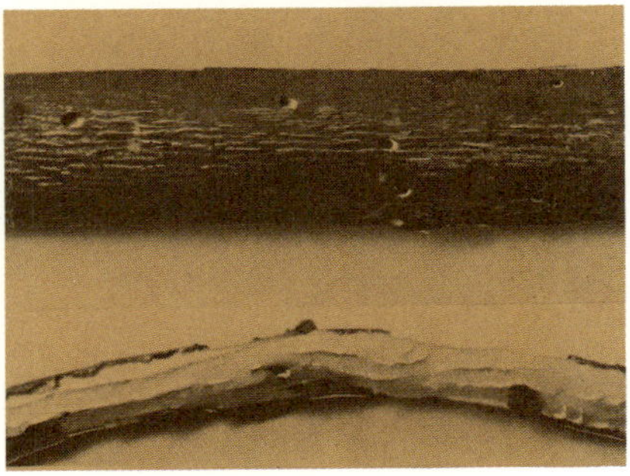

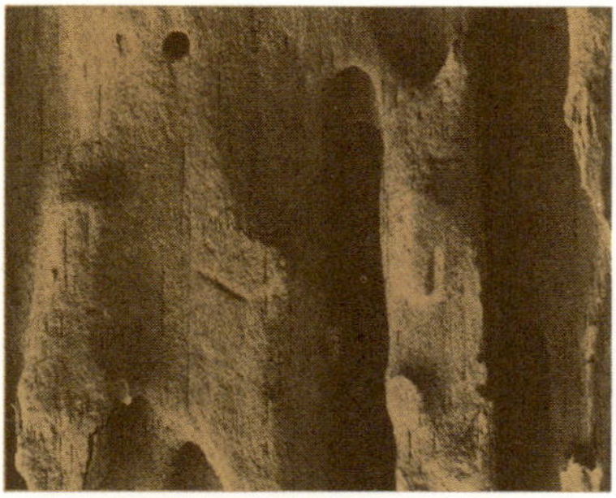

Pequeña hormiga negra

Estas hormigas construyen sistemas laberínticos de túneles en la madera blanda que se desmenuza y que ha sido atacada por hongos o posiblemente por escarabajos perforadores de la madera.
La superficie de la madera toma una típica apariencia redondeada y pulida. Cuando la colonia está desierta, los túneles están completamente vacíos, véase pág. 145. Existen otras hormigas que también atacan la madera, véanse págs. 120 y 145.

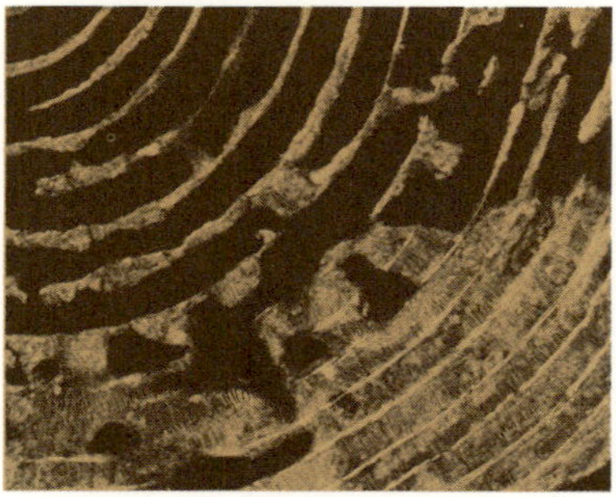

Termitas

Las termitas excavan en los árboles, viviendo detrás de la dura madera de verano que está en forma de láminas. No hay serrín en los túneles, pero se pueden encontrar las cámaras de nidación que están construidas de partículas de tierra aglutinadas, véase pág. 149.

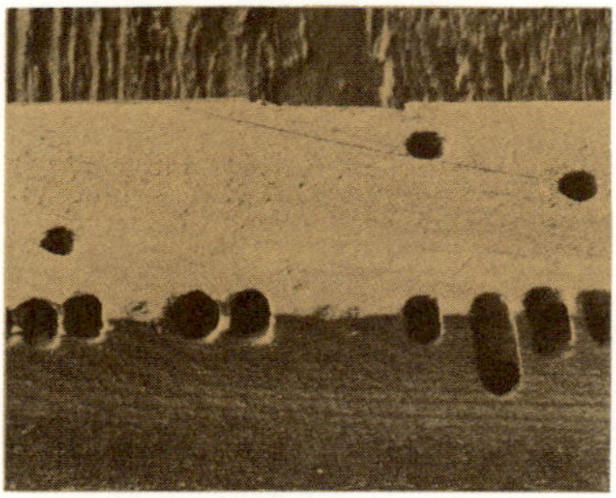

Escarabajos de las despensas

Las larvas de muchos escarabajos y polillas algunas veces roen la madera cuando van a formar el capullo de crisálida. Los túneles pupales son excavados desde fuera y generalmente no tienen salida, pero si hay muchos de ellos la madera puede quedar atravesada por un laberinto de túneles. No hay serrín en dichos túneles, pero casi siempre se encuentran mudas larvarias.
Los túneles pupales de los escarabajos de las despensas son circulares en sección transversal, con un diámetro de aproximadamente 4 mm, véase pág. 120.

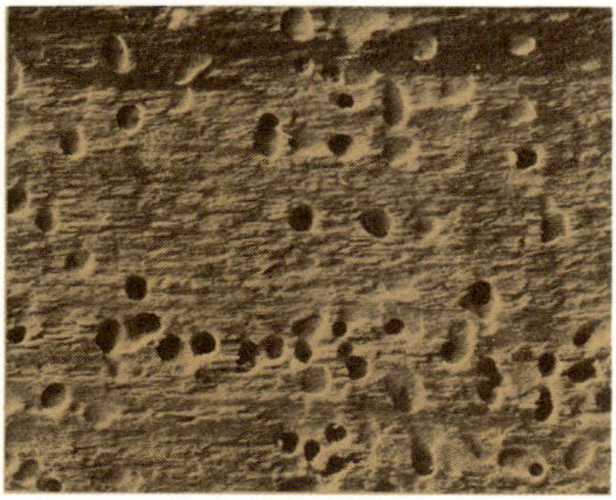

Escarabajo araña australiano

Los túneles pupales son circulares en sección transversal y tienen un diámetro de aproximadamente 2 mm. Normalmente no son muy profundos y frecuentemente son sólo huecos en la superficie de la madera, véase pág. 120.

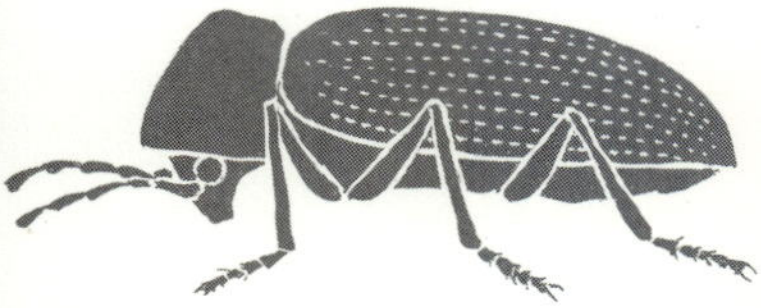

Escarabajo del reloj de la muerte.

Carcomas, Familia Anóbidos
(Pág. 26)

Las larvas de estos escarabajos viven principalmente en la madera. Los adultos son muy pequeños y parduscos con un cuerpo casi cilíndrico. Es típico que el tórax se arquee para formar una capucha que casi esconde la cabeza.

Las larvas de las distintas especies de carcomas son blandas, encorvadas, con patas muy pequeñas, y son difíciles de distinguir unas de otras. En la época de apareamiento, los adultos se comunican entre sí dando golpes de tórax contra el mueble (pág. 214).

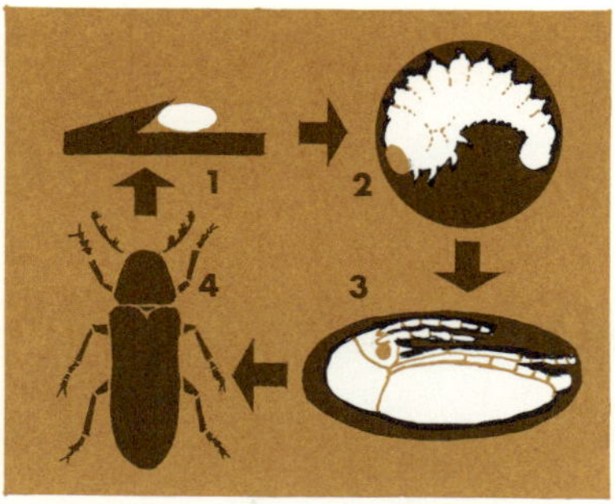

Ciclo vital de una carcoma común de los muebles. 1. Los huevos son depositados en las grietas de la madera. 2. Las larvas que han salido del huevo roen la madera y se la comen. 3. Al cabo de 2-3 años cada larva forma un capullo de crisálida precisamente debajo de la superficie. 4. Un par de semanas más tarde la crisálida sufre la metamorfosis hasta convertirse en escarabajo adulto que roe un agujero circular en la delgada capa superficial y sale. Después del apareamiento las hembras empiezan a poner sus huevos.

Carcoma común de los muebles,
Anobium punctatum (Págs. 26 y 104)
Ésta es una plaga muy corriente de la madera y del mobiliario y está o ha estado presente en muchas casas viejas. Los escarabajos adultos salen durante los meses de verano abriéndose paso desde el mueble infestado a través de agujeros circulares. Es en este momento cuando cae el serrín de la madera. Los escarabajos, que viven solamente un par de semanas, pueden volar y frecuentemente se confunden con moscas pequeñas. Poco tiempo después de la salida se aparean y la hembra empieza a poner los huevos. Éstos no son nunca depositados sobre superficies lisas, sino en las grietas, en el extremo de una fibra o sobre madera no pulida, y con frecuencia en viejos agujeros. Los huevos hacen eclosión al cabo de 3-4 semanas, y las diminutas larvas empiezan a roer inmediatamente hacia el interior de la madera. Dejan las partículas indigestas de madera en los túneles en forma de bolitas oblongas de excrementos. A medida que crecen las larvas, el diámetro del túnel aumenta gradualmente. Las larvas no abandonan la madera y por consiguiente no pueden deambular de una parte del mueble a otra. Su desarrollo dura 2-3 o más años, dependiendo de la temperatura, de la humedad y de la clase de madera.

La temperatura más favorable para el desarrollo de las larvas es de 22-23 °C, pero pueden vivir a temperaturas inferiores, y en Europa incluso fuera de las casas. El contenido hídrico de la madera es importante para el bienestar de las larvas. Cuanto más húmeda mejor, siempre que la madera no esté completamente mojada por mucho tiempo. Frecuentemente aparecen por lo tanto gra-

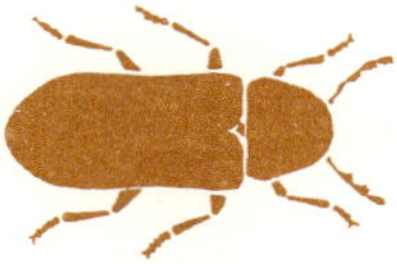

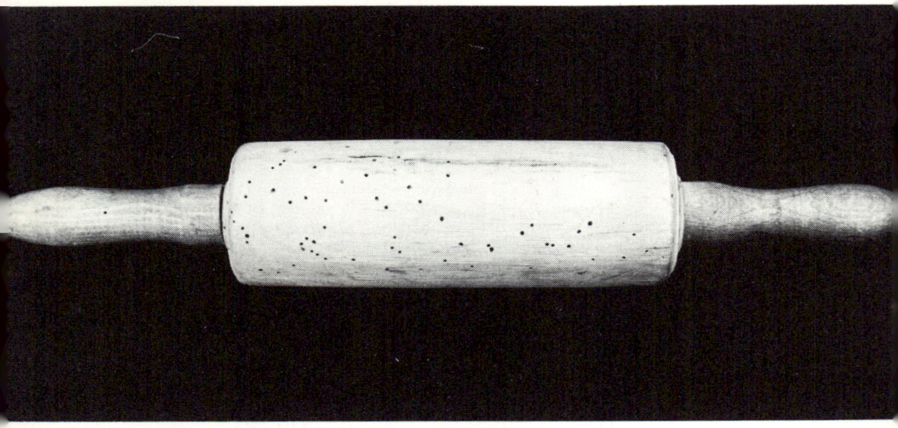

Agujeros de gusanos. Los agujeros de la Carcoma común de los muebles son considerados frecuentemente como prueba de que un artículo es antiguo.

ves ataques producidos por este escarabajo en las cocinas, bodegas, cobertizos y establos que a veces están bastante húmedos. Esta especie no se desarrolla si la humedad del aire es constantemente inferior al 50 %, por lo que no sobrevivirá en el clima seco de un moderno edificio con calefacción central. Prefiere las maderas blandas, pero puede vivir prácticamente en todas las clases de madera. Sin embargo, no ataca el duramen sano.

Los ratones de biblioteca son larvas de escarabajos que viven en el papel (página 107). El hecho de que estas larvas puedan desarrollarse en todos estos materiales, e incluso en la celulosa pura, se debe a la presencia en la pared de su intestino de unas células especiales que descomponen la celulosa en azúcares digeribles y suministran a las larvas el suplemento necesario de vitaminas y nitrógeno.

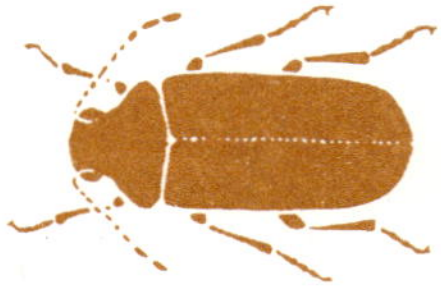

Ernobius mollis
(Pág. 26)

El esqueleto externo de esta especie es más blando que el de las otras carcomas. Un recubrimiento de pelos sutiles y cortos da a los escarabajos un pálido color pardo dorado. El ciclo vital es muy parecido al de la carcoma común de los muebles, pero la hembra sólo pone sus huevos en la corteza de coníferas caídas o muertas. Las larvas recién salidas de los huevos se abren paso royendo hacia el interior de la capa de crecimiento y se alimentan en parte de la capa más interna de la corteza, en parte de la zona más externa de la albura.

Si se quita la corteza se pueden ver los túneles larvarios como surcos (de cerca de 1 mm de profundidad) en la madera. Precisamente antes de formar el capullo

de crisálida, las larvas roen un poco más hondo y en ángulo recto respecto a los túneles larvarios ordinarios (página 114).
Este escarabajo es muy corriente y puede encontrarse prácticamente en todas partes donde todavía se use la madera con corteza en la construcción de casas. El perjuicio producido por estos insectos es puramente superficial y no afectará a la resistencia mecánica. Por otra parte, si dicha madera se recubre con láminas de cualquier clase, los escarabajos que salgan se abrirán paso royendo y dejarán unos agujeros repugnantes. La situación es más grave cuando la madera se cubre directamente con fieltro para techos o láminas de plomo. Entonces los escarabajos roerán a través de la cubierta de los tejados y sus agujeros permitirán la entrada de la lluvia, y el crecimiento de mohos.

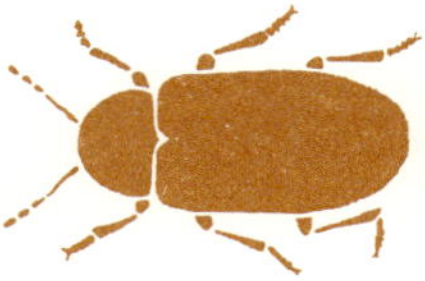

Dendrobium pertinax
(Pág. 26)
Esta especie es un poco más grande y más oscura que la carcoma común de los muebles. Las hembras ponen solamente unos pocos huevos (unos 10), generalmente en primavera, en las brechas y grietas de la madera. El desarrollo dura normalmente 2-3 años. Cuando están completamente desarrolladas, las larvas forman el capullo de crisálida, y un par de semanas más tarde sufren la metamorfosis hasta transformarse en escarabajos adultos. Esto tiene lugar en general durante el otoño, pero los escarabajos no salen entonces, sino que pasan todo el invierno en las cámaras pupales y roen hacia la salida a la primavera siguiente.
Esta especie ataca las ramas o los tron-

En este caso se ha utilizado una chapa con un extremo de corteza, con el resultado de que algunas larvas de escarabajo (Ernoblus mollis) *se han abierto paso por la chapa.*

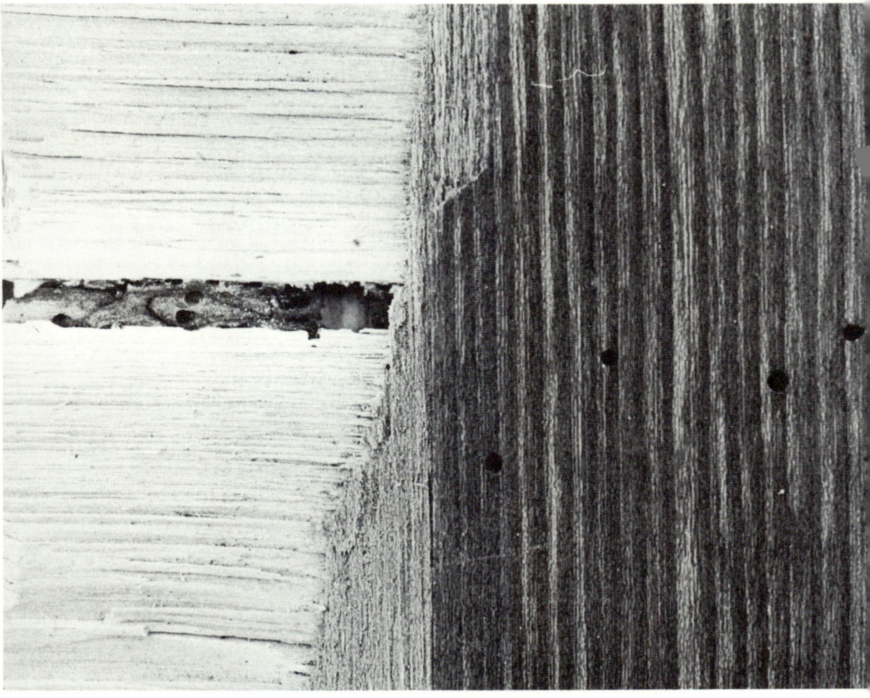

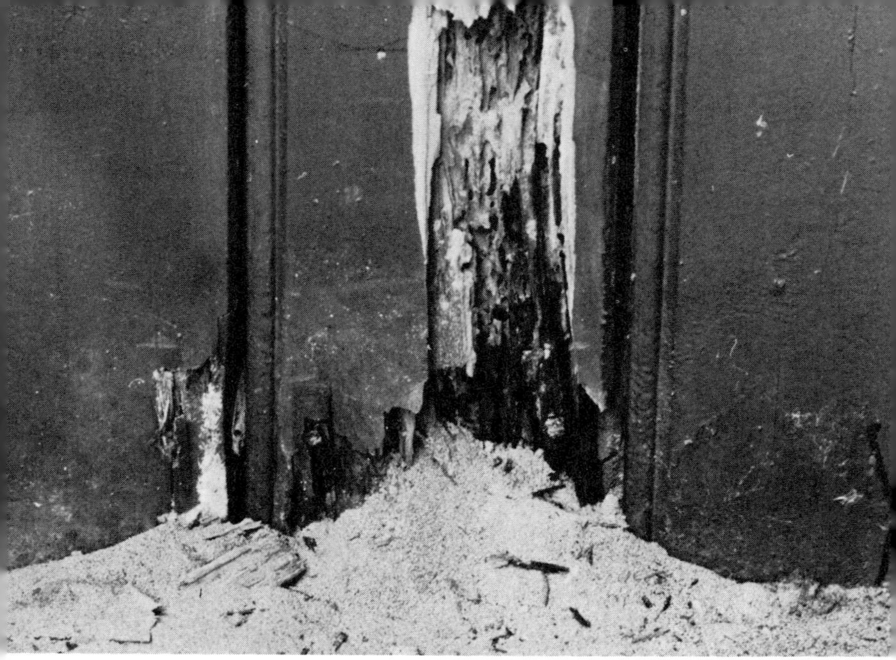

Cuando la madera se conserva continuamente húmeda y llega a ser infestada por hongos, el escarabajo Dendrobium pertinax *completa a menudo la destrucción.*

cos podridos de coníferas, y cuando se encuentra en las casas aparece siempre en la madera que ha sido ablandada por los hongos. En algunos casos la madera infestada es reducida casi por completo a polvo, quedando únicamente la dura madera de verano en forma de delgadas laminillas.

Un ataque de este escarabajo solamente tendrá éxito si la madera está húmeda, por lo que el primer paso para controlarlo es encontrar la fuente de la humedad. Incluso cuando este problema ha quedado resuelto, las larvas pueden continuar todavía desarrollándose en la madera que ha sido perjudicada por la humedad; en consecuencia, cualquier madera infectada debería ser tratada o incluso sustituida. Los escarabajos no pueden vivir en la madera seca y sana.

Un ejemplar de Dendrobium pertinax *en una tabla de madera que muestra los agujeros.*

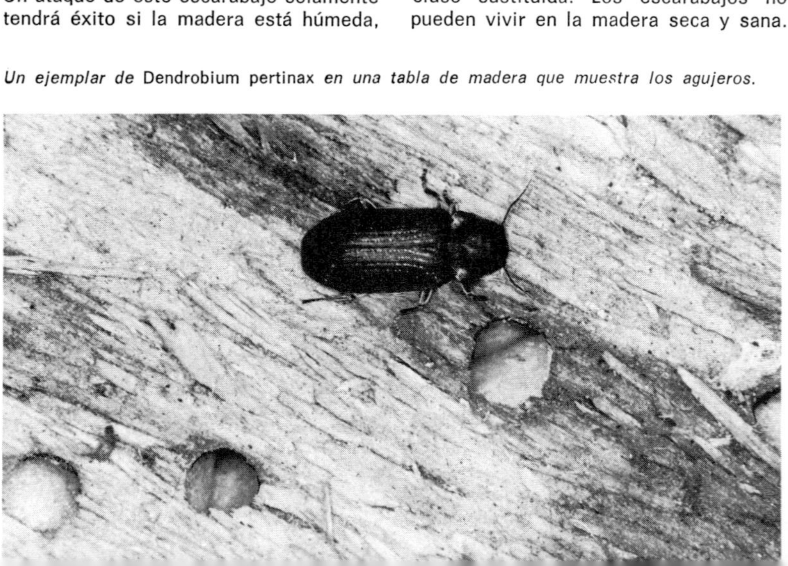

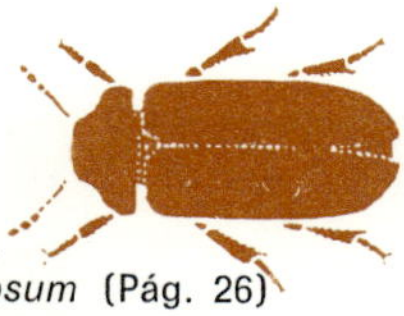

Escarabajo del reloj de la muerte,
Xestobium rufovillosum (Pág. 26)

Éste es uno de los mayores escarabajos perforadores de madera. La hembra pone hasta 50 huevos de abril a mayo. En la madera estructural las larvas pueden tardar 5-10 años en completar su desarrollo. Forman el capullo de crisálida en otoño y la metamorfosis hasta adulto tiene lugar unas semanas más tarde. Al igual que en la especie anterior, los escarabajos permanecen en la madera hasta la primavera siguiente, cuando se abren paso a través de unos agujeros característicos. En la naturaleza los huevos son depositados generalmente sobre ramas muertas de diversos árboles de hoja caduca. En los edificios los colocan casi siempre en la madera de roble. Las larvas sólo pueden subsistir en una madera suficientemente húmeda para que los hongos puedan crecer en ella. Por consiguiente, deberían tomarse las mismas medidas preventivas recomendadas antes.

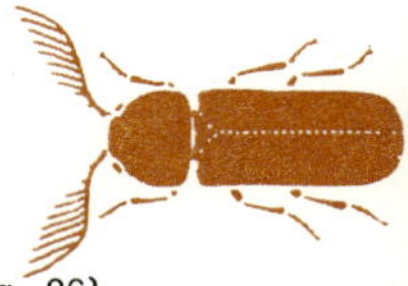

Perforador de la madera portador de abanico,
Ptilinus pectinicornis (Pág. 26)

Esta especie, no tan frecuente como los otros escarabajos perforadores de la madera, ataca principalmente a los árboles de hoja caduca, como por ejemplo las hayas, los abedules y los robles. Se reconoce fácilmente por sus grandes antenas parecidas a un peine. A diferencia de los otros perforadores de la madera, en este caso el escarabajo adulto también roe la madera. El serrín es muy fino y como el de los escarabajos del polvo de los postes.

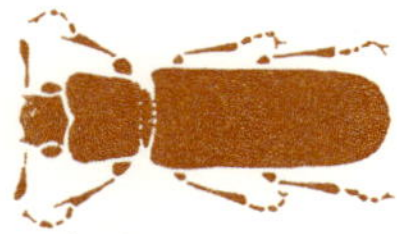

Escarabajos del polvo de los postes,
Familia Líctidos (Pág. 25)

Estos escarabajos son muy delgados, pardos y de 2-5 cm de largo. Se asocian

Una viga de roble de una iglesia de 700 años de antigüedad en Jutlandia dañada por los escarabajos del reloj de la muerte.

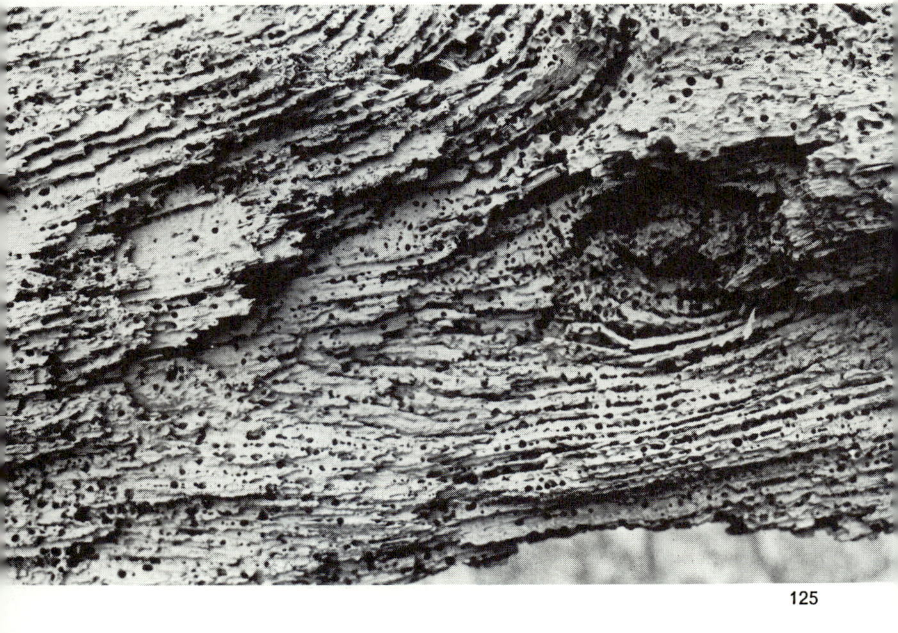

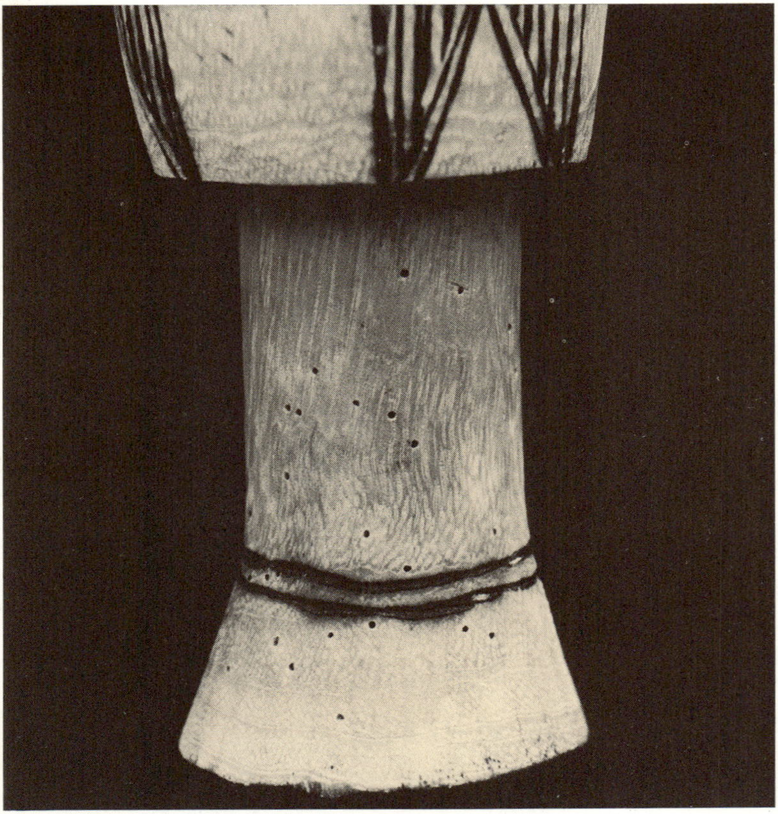

(arriba) Los recuerdos de países tropicales son atacados por las plagas de la madera. Esta taza alta de madera de Tanzania ha sido atacada por un escarabajo del polvo de los postes, Minthea ruficollis. *Los escarabajos bostríquidos atacan también estos objetos.*
(enfrente) Los escarabajos del polvo de los postes pueden atacar también el bambú. Aquí la especie Lyctus brunneus *ha atacado un salvamanteles hecho de bambú partido.*

especialmente a los árboles de hoja caduca que tienen grandes vasos, como por ejemplo el roble, el fresno, el nogal, y a muchas especies tropicales, así como al bambú. La hembra pone generalmente sus huevos en la albura, en los mismos vasos. Las larvas se alimentan del contenido en almidón de las células de la albura, y poco a poco reducen la madera a una masa polvorienta rodeada por una delgada corteza. Cuando han alcanzado el completo desarrollo, las larvas se abren paso royendo hacia la superficie y forman el capullo de crisálida en una cámara oval. Los escarabajos adultos salen a través de pequeños agujeros circulares. El desarrollo dura normalmente un año.

En estos últimos años, los escarabajos del polvo de los postes han tomado una importancia considerable. Esto se debe, en gran parte, al modo como se trata la madera en la actualidad. Antiguamente se dejaba curar años enteros, y así las células que todavía vivían en ella tenían la oportunidad de agotar el contenido de almidón. En los últimos años ha habido un auge en la práctica de secar la ma-

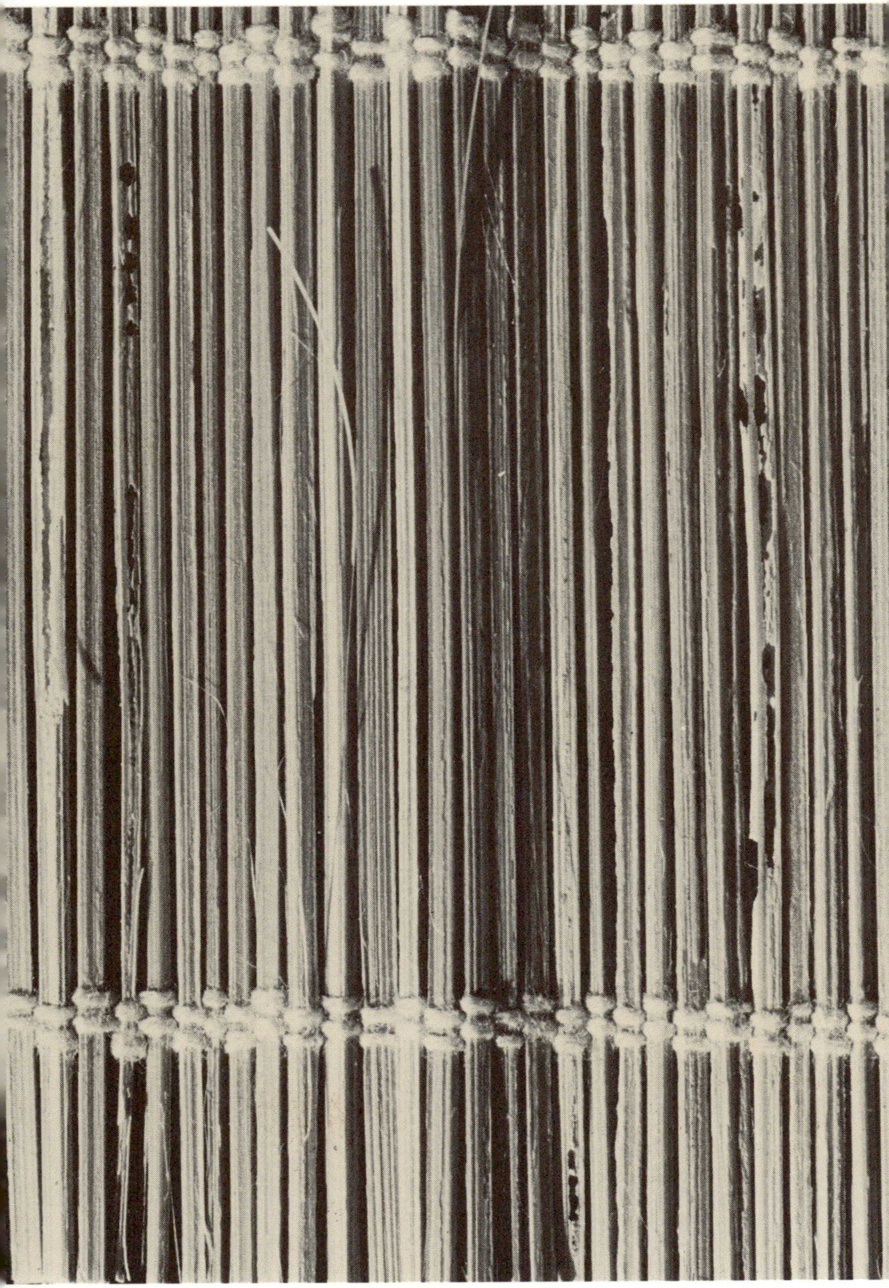

dera por medio del calor poco después de que el árbol ha sido talado. Por este método mueren las células, pero se conserva el almidón que hay dentro de ellas por lo cual la madera sigue atractiva para muchos insectos.
La especie *Lyctus linearis* es bastante corriente en Inglaterra y en Europa, pero es la afín *Lyctus brunneus,* poco común como especie nativa, la que se ve con mayor frecuencia en las casas. Este escarabajo ataca el parquet y los artesonados de roble, a los que puede destruir por completo. A menudo llega en maderas nobles de los trópicos.

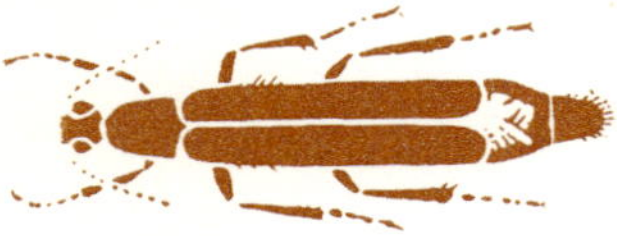

Broma de las naves
Lymexylon navale (Pág. 25)

Este escarabajo ataca viejos robles del bosque y vigas de roble de los almacenes de madera. De vez en cuando ha provocado considerables daños en astilleros, y es especialmente célebre desde el informe de Linneo sobre sus estragos en el astillero naval de Gotenburgo en 1747.

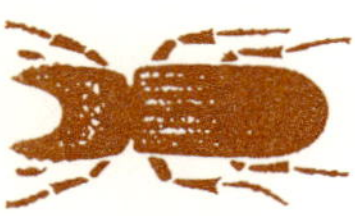

Escarabajos bostríquidos,
Familia Bostríquidos (Pág. 25)

Los miembros de esta familia son en su mayor parte tropicales. Son algo parecidos a los Anóbidos, pues su diminuta cabeza está casi totalmente cubierta por el arqueado tórax, pero en contraste con éstos, este «casco» está completamente recubierto por diminutas púas o protuberancias.
En cuanto a sus costumbres, son muy parecidos a los escarabajos del polvo de los postes, ya que también atacan a los árboles de hoja caduca ricos en almidón, y únicamente la albura. Las hembras ponen sus huevos sobre los árboles recién talados, pero muchas especies solamente hacen esto cuando la corteza todavía está presente. No atacan nunca la madera seca y curada, aunque algunas especies son capaces de continuar su desarrollo en la madera aunque empiece a secarse, y pueden incluso salir de los muebles.
En Europa los escarabajos bostríquidos se encuentran principalmente en mercancías importadas. Los cofres de madera orientales son reducidos a polvo con mucha frecuencia.
Las esculturas exóticas de madera, así como los cestos y otros objetos trenzados, también pueden ser infestados: la especie implicada puede ser *Bostrychoplites cornutus* (lámina 8, pág. 25).

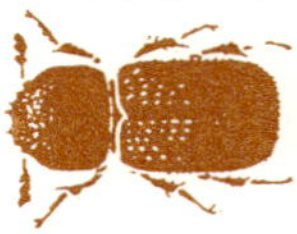

Algunas especies, tales como el pequeño *Dinoderus minutus* (lámina 8, página 25), son frecuentes en el bambú.
Pueden destruir totalmente la madera en que se encuentran. Un ataque puede pararse mediante el calor o por congelación.

Gorgojos, Familia Curculiónidos
(Pág. 28)

Los gorgojos constituyen la familia más extensa del reino animal, con más de 40 000 especies conocidas. Algunas de ellas pueden ser consideradas como plagas menores de la madera tallada. Una de las especies implicadas, *Codiosoma spadix,* mide 3-4 mm de largo y es de color pardo negruzco, con un poderoso rostro muy corto. Ataca únicamente la madera que ha sido infestada previamente por un hongo, y puede considerarse como una plaga secundaria.

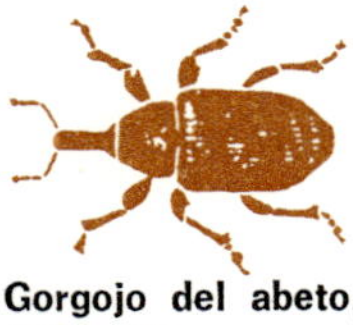

Gorgojo del abeto, *Hylobius abietis*
(Pág. 28)

Este escarabajo puede encontrarse de vez en cuando en el interior de las ca-

sas, a veces en grandes cantidades, aunque en realidad no tiene por qué estar. Las larvas viven en tocones de árboles y en las raíces de coníferas enfermas o muertas. Los escarabajos pueden provocar algunos perjuicios fuera de la casa porque roen los vástagos y las ramitas, pero en el interior de la casa son bastante inofensivos.
Esta especie puede confundirse fácilmente con el gorgojo negro de la vid (pág. 203). Ambos son casi del mismo

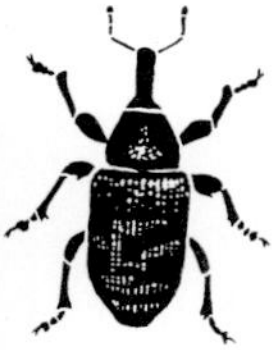

Gorgojo del abeto

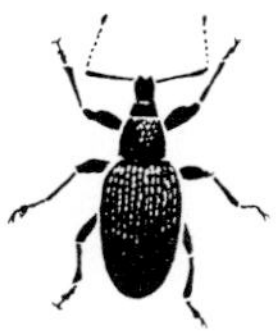

Gorgojo negro de la vid

tamaño y llevan mechones de pelos amarillos en los élitros, pero el rostro es más grande en *H. abietis.*

Escolítidos, Familia Escolítidos (Pág. 28)

Se trata de pequeños escarabajos cilíndricos con un gran tórax. Pueden diferenciarse de las carcomas por sus antenas angulosas. Los adultos salen en primavera y van en busca de árboles enfermos o recién talados en los que se introducen royendo la corteza. Después del apareamiento, la hembra construye un túnel en la corteza y forma una galería para los huevos con pequeños nichos, en cada uno de los cuales deposita un huevo. Cuando éstos hacen eclosión, cada larva roe su propio túnel en ángulo recto respecto a la galería de los huevos.
Estos sistemas de túneles se ven con frecuencia cuando se quita la corteza de las ramas o troncos muertos. Algunos escolítidos no se apartan en absoluto de la corteza, otros actúan en la capa que está entre la corteza y la madera, y cada especie produce su sistema de túneles especial. Los verdaderos escolítidos solamente se ven en casa cuando son introducidos con la madera, por ejemplo con la leña.

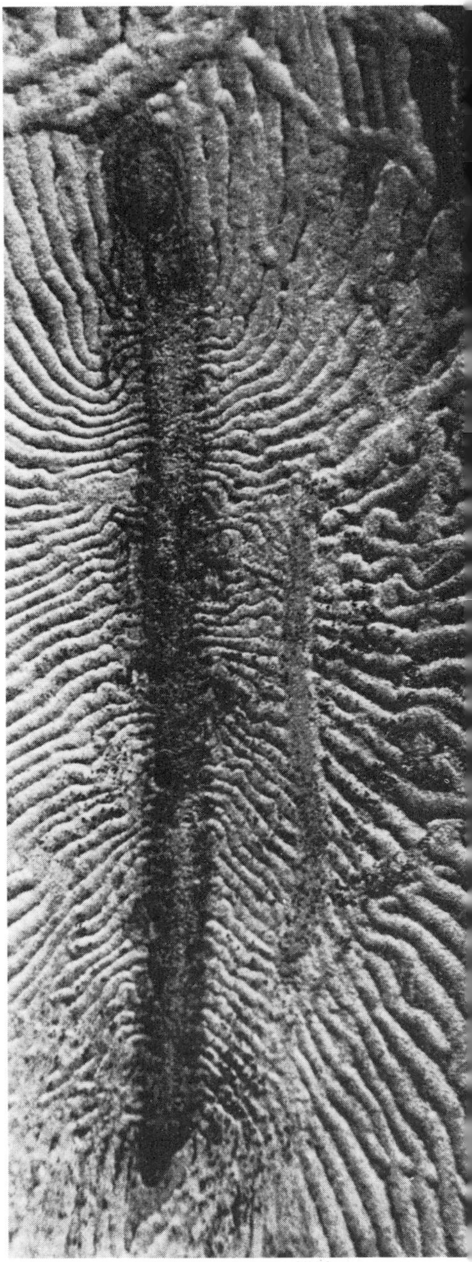

Túneles hechos por larvas de escolítidos.

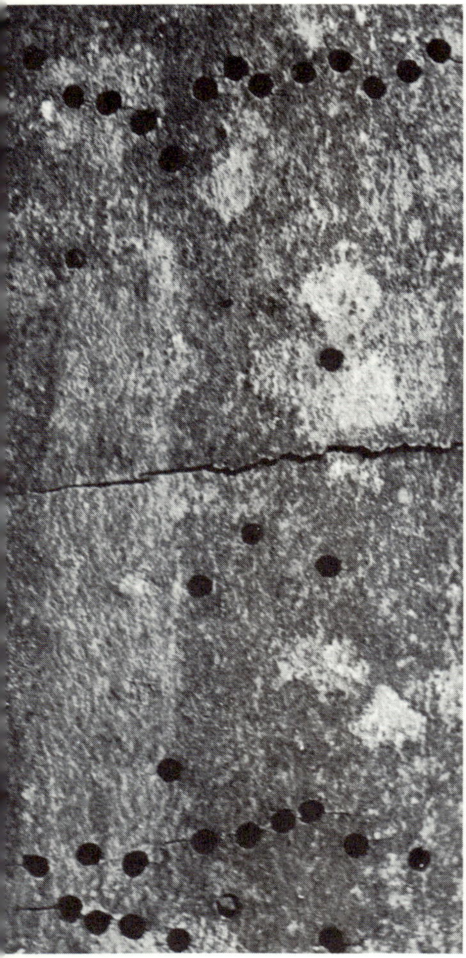

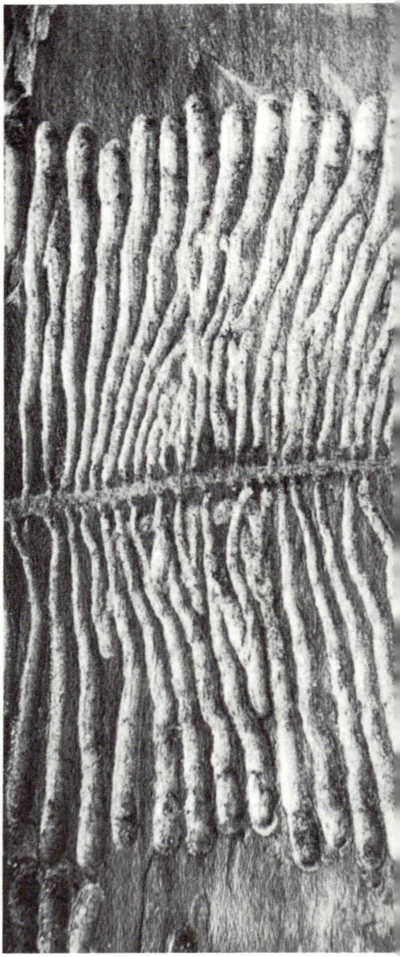

Escarabajo de la corteza del fresno,
Hylesinus fraxini
(Pág. 28)

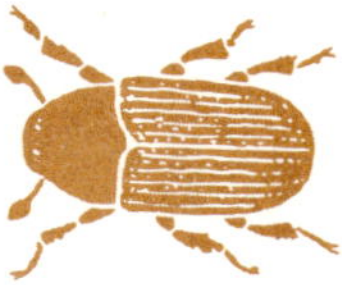

Éste es el escolítido que se ve con mayor frecuencia en las casas, donde puede aparecer bruscamente como un enjambre de pequeños escarabajos moteados de pardo amarillento. Procede de troncos de fresno, y los redondos agujeros indican de dónde han salido.

(izquierda) Un trozo de tronco de fresno con agujeros del escarabajo de la corteza del fresno. (derecha) El mismo trozo con la corteza retirada mostrando el decorativo sistema de galerías.
(enfrente) Madera atacada por Trypodendron lineatus. *Los agujeros son los túneles de las hembras descubiertos por el cepillo de carpintero. Las oscuras manchas alrededor de los agujeros indican la acción de los escarabajos de la ambrosía.*

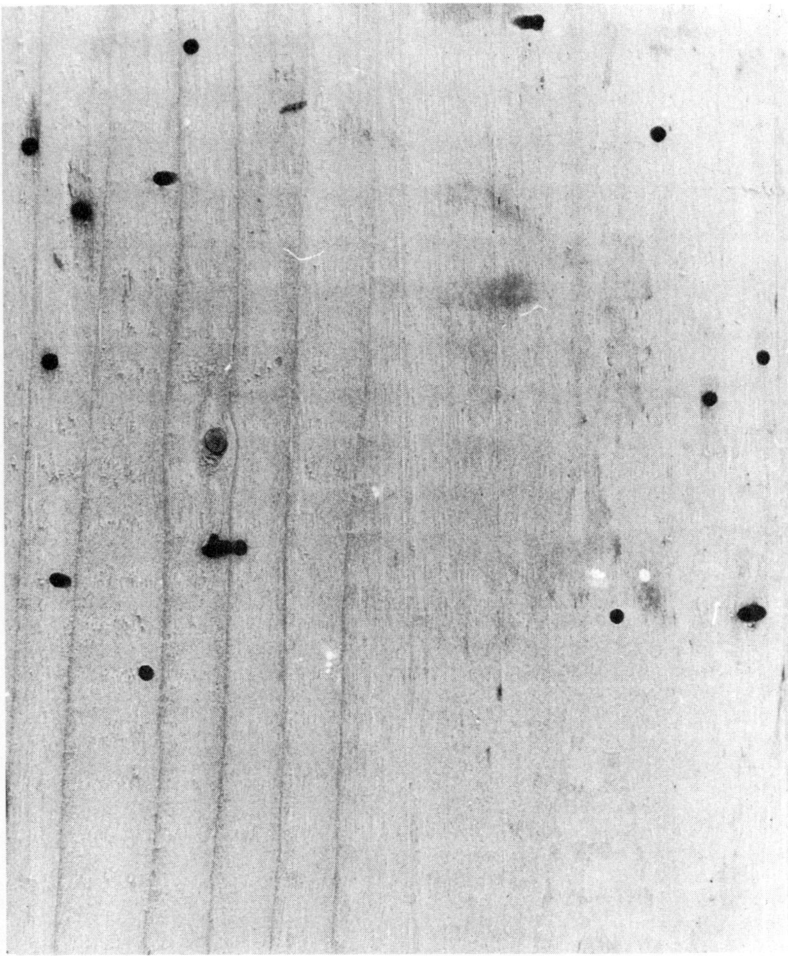

Escarabajos de la ambrosía

Son unos escarabajos escolítidos no totalmente típicos, ya que construyen sistemas de túneles en la madera misma. Los adultos se introducen royendo en ésta, llevando consigo las esporas de unos hongos especiales que germinan y crecen en el interior de los túneles. Los hongos tienen la capacidad de digerir la celulosa de la madera y producen unas esporas nutritivas de las que se alimentan los escarabajos y sus larvas. Este alimento se conoce como ambrosía. En la mitología griega, la ambrosía era el manjar de los dioses, y su bebida era el néctar.

Cuando el árbol se seca, los hongos ya no pueden desarrollarse y el ataque se extingue. En consecuencia, en circunstancias normales no se trata de una plaga económicamente importante para la madera de los edificios. Si la madera está expuesta directamente al viento y a la lluvia, los agujeros practicados por

los escarabajos facilitarán la entrada a diversos hongos. Cuando se valora la madera por su atractivo estético, como cuando se utiliza para la fabricación de muebles, los agujeros y la decoloración producida por un ataque de escarabajos de la ambrosía reducirán considerablemente su valor comercial.
Las huellas de la acción de los escarabajos de la ambrosía pueden observarse, con frecuencia, en maderas nobles importadas de los trópicos.

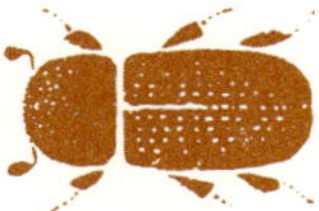

Trypodendron (= Xyloterus) lineatum
(Pág. 28)

La madera que muestra la actividad de este escarabajo de la ambrosía se ve muy frecuentemente en Europa. Algunos de estos insectos viven en coníferas; otros en árboles de hoja caduca.
Después del apareamiento, la hembra practica un pequeño túnel en el tronco del árbol y construye desde éste dos o tres galerías horizontales para los huevos, siguiendo generalmente los anillos anuales. Luego roe pequeños nichos en el techo y en el suelo de las galerías y deposita un huevo en cada uno. Cuando éstos hacen eclosión, las larvas aumentan un poco el tamaño de los nichos, pero no roen verdaderos túneles en la madera, pues se alimentan de los hongos ya mencionados. Cada larva forma el capullo de crisálida en su propia cámara, y los adultos salen del sistema de túneles por el mismo camino por el que entraron los padres.

Galerías de Trypodendron lineatus *en un trozo de madera partida. La galería horizontal es construida por la hembra, y de ella parten los cortos túneles larvarios.*

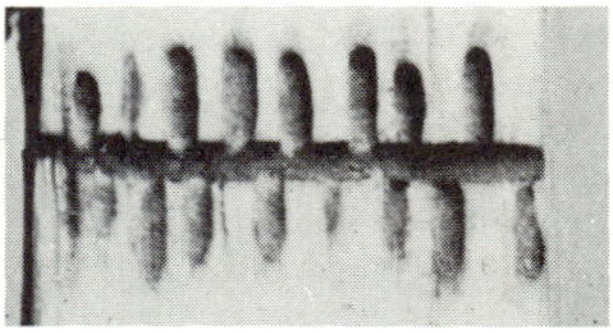

Longicornios, Familia Cerambícidos
(Pág. 27)

Escarabajos grandes, con antenas largas. Las larvas de las diferentes especies, difíciles de distinguir unas de otras, son pálidas, rollizas, bastante aplanadas y más anchas hacia la cabeza, que tiene unas poderosas y oscuras mandíbulas. Las hembras ponen sus huevos en las grietas y hendiduras de la corteza de la madera, y las larvas se alimentan de madera. Su desarrollo puede durar varios años. Una vez completado su crecimiento, cada larva prepara una extensa cámara pupal, con frecuencia forrada de toscas fibras de madera, en la que forma el capullo de crisálida y más tarde sufre la metamorfosis.
Las diferentes especies varían extensamente en su elección de la madera. Algunas solamente pueden desarrollarse en maderas duras, otras únicamente en maderas blandas. Algunas atacan la madera fresca recién talada, mientras que existen algunas especies que necesitan madera dañada por la humedad.
Ésta es probablemente la especie que se ve con mayor frecuencia en las casas, aunque no se trata de una plaga

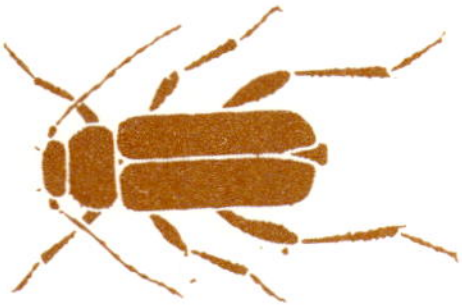

Callidium violaceum
(Pág. 27)

Tan grave como la del capricornio doméstico (pág. 135). Deposita los huevos únicamente en la madera blanda, y sólo en la madera muerta o talada que todavía lleve la corteza. Las larvas viven en la capa de crecimiento, y si se quita la corteza se pueden ver sus túneles como anchos surcos en la superficie de la madera, junto tenues rayas dejadas por sus mandíbulas.
El desarrollo larvario dura uno o dos años, y cuando han completado su desarrollo, las larvas perforan oblicuamente la madera a una distancia de 3-5 cm. En el fondo construyen una cámara en la que forman el capullo de crisálida cerrándola con fibras de madera.

(enfrente) los túneles larvarios de Callidium violaceum *mostrando las tenues señales dejadas por las larvas que los han roído.*

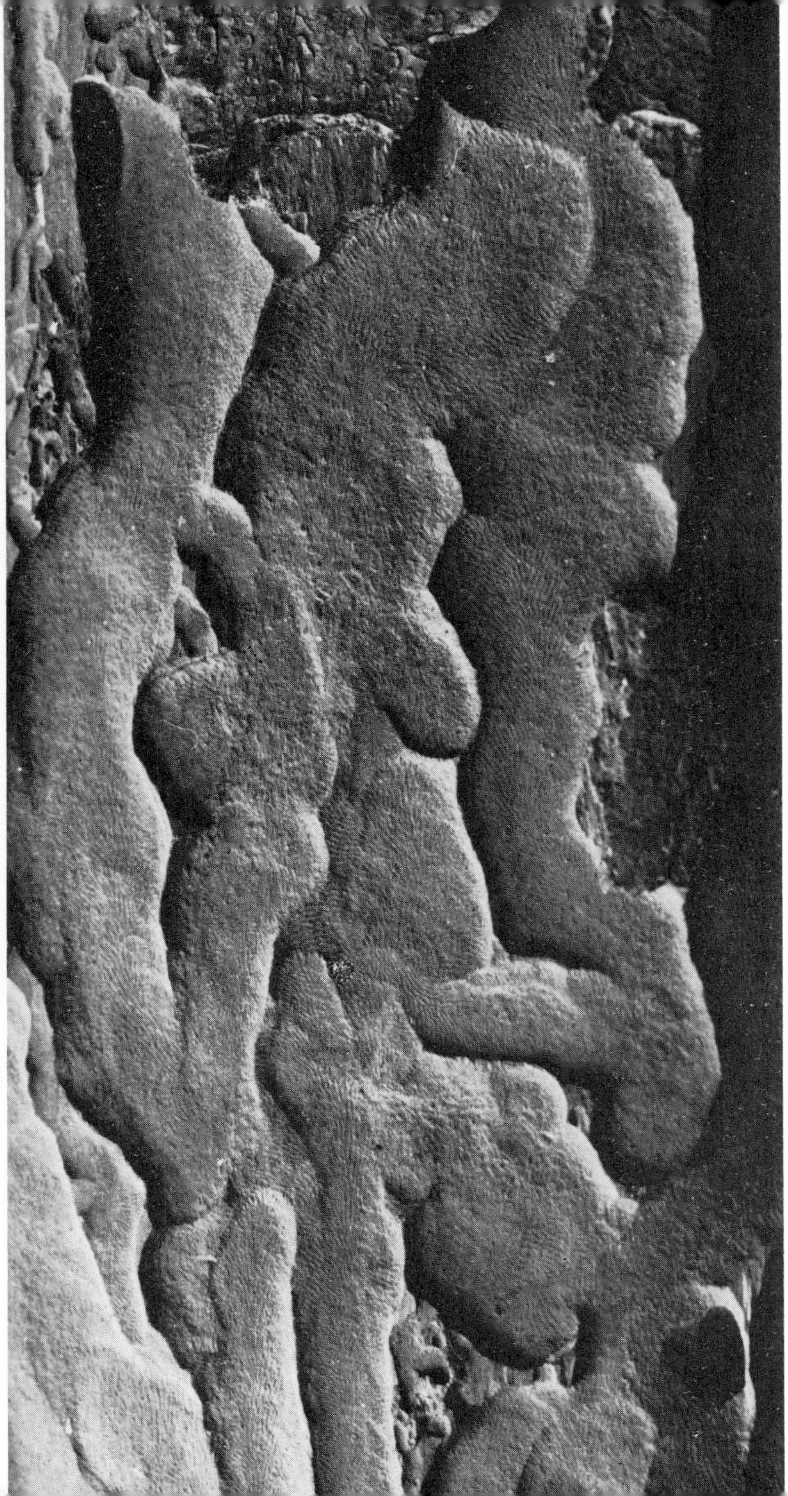

Estos túneles pupales podrían hacer pensar que el ataque ha sido aún más profundo, pero no es difícil probar con un destornillador que son ciegos, y debido a que cada larva construye sólo uno de estos túneles a lo largo de su vida, esto no afecta gravemente a la resistencia mecánica de la madera.

Cuando salen los escarabajos, generalmente en primavera, erran otra vez por el túnel pupal y se abren paso a través de la corteza practicando un agujero ovalado de borde liso (pág. 118).

Las larvas son introducidas en las casas con la madera cubierta por la corteza, y son frecuentes en la leña (solamente maderas blandas) y en las tablas de pino o de picea con la corteza.

Las larvas pueden desarrollarse en la madera hasta que se haya agotado la totalidad de la capa que está entre la corteza y la madera, pero el ataque no puede extenderse a la madera sin corteza. La mejor manera de acabar con el ataque consiste simplemente en quitar la corteza.

Al igual que en el caso de *Ernobius mollis* (pág. 122), esta especie puede producir también daños cuando se fijan artesonados y techumbres a madera cubierta de corteza. Cuando salen los escarabajos se abren paso a veces a través de las cubiertas de los artesonados.

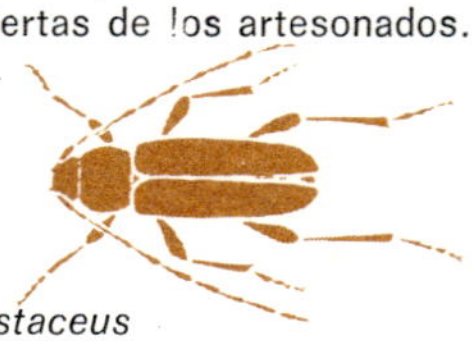

Phymatodes testaceus
(Pág. 27)

Existen variedades de diferentes colores de este escarabajo, unas con élitros amarillentos, otras azules. El ciclo vital es el mismo que el de la especie anterior, con la salvedad de que la presente especie ataca únicamente las maderas duras, tales como la de haya, abedul y roble. En una casa, el primer indicio lo constituirán normalmente los escarabajos adultos arrastrándose por la habitación, y como necesariamente tienen que proceder de la madera cubierta de corteza, el primer lugar que hay que examinar es la canasta de la leña. Los agujeros son ovalados (página 118).

Este escarabajo no es de ningún modo un peligro en la casa, pero si la madera dura se guarda para trabajos de carpintería, se aconseja siempre quitar la corteza, ya que estos escarabajos inutilizan la capa más externa de la madera.

Phymatodes testaceus *en su agujero de salida sobre un trozo de tronco de abedul.*

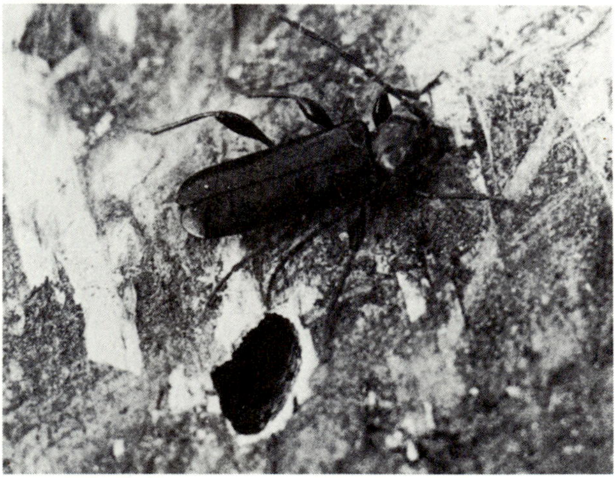

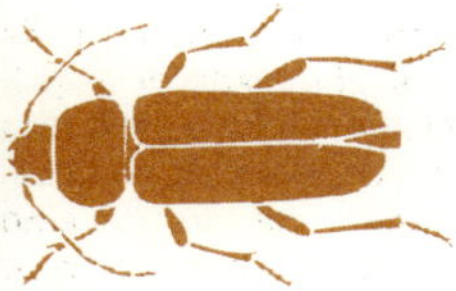

Capricornio doméstico,
Hylotrupes bajulus (Págs. 27 y 104)

Desde el punto de vista económico, este escarabajo constituye una de las plagas más importantes de la madera estructural. En estado salvaje, las larvas viven en coníferas viejas y completamente secas. El escarabajo adulto, que se ve muy pocas veces, sale de los troncos en la época más calurosa del verano, se aparea y la hembra empieza a poner sus huevos. Puede llegar a poner hasta 400, y con la ayuda del oviscapto largo y muy flexible, aquéllos pueden ser depositados en lo más profundo de brechas y grietas del árbol. Los huevos hacen eclosión al cabo de unos 14 días y las larvas perforan en seguida hacia el interior de la madera donde continúan alimentándose durante el siguiente par de años. El período real de desarrollo y el tamaño final de la larva depende de la temperatura y del contenido nutritivo de la madera. La duración media del período larvario es probablemente de unos 3-4 años, pero puede ser mucho más largo. La larva se alimenta principalmente de la albura y con frecuencia roe hacia fuera dirigiéndose a la superficie, hasta que una capa delgada como el papel la separa del mundo exterior. Una vez completado el crecimiento, forma el capullo de crisálida en una cámara pupal especial que cierra con toscas astillas, pero precisamente antes de hacer esto roe un agujero a través del cual abandonará más tarde el árbol como escarabajo (pág. 118). El agujero, el serrín y las astillas que la larva empuja a menudo hacia fuera son generalmente los primeros indicios visibles de un ataque de este escarabajo, aunque la verdadera infección puede haber tenido lugar varios años antes. Con todo, se puede prestar atención a los indicios antes de que el ataque llegue a ese punto. Acercándose silenciosamente a un tronco un cálido

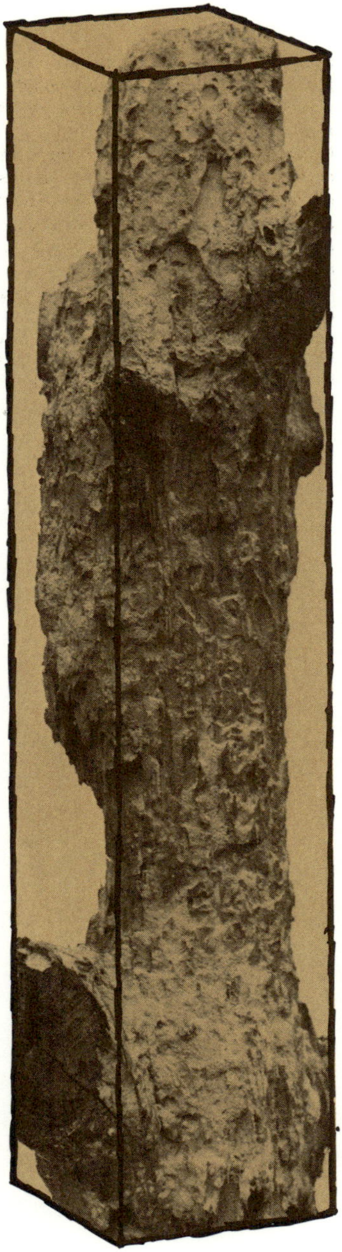

Las larvas del capricornio doméstico han eliminado casi toda la albura de esta viga, dejando atrás los nudos y el duramen.

día de verano, se puede escuchar con bastante claridad el áspero sonido producido por las larvas mayores mientras roen (véase también pág. 214).

En la actualidad se cree que este escarabajo se ha establecido en las regiones del sur de Inglaterra, pero no se ve a menudo en los bosques, lo cual no es extraño ya que no ataca la madera verde.

Antes de que los adultos lleguen a ser activos, la temperatura tiene que ser por lo menos de 25 °C, por lo que en el norte de Europa sólo algunos años se dispersan activamente volando desde los edificios ya plagados. Se considera bastante cierto que la dispersión de este escarabajo es efectuada principalmente por el mismo hombre. Algunas veces la madera puede llegar a infestarse en el almacén del comerciante antes de que llegue al constructor, o puede propagarse la plaga desde las cajas o muebles que han estado previamente almacenados en un desván infestado.

Esta especie se encuentra principalmente en la madera del techo, porque es ahí donde halla las elevadas temperaturas que requiere, pero puede propagarse fácilmente a otra madera de la casa.

(abajo) larva y crisálida (abajo derecha) del capricornio doméstico en sus túneles (520).

(arriba) Las larvas del capricornio doméstico dejan normalmente una delgada capa exterior de madera. Aquí se han quitado algunas de estas capas delgadas como el papel para mostrar la extensión del daño de debajo.

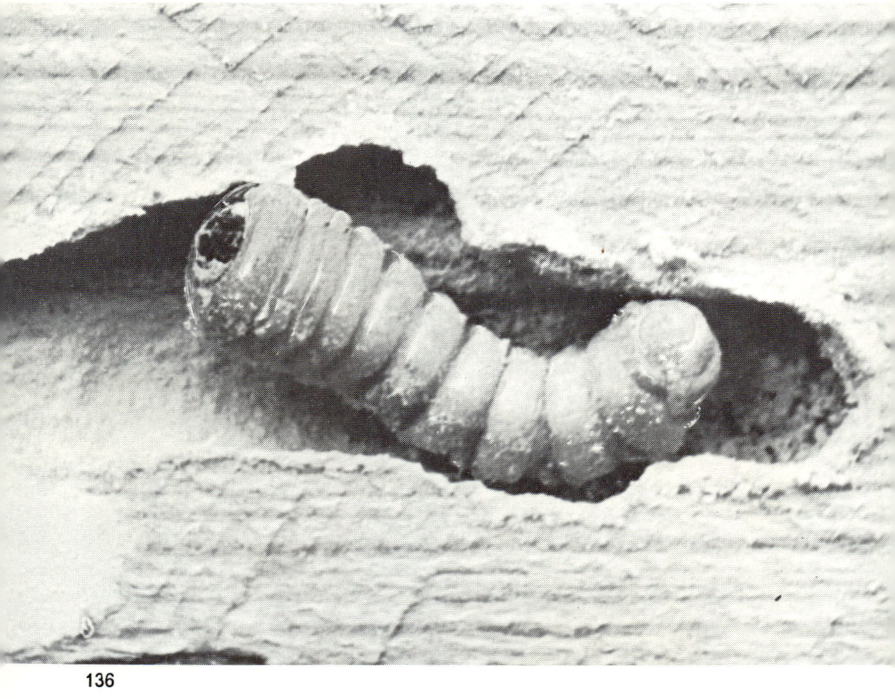

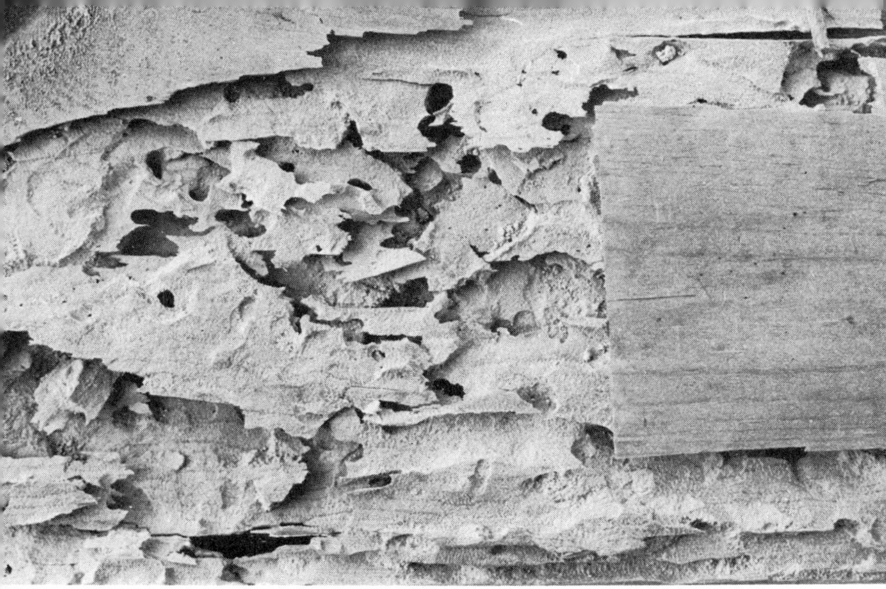

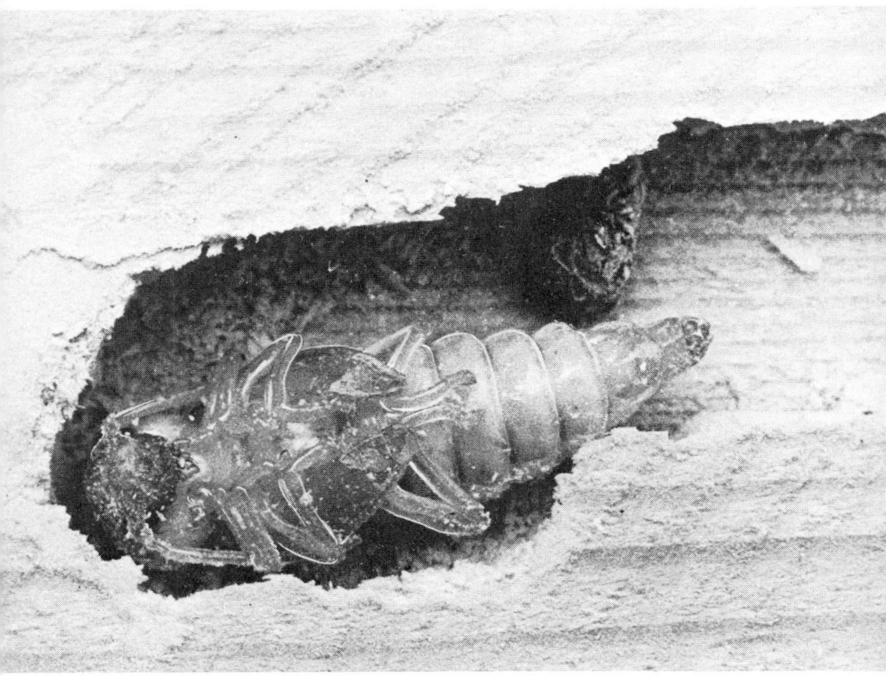

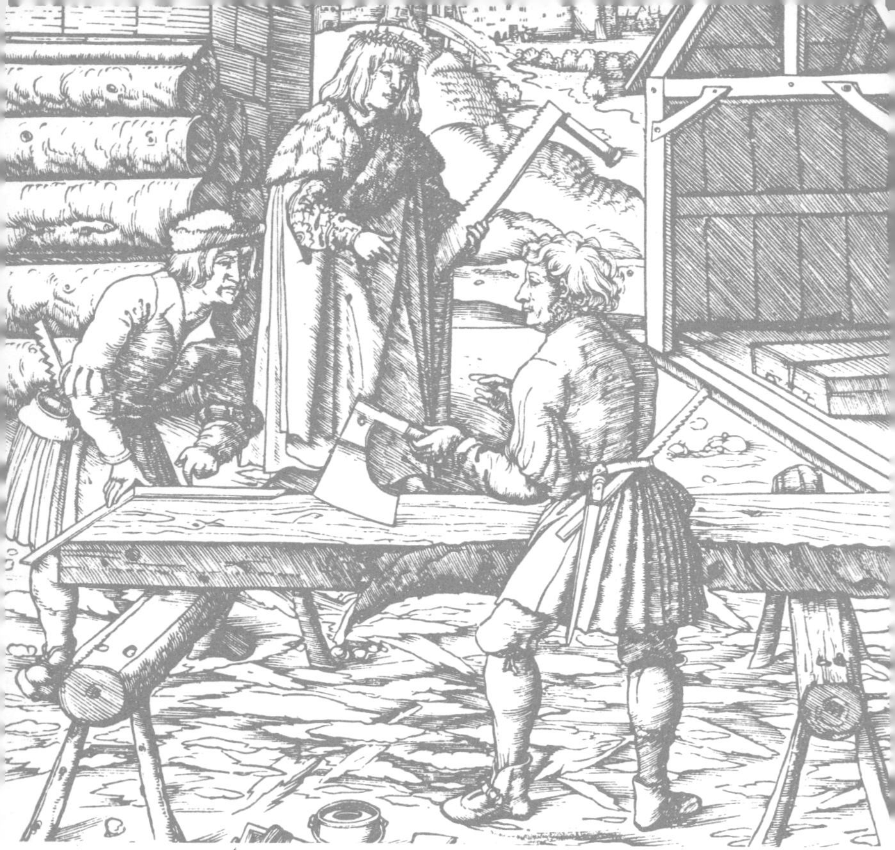

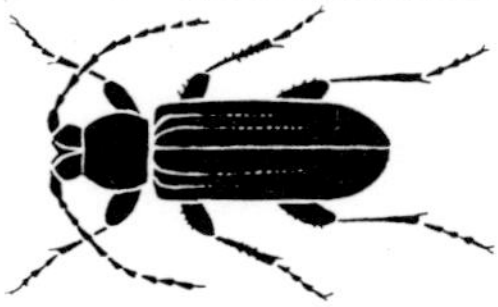

Tetropium luridum
(Págs. 27 y 118)

Las hembras de esta especie visitan los árboles muertos o enfermos del bosque y depositan sus huevos en las grietas de la corteza. También ponen sus huevos en los árboles caídos o en los tocones, escogiendo casi siempre las coníferas, especialmente la picea. Como en el caso de *Callidium,* las larvas viven en la capa que está entre la corteza y la madera, pero roen más la corteza. Los túneles, que tienen un diámetro de hasta 1,5 cm, están llenos de serrín. La larva roe primero 2-4 cm directamente hacia el interior del árbol y luego vuelve sobre sus pasos y sigue la fibra de la madera, llegando a tener el túnel una longitud total de 4-6 cm. Una vez completado el crecimiento, la larva construye una cámara ligeramente ensanchada que cierra detrás suyo con toscas fibras de madera, y luego forma el capullo de crisálida. Cuando sale el escarabajo adulto, encuentra su camino de regreso a lo largo del túnel royendo un agujero si todavía hay corteza en el árbol y se aleja volando. El desarrollo completo dura normalmente un año.

La larva puede completar su desarrollo incluso si el árbol ha sido talado y utilizado como madera, pero como el escarabajo hembra pondrá huevos solamente en la corteza y no en la madera seca, la plaga no podrá propagarse por la casa y pronto desaparecerá.

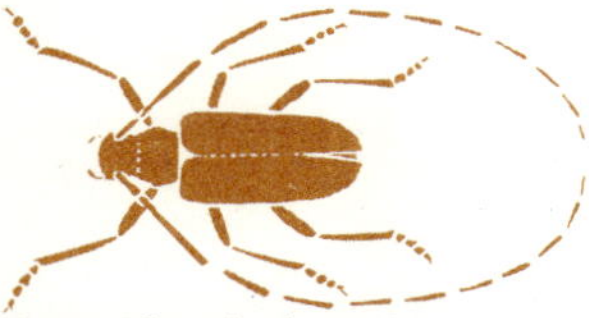

Aserrador de los pinos,
Monochamus sutor (Págs. 27 y 119)

Este escarabajo está extensamente distribuido por los bosques de coníferas del norte de Europa. Su desarrollo dura normalmente un año. Los huevos son depositados en una depresión que roe la hembra en la corteza, y la larva se abre paso desde allí hacia el interior de la madera. La metamorfosis hasta el escarabajo adulto tiene lugar la siguiente primavera en una cámara pupal especial cerca de la superficie del árbol, y el escarabajo sale a través de un agujero casi circular. Esta especie es considerada como plaga muy grave en Suecia, donde provoca daños en las maderas blandas antes de que lleguen a los aserraderos.

Los árboles siempre son atacados mientras todavía crecen, y las larvas son incapaces de vivir por mucho tiempo en madera tallada. En consecuencia, no existe ningún peligro de que la plaga se propague en las casas.

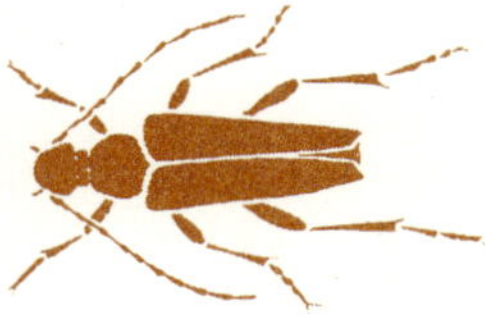

Leptura rubra
(Págs. 27 y 119)

Este escarabajo se distingue fácilmente por su atractiva coloración roja y amarillenta. Las hembras ponen sus huevos en la madera blanda húmeda, con frecuencia en ramas enfermas o muertas. Las larvas viven únicamente en la albura y su desarrollo dura normalmente dos años.

Cuando se observa su presencia en una casa, este escarabajo generalmente ha entrado volando desde los bosques contiguos, aunque también puede surgir de postes o tablas húmedas. Los troncos de madera blanda que han estado colocados en la base de un montón también pueden ser el punto de pérdida de la plaga. La hembra no pone los huevos en la madera seca, por lo que no hay peligro de que esta especie llegue a establecerse en las casas.

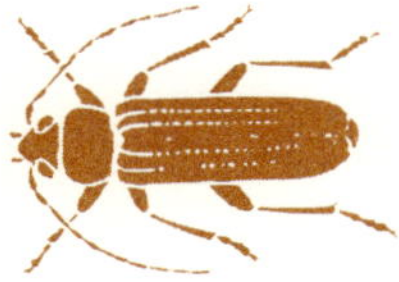

Criocephalus rusticus
(Págs. 27 y 119)

Ésta es otra plaga de las coníferas, especialmente del pino, y es más corriente en el norte de Inglaterra y en Escocia que más al sur. Para que pueda desarrollarse necesita que la madera esté húmeda. Las larvas viven normalmente en los tocones de los pinos, pero también pueden atacar a los árboles talados o muertos, o bien las tablas húmedas en la base de un montón.

Cuando los escarabajos aparecen en casa puede que procedan de los troncos de pinos o de la madera dañada por la humedad. En muchos casos la madera tallada puede presentar señales de un antiguo ataque en forma de túneles larvarios descubiertos por el cepillo del carpintero. Esto significaría que la madera había estado húmeda pero que desde entonces se ha secado, y será bastante adecuada para su uso con tal que esté seca y bien ventilada.

Si un edificio sufre un serio ataque de esta especie es porque la madera estructural está demasiado húmeda, lo que debería subsanarse.

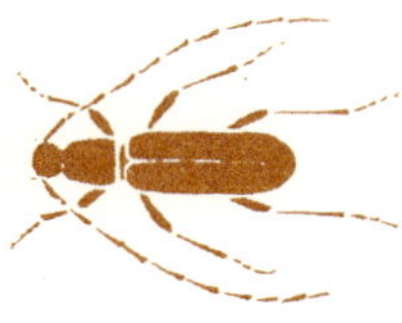

Gracilia minuta
(Págs. 27 y 119)

Este escarabajo está especializado en vivir en las delgadas ramas de diversos árboles de hoja caduca. Es una especie

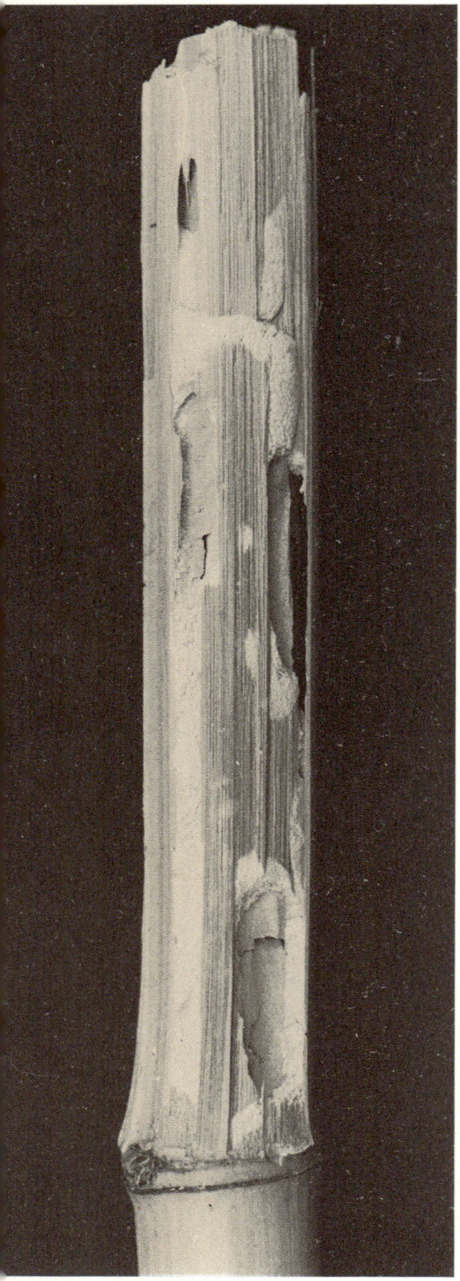

muy pequeña que se encuentra principalmente en el sur de Europa, desde donde puede introducirse más al norte en cestos hechos de sauce que lleven todavía la corteza. Su desarrollo dura normalmente un año. En el norte de Europa esta especie podría continuar reproduciéndose, seguramente, en las cestas guardadas en las casas, pero no perjudicaría los demás objetos.

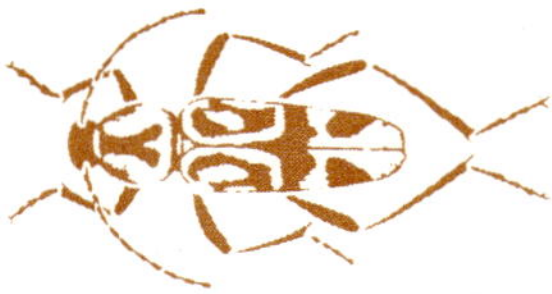

Chlorophorus annularis
(Pág. 27)

Se trata de un escarabajo del sureste de Asia que se alimenta principalmente de bambú y que puede ser una plaga muy grave donde se utilice este material para la construcción de casas. De vez en cuando, el bambú importado a Europa puede contener las larvas. En el bambú seco, el desarrollo larvario dura varios años, por lo que puede que sea mucho tiempo después de la compra de los muebles de bambú que los escarabajos adultos salgan de la madera. Sin embargo, las larvas no atacarán otros muebles de la casa.

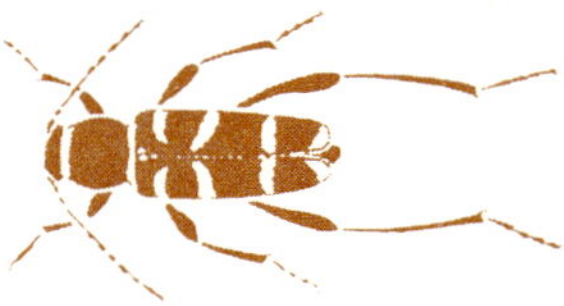

Clytus arietis
(Pág. 28)

Las larvas de este escarabajo viven en árboles de hoja caduca muertos y secos. No atacan la madera de las casas, pero pueden introducirse con los troncos, y cuando los escarabajos adultos vuelan en pleno verano, algunas veces entran a través de las puertas y ventanas. Llaman la atención debido al llamativo dibujo coloreado que recuerda algo al de una avispa.

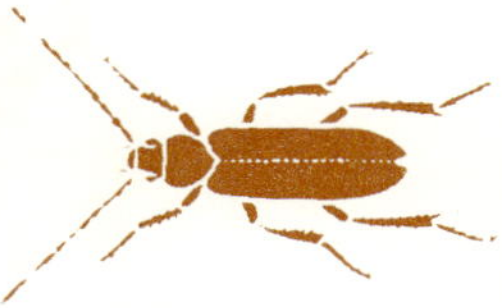

Perforador de los muelles,
Nacerda melanura
(Págs. 26 y 104)

Esta especie es bastante parecida a un longicornio, ya que posee largas antenas, aunque en realidad pertenece a una familia totalmente distinta. Se cree que originariamente procedió del área de los grandes lagos de Norteamérica, pero en la actualidad ha sido transportada a todas las regiones de la zona templada por medio de los barcos. El escarabajo adulto aparece en verano y se encuentra a menudo en grandes cantidades al mediodía y a veces entra en las casas. Después del apareamiento las hembras ponen sus huevos en la madera húmeda.

Las larvas prefieren la madera blanda con tal de que no esté seca. Dicha madera probablemente habrá sido atacada en cierto grado por los hongos, pero no tiene que estar podrida como para que se rompa.

Cuando aparece en una casa, este escarabajo puede que proceda del exterior, habiendo surgido de la madera de los barcos o de los muelles. Se desarrolla también en los montones de madera y en la madera estructural de las bodegas húmedas.

No es extraño que dicha madera esté tan dañada que requiera su sustitución. La nueva madera debería impregnarse con insecticidas y no deberían regatearse esfuerzos para reducir la humedad, posiblemente mejorando la ventilación.

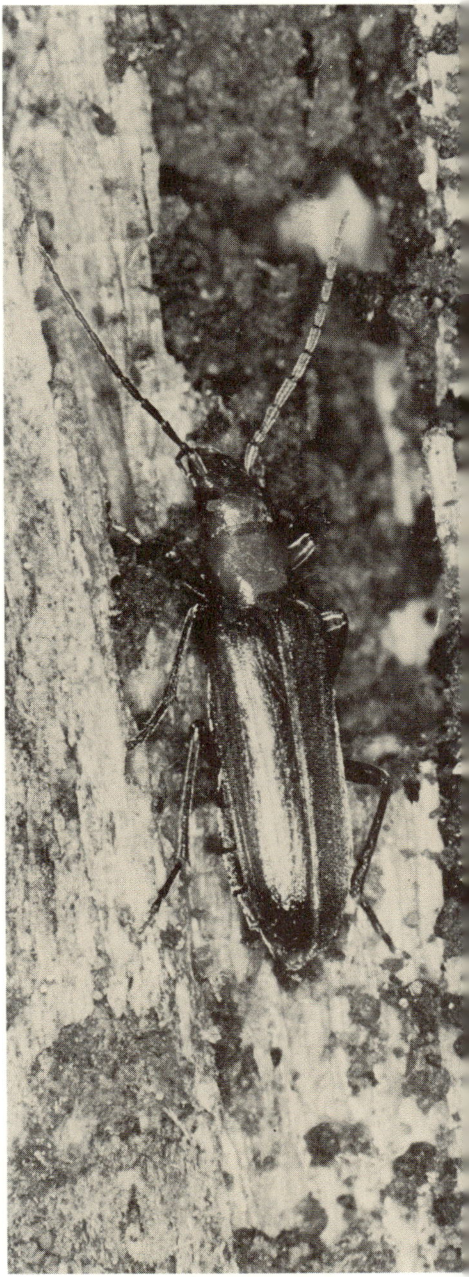

(enfrente) Bambú dañado por larvas de Chlorophorus annularis.
(derecha) Un portador de los muelles recién salido posado sobre un trozo de roble dañado. Cuando el nivel freático baja, como ocurre en muchas grandes ciudades, como por ejemplo en Copenhague, el aire puede llegar a alcanzar los montones de madera y esto va seguido de ataques de hongos y de los perforadores de los muelles.

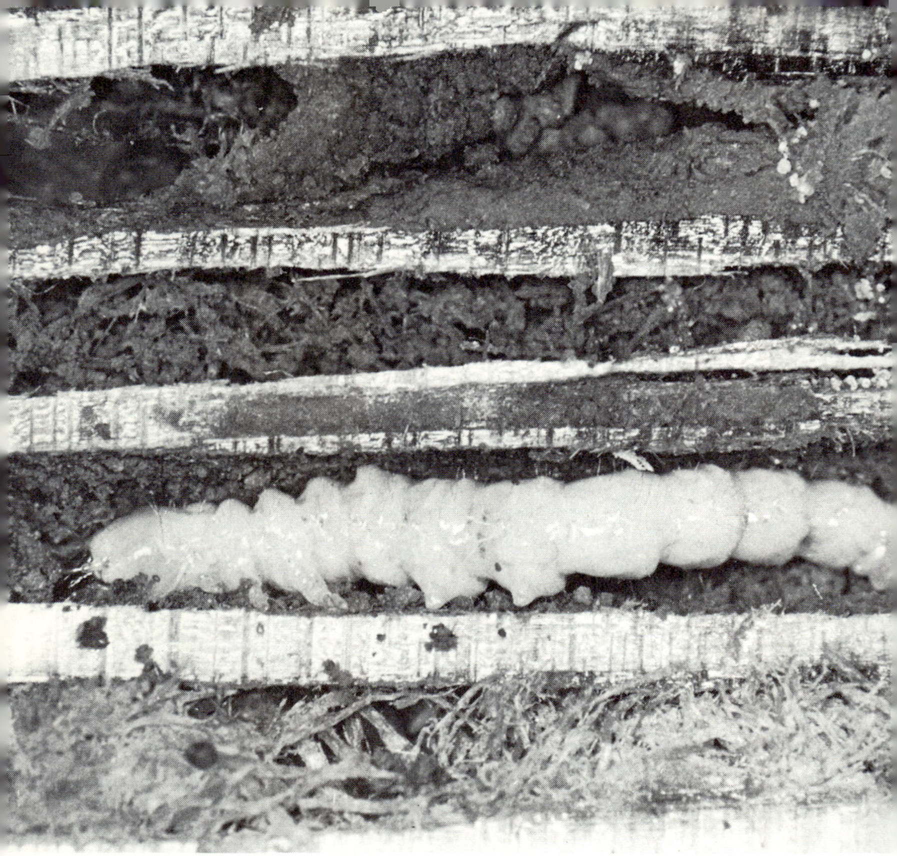

Un montón de roble partido con una larva de perforador de los muelles. Los túneles se encuentran principalmente en la madera blanda de primavera. Son característicos los fragmentos fibrosos.

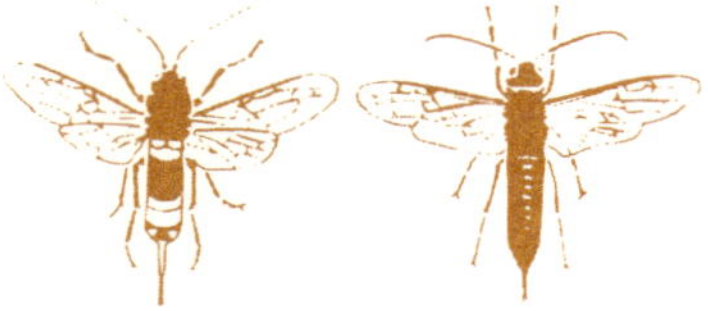

(enfrente) El serrín dejado por las larvas de la avispa de la madera está fuertemente endurecido y permanece en su lugar cuando la madera es partida (véase también pág. 117).

Sírices, Familia Sirícidos
(Págs. 28 y 105)

Dos de los sírices más corrientes en los bosques de Europa son: la avispa de la madera, *Urocerus gigas,* y su pariente *Sirex juvencus.* Los sírices adultos son muy activos los días cálidos y soleados, cuando van en busca de árboles enfermos o recién talados. La hembra posee un gran oviscapto en la cola con el cual agujerea la corteza y pone sus huevos en la madera, uno o dos en cada agujero. La presencia de hongos en el árbol hace probablemente más digerible la madera para las larvas. De todas formas, cuando los huevos

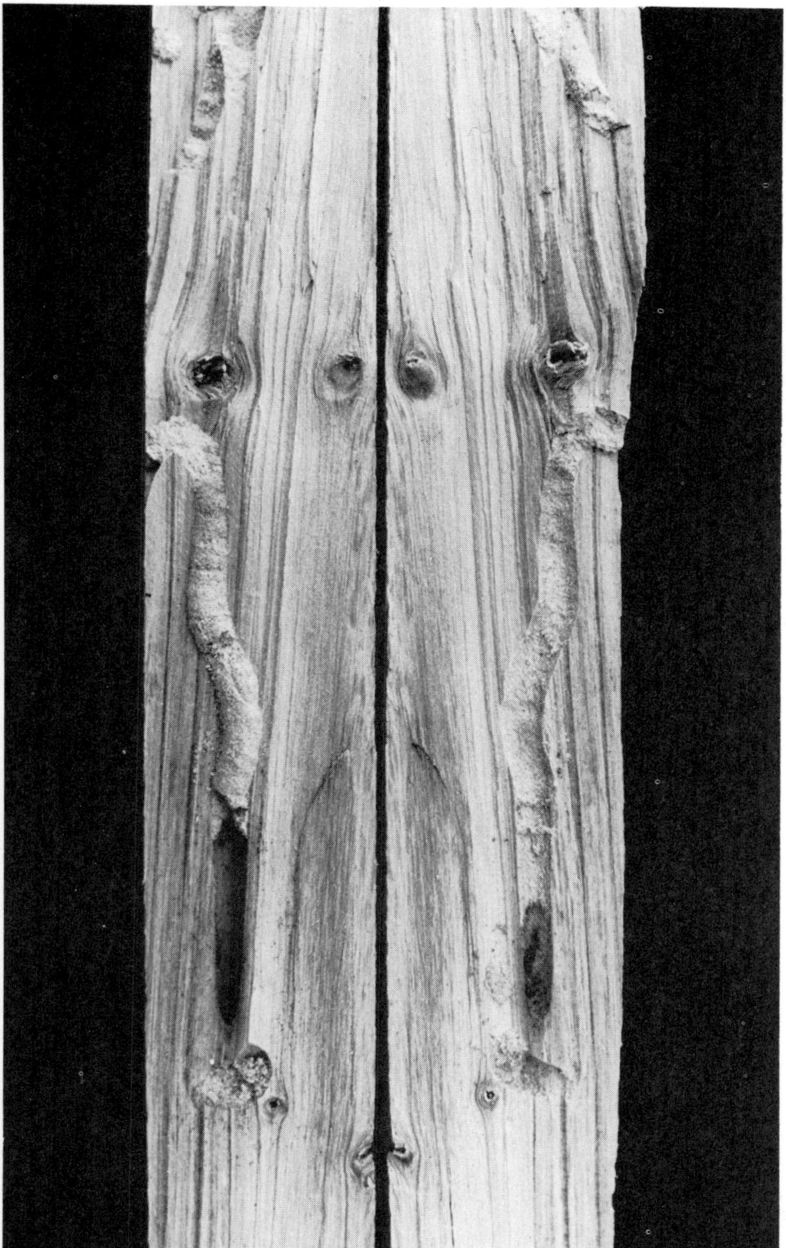

hacen eclosión, las larvas empiezan a alimentarse abriéndose paso royendo la madera. En condiciones normales alcanzan el desarrollo completo en 2-3 años, pero si las condiciones son inadecuadas, como cuando la madera está demasiado seca, entonces el desarrollo puede durar mucho más.

Los sírices solamente ponen sus huevos en los árboles que todavía tienen la corteza, por lo que es poco probable que entren en una casa, salvo si acompañan a madera ya plagada. De hecho, sería muy probable que se hubiesen comprado muebles que contenían estas larvas. No existe el peligro de que estos insectos se propaguen en la casa, y es muy inverosímil que se puedan presentar en cantidades tan elevadas como para debilitar los muebles. Por otra parte, pueden provocar verdaderos perjuicios cuando salen como adultos. Por ejemplo, pueden roer a través de los tablones de los pisos y los revestimientos de los suelos o a través del fieltro de la techumbre, o incluso de las coberturas metálicas de plomo (página 163).

En algunos lugares los sírices causan daños considerables en los bosques. De aquí que la madera exportada a Australia debe asegurarse que esté libre de sírices.

Estos insectos tienen un aspecto bastante desagradable, pero de hecho no atacan nunca al hombre y no pican.

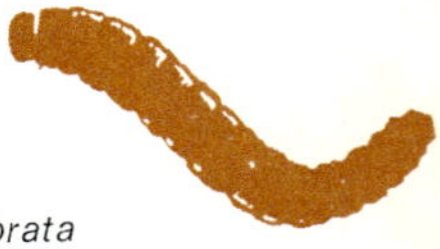

Ametastegia glabrata
(Págs. 28 y 105)

Las verdes larvas de esta mosca sierra viven sobre diversas plantas, tales como la acedera, la romaza y la adelfa. Normalmente las larvas completamente desarrolladas se introducen royendo en

Una larva de mosca sierra ha intentado en vano excavar un tunel larvario en un trozo de madera, y ahora está en camino de probar en un nuevo lugar.

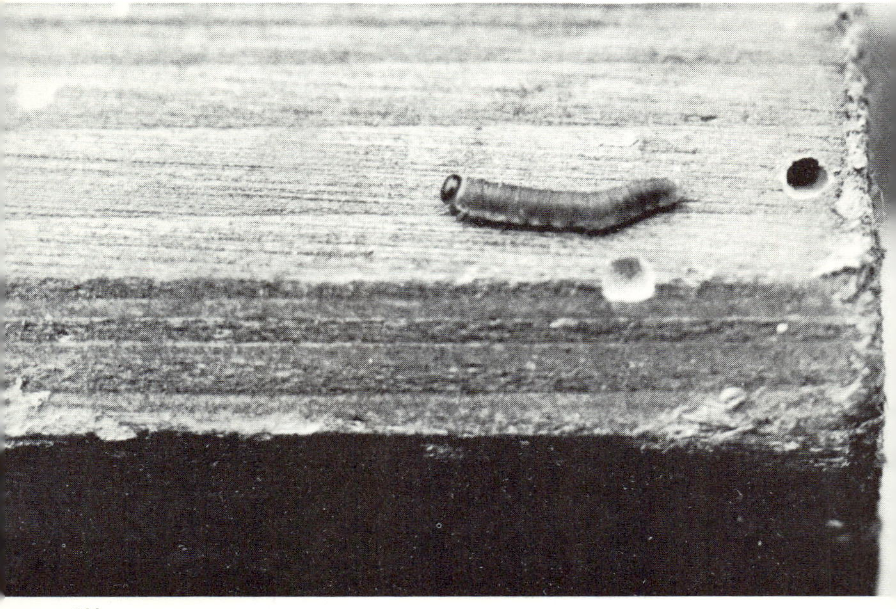

los tallos secos de las plantas donde forman el capullo de crisálida, pero de vez en cuando prueban en otra parte. Cuando atacan objetos de madera de la casa, pueden llegar a ser una molestia. Muy a menudo dejan de roer y prueban en otra parte, abandonando algunos agujeros a medio perforar en la madera (véase pág. 117). Con frecuencia son las casas nuevas las que están sometidas a los ataques de estos insectos, por lo demás totalmente inofensivos. Esto puede que se deba al hecho de que los jardines no han sido todavía cultivados, de modo que el terreno está cubierto por diversas hierbas de las que pueden alimentarse las larvas.

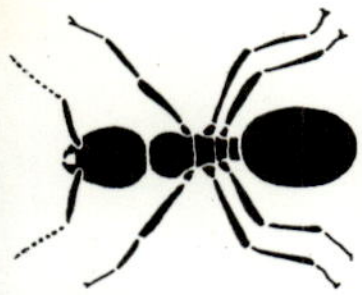

Pequeña hormiga negra o de jardín,
Acanthomyops niger
(Pág. 30)

Varias de las hormigas que viven por lo demás en el suelo construirán de vez en cuando sus hormigueros en la madera húmeda de la casa, y entre ellas se incluye la hormiga de jardín.
Sólo roerán hacia el interior de la madera que ya ha estado sometida a la humedad y ha sido descompuesta por hongos y posiblemente por los ataques de larvas de escarabajos. Con respecto a esta hormiga véase también la página 81.

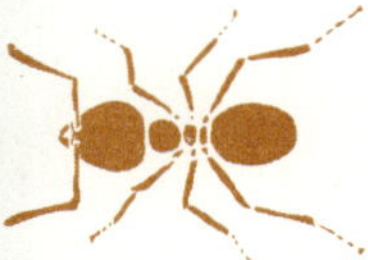

Hormiga azabache,
Acanthomyops fuliginosus
(Pág. 30)

Estas diminutas hormigas negras viven normalmente en los árboles y poseen un olor inconfundible a naranjas. Pueden establecerse en las zonas muertas de los árboles, en los tocones y en las tablas de madera de los suelos dañados por la humedad.
Roen extensos túneles y agujeros en la madera y los rellenan con un material oscuro parecido al papel que hacen mezclando fragmentos de madera roída con saliva y partículas de tierra u otro material disponible. La madera donde viven estas hormigas no es necesario que esté dañada por la humedad, y algunas veces evitan las partes más duras de modo que la madera de verano permanezca en forma de laminillas. Cuando aparecen en una casa, habrá generalmente grupos interminables de estas hormigas trasladándose en fila desde su hormiguero hasta las fuentes de alimento de la cocina.

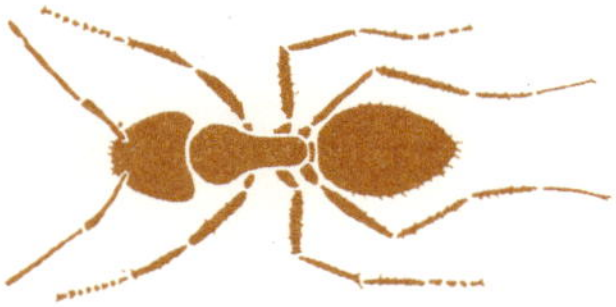

Hormigas Hércules,
Camponotus herculeanus
(Pág. 30)

Esta gran hormiga se encuentra en el continente europeo pero no en Inglaterra. El hormiguero lo construye normalmente en la madera, a veces en un árbol vivo, de vez en cuando en la madera de una casa. Estas hormigas prefieren las coníferas, pero algunas veces también viven en diversos árboles de hoja caduca. En los árboles vivos los hormigueros pueden hallarse hasta a una altura de 10 m del suelo. Las hormigas excavan sus túneles en la madera blanda de primavera y no tocan la madera de verano; de este modo, en un corte transversal del tronco del árbol, los túneles aparecen en forma de numerosos anillos regulares. En un corte longitudinal, la madera de verano permanece como una serie de laminillas, atravesadas aquí y allá por aberturas que conectan entre sí los diferentes túneles. Se han dado casos en los que hormigueros enteros de hormigas Hércules han sido construidos en la madera de una casa nueva, y en las zonas fo-

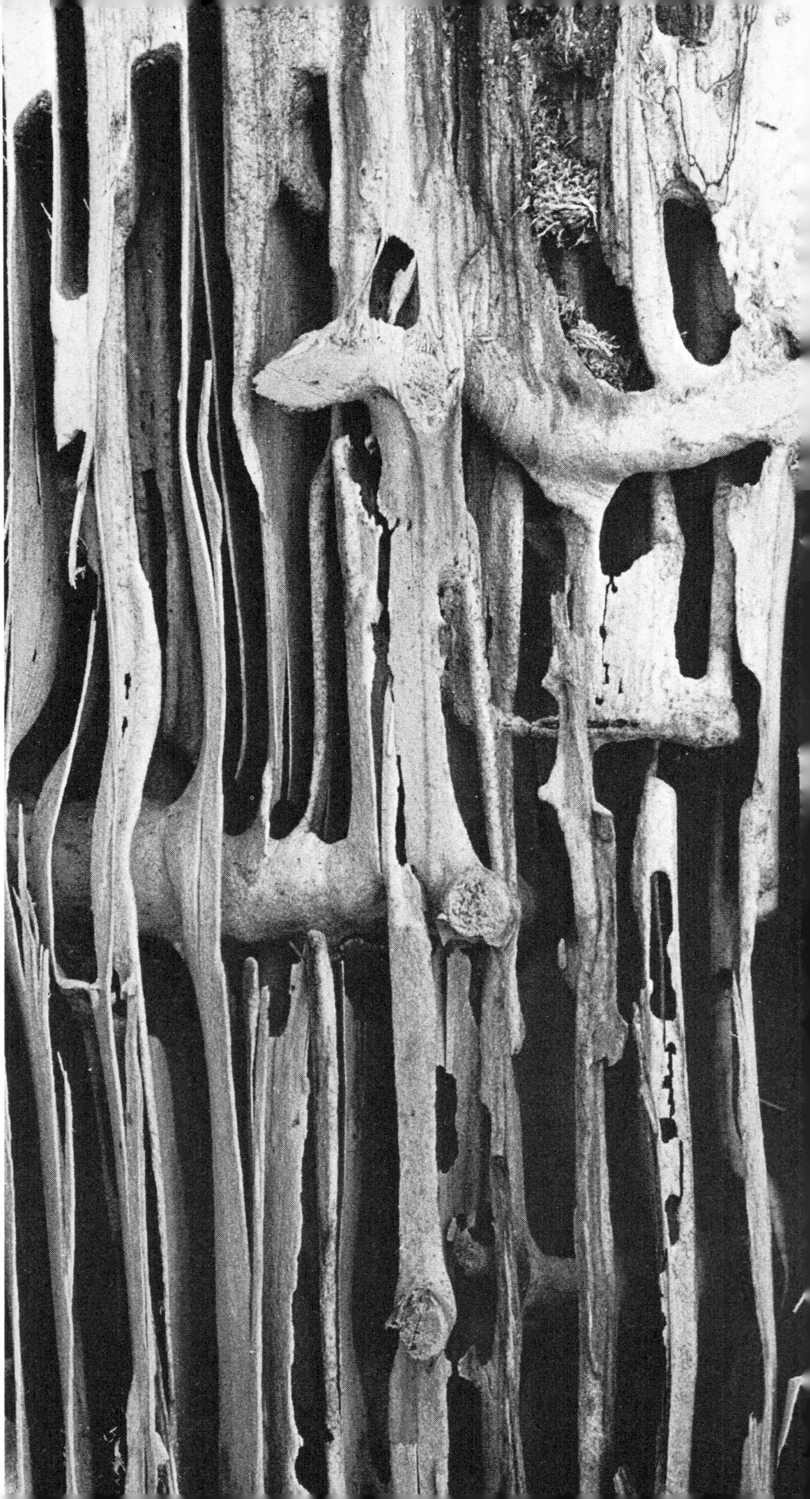

restales pueden penetrar a veces y llegar a instalarse en una casa.
Ésta es una de las especies de hormiga en las que una sola reina fecundada puede fundar una colonia totalmente nueva. Esta especie llega a ser algunas veces una plaga grave en la Europa central y en algunas regiones de Escandinavia.

(izquierda) Hormiguero de la hormiga Hércules descubierto por el cepillo del carpintero. Las hormigas dejan las laminillas de madera dura de verano y los nudos.
(derecha) Un trozo de un tabique de madera de una curtiduría. Al pasar el tiempo numerosas larvas del escarabajo de las despensas se han alejado de los cueros y han excavado en la madera. Los agujeros están dispuestos en hileras porque las larvas han preferido la blanda madera de primavera.

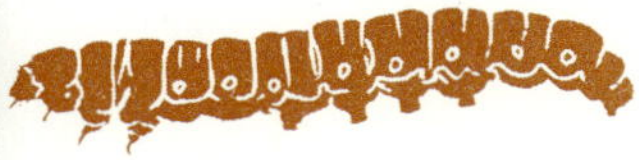

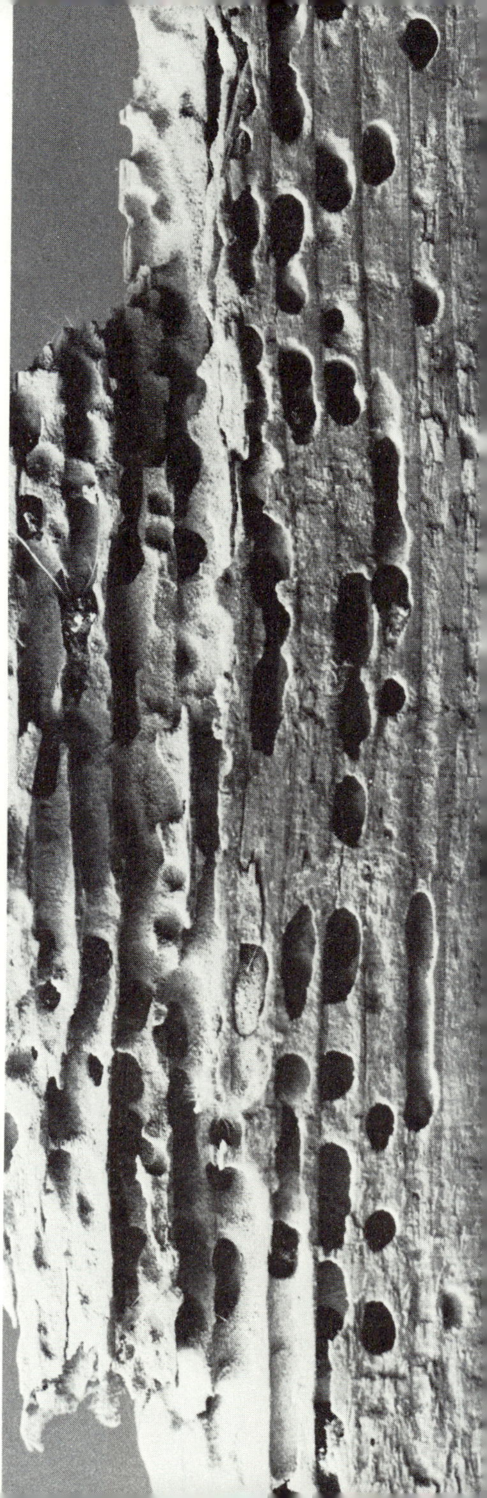

Coso o mariposa cabra, *Cossus cossus* (Pág. 24)

De vez en cuando se encuentran agujeros circulares extraordinariamente grandes en la madera, especialmente si hay sauces o chopos en la región. Estos agujeros se presentan siempre en la superficie de la madera de estructuras tales como bastidores de puertas y ventanas, siendo construidos por las larvas del coso. La hembra pone sus huevos en las grietas de la corteza de diversos árboles de hoja caduca, especialmente sauces y chopos, pero algunas veces también en los árboles frutales. Las larvas viven y se alimentan en la madera durante 2-3 años y cuando han alcanzado el desarrollo completo abandonan el árbol en el que han estado viviendo y buscan un lugar idóneo para formar el capullo de crisálida. Esto ocurre generalmente en otoño, cuando las larvas pueden tener una longitud de hasta 10 cm y pueden escoger cualquier madera blanda que les proporcione protección. Se convierten en mariposas al verano siguiente

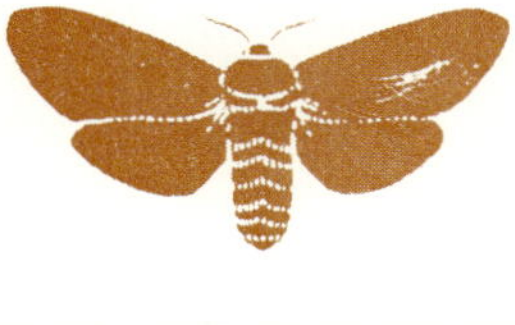

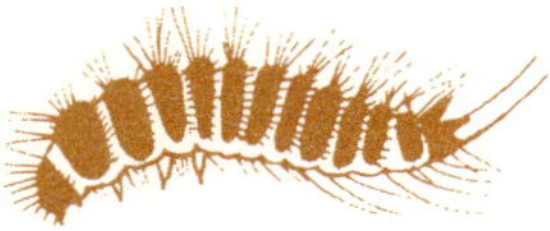

Las *larvas de derméstidos* (pág. 120) generalmente se alejan del material en el que han estado viviendo una vez han alcanzado el desarrollo completo (página 73) y luego roen dentro de otros materiales y forman allí el capullo de crisálida. En los edificios atacan con frecuencia la madera, y en los almacenes de pieles o de pescado seco que han sido atacados por el escarabajo de las despensas, las molduras pueden llegar a estar totalmente agujereadas.

Las *larvas del escarabajo araña* (página 104) se comportan como los escarabajos domésticos, pero sus túneles son más pequeños.

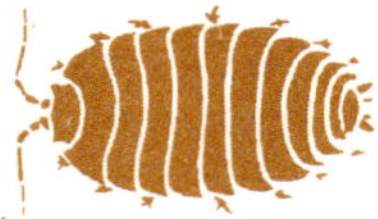

Las *cochinillas de humedad* (pág. 18) figuran entre los animales que vagabundean con frecuencia por las casas. De vez en cuando intentan roer la madera, pero son incapaces de conseguirlo con cierto grado de eficacia a no ser que la madera esté totalmente podrida.

Una tabla del suelo de un desván dañada por las larvas del escarabajo araña australiano. En pajares de maíz diversas larvas de polillas excavan agujeros parecidos en los cuales puedan formar el capullo de crisálida.

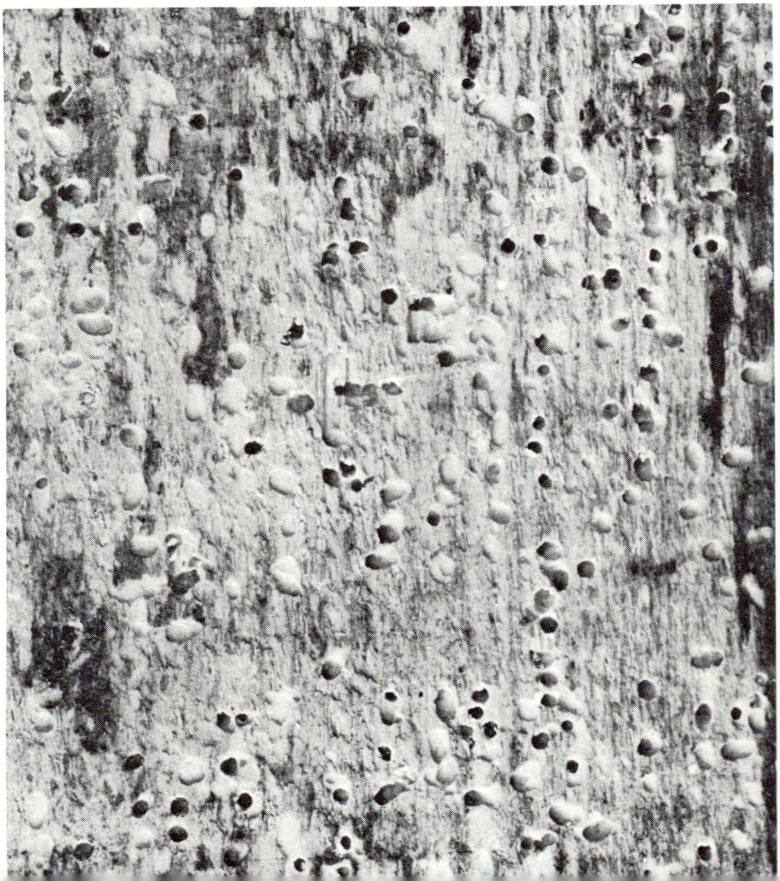

Por consiguiente, no son importantes, aunque sí son molestos (véase también la pág. 196).

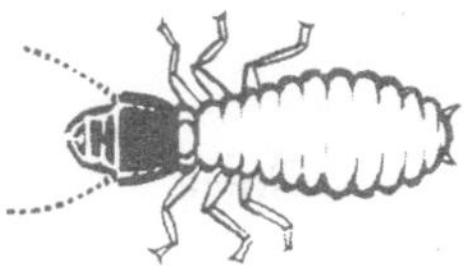

Termitas,
Orden Isópteros
(Pág. 20)

A escala mundial, las termitas son con mucho la plaga más grave de la madera. Existen unas 2000 especies distintas, pero requieren calor y un elevado grado de humedad, por lo que sólo se desarrollan en climas tropicales.

Al igual que las hormigas y las abejas, las termitas viven en colonias que constan de los llamados reyes y reinas, ocupados en la reproducción, y las obreras, que hacen el trabajo práctico y constituyen la casta más numerosa de la colonia. En algunas especies hay termitas soldados que defienden la colonia. Las dos especies *Reticulitermes lucifugus* y *Kalotermes flavicollis* se encuentran en Europa, pero no se extienden al norte de París. Durante algunos años, unas cuantas colonias de *Reticulotermes flavipes* han conseguido sobrevivir en los almacenes portuarios de Hamburgo, a los que llegaron probablemente en mercancías importadas de América. Es probable que lleguen diversas clases de termitas a otros puertos del norte de Europa, pero normalmente no llegarán a instalarse definitivamente.

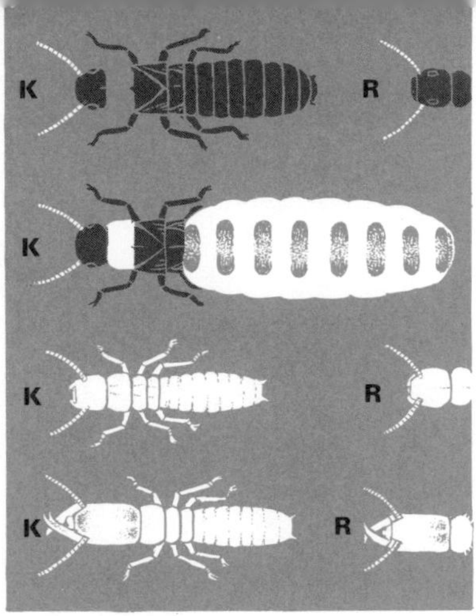

K = *Kalotermes*
R = *Reticulitermes*

Muchos de los escarabajos perforadores de la madera que se ven en casas proceden de la leña.

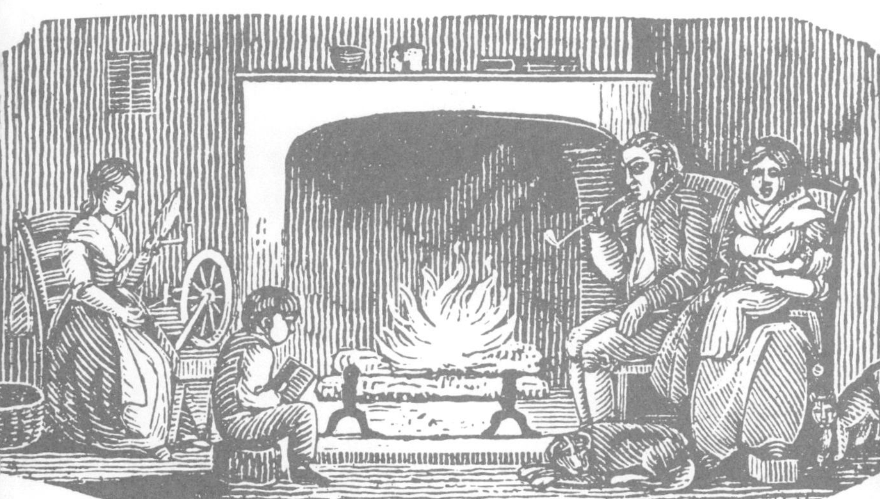

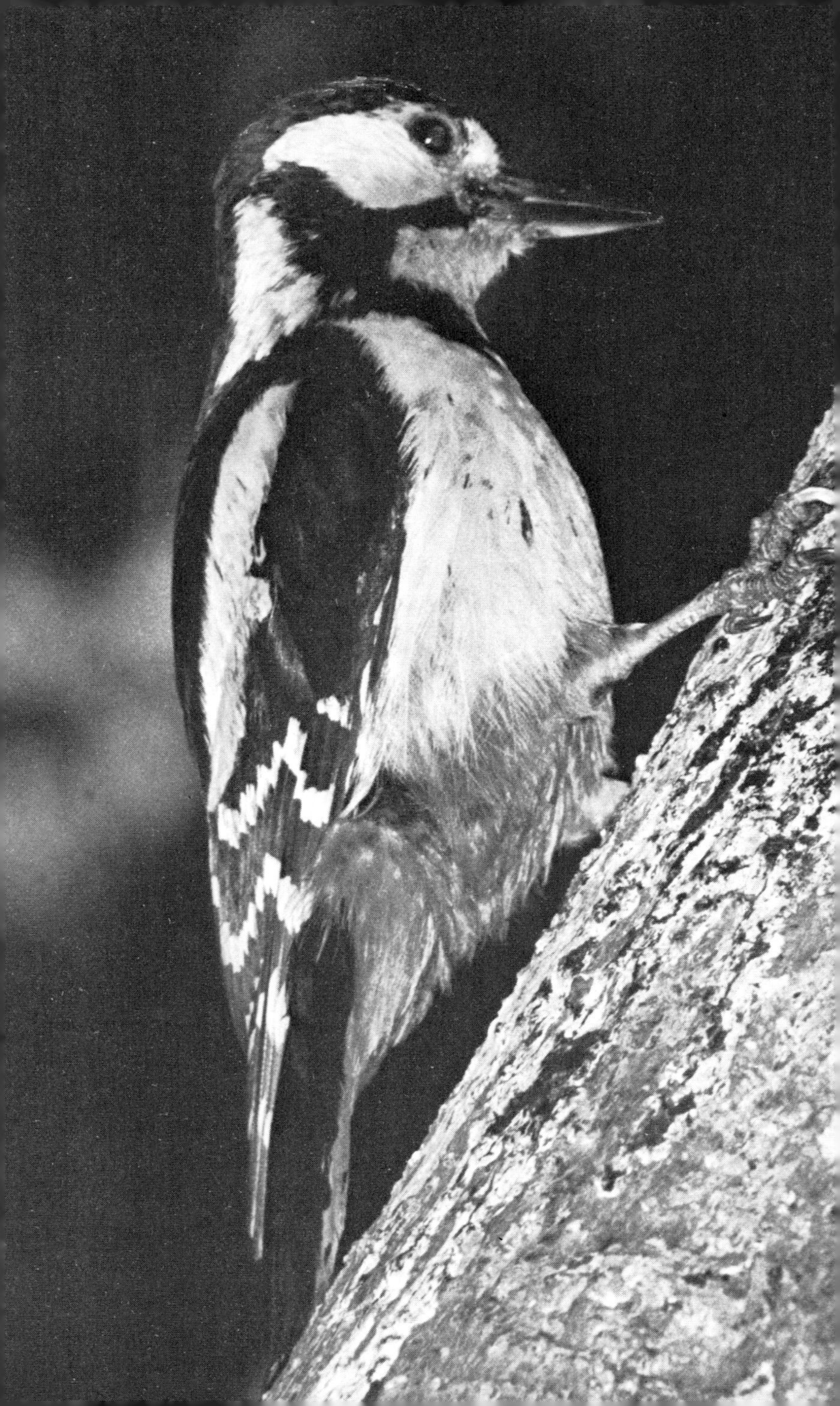

Picos

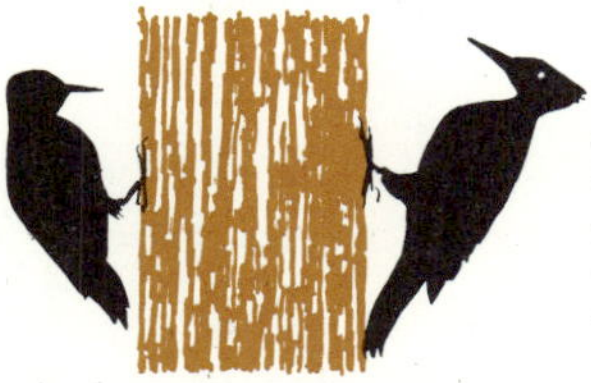

Estas aves están especializadas en vivir en los árboles. Trepan con la ayuda de sus fuertes garras y utilizan su poderoso pico en forma de escoplo para abrirse paso a través de la corteza y madera blanda con el fin de alcanzar larvas de insectos y también para construir sus nidos.
Rara vez pueden considerarse como plagas, pero en ciertos casos se ha sabido que han dirigido su atención a la madera externa de la casa. Esto lo hace principalmente el pico negro *(Dendrocopus martius)* y el pico picapinos *(Dendrocopus major)*.
Normalmente los picos cortan la madera con el fin de conseguir comida, pero algunas veces atacarán la madera fresca, y casi siempre lo hacen para construir una cámara donde pasar la noche. En algunos casos atacan aparentemente a ciegas y perforan un agujero tras otro. La explicación más plausible es que si el resultado no es satisfactorio lo intentarán una y otra vez. Se sabe que algunos propietarios de casas han disparado furiosos a los picos, aunque en la actualidad están totalmente protegidos en la mayoría de los países.
Normalmente los picos pueden ser disuadidos de estos ataques colgando cintas de hojas de aluminio o extendiendo fibras de nilón de una parte a otra de los lugares de la casa que son atacados.

Mamíferos

Entre los mamíferos que se encuentran en las casas, sólo los verdaderos roedores, ratones y ratas, atacan la madera. Sin embargo, pueden causar muchos perjuicios, pero la mayoría pueden evitarse si se fijan láminas metálicas en la base de cada puerta exterior. Las ratas y ratones empiezan siempre a roer la madera por un borde o por una esquina donde sus dientes puedan agarrarse. El tamaño del agujero y las huellas de los dientes servirán a menudo como indicios para identificar la especie que ha estado actuando (véase página 84).

(izquierda) Pico picapinos (fotografía de Elviq Hansen).
(abajo) Agujeros típicos de las ratas en una puerta de granero. Una lámina de metal clavada al fondo de la puerta habría prevenido este incidente.

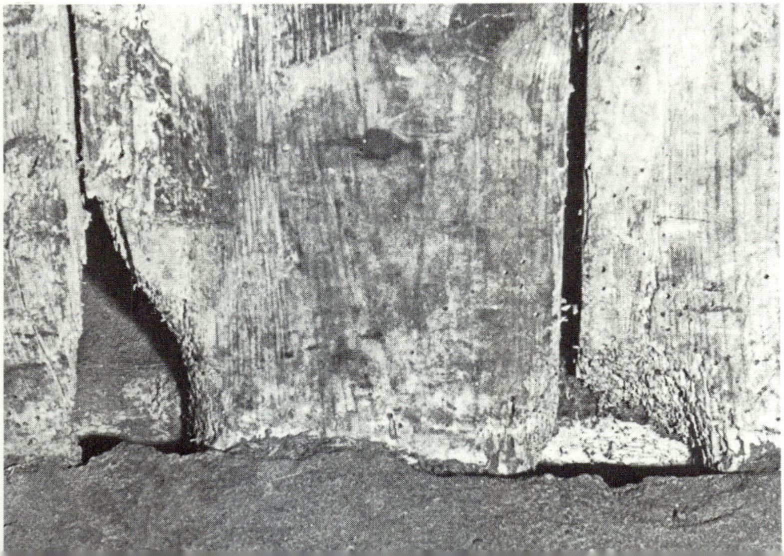

Enemigos naturales de las plagas de la madera

Podría pensarse que los animales que viven la mayor parte de su vida en la madera están también protegidos contra posibles enemigos, pero éste no es siempre el caso. Las larvas de los escarabajos perforadores de la madera son presa de muchas especies de parásitos y depredadores, y cuando parece que un ataque de tales escarabajos ha desaparecido por sí mismo, se debe muy a menudo a la acción de estos enemigos naturales.
La presencia de dichos animales debería ser, de hecho, un aviso de que hay plagas de la madera en la casa.

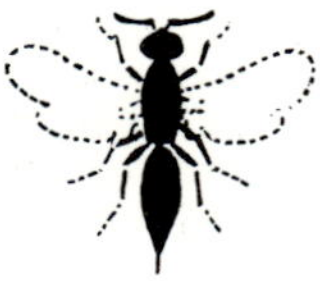

Calcídidos
(Pág. 29)

Varias especies de pequeños calcídidos ponen sus huevos sobre las larvas de los escarabajos perforadores de la madera. Pueden buscar las larvas directamente en sus túneles pero algunos pueden poner sus huevos a través de la madera con la ayuda de su oviscapto. La larva de calcídidos vive como parásito sobre la larva del escarabajo hasta que al final la mata. Existen estimas de hasta el 95 % de larvas de escarabajos de la madera de los techos atacadas de esta forma. Cuando salen los calcídidos adultos encuentran a menudo su salida a través de los antiguos agujeros de las larvas de los escarabajos o pueden construir sus propios agujeritos. Los calcídidos adultos son atraídos por la luz y a veces pueden encontrarse en grandes cantidades en las ventanas (véase pág. 114).

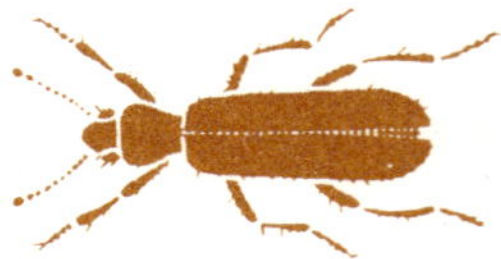

Opilo domesticus
(Págs. 25 y 104)

Este escarabajo puede encontrarse con frecuencia en un desván donde los escarabajos perforadores de la madera estén atacando las vigas. El escarabajo

Larva muy aumentada de Opilo domesticus, *un voraz depredador y uno de los peores enemigos de las carcomas comunes de los muebles (Fotografía de Steen Rasmussen).*

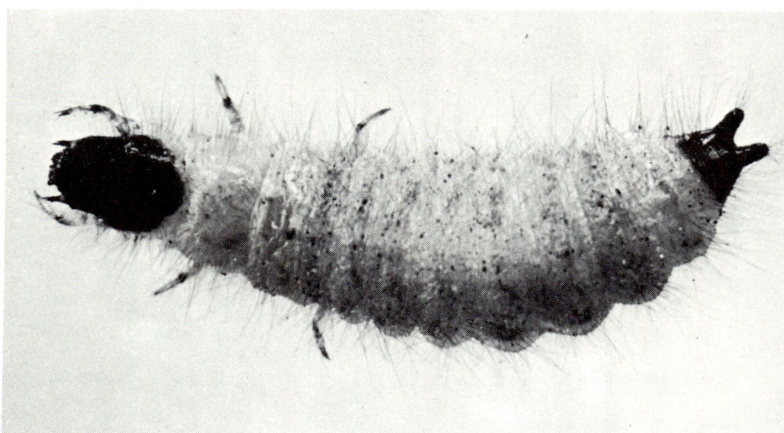

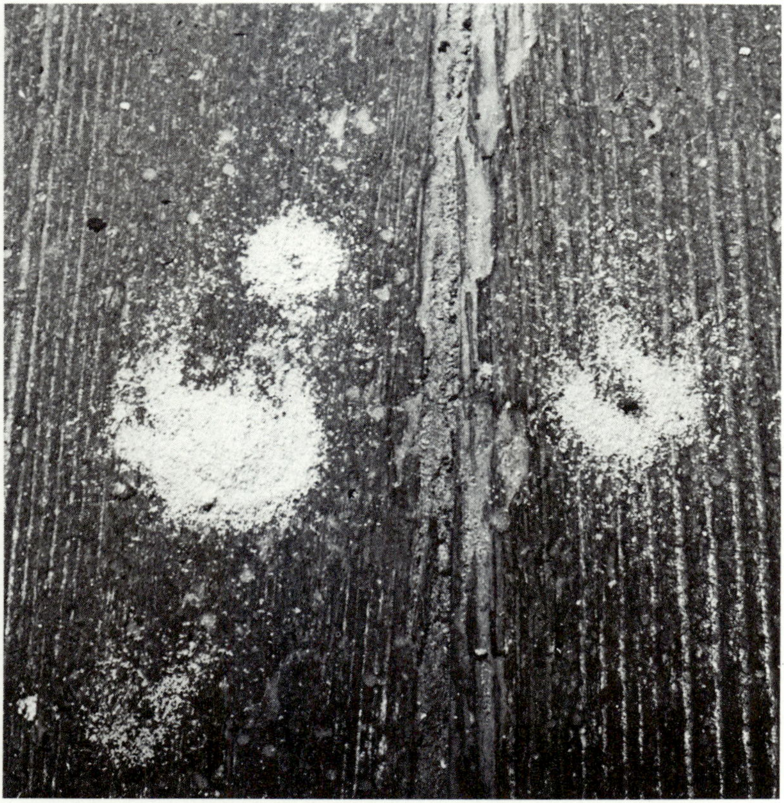

Montoncitos de serrín levantados por las larvas de Opilo domesticus, *que persigue larvas de la carcoma común de los muebles en sus propias madrigueras.*

adulto mata y come muchos escarabajos perforadores de la madera adultos, mientras sus larvas buscan las larvas de los perforadores de la madera y de los capricornios domésticos en sus propios túneles. Para hacer esto tienen que abrirse paso excavando a través del serrín y a la manera de verdaderos topos expulsan este material por los agujeros formando pequeñas «toperas».

Escarabajo hormiga,
Corynetes coeruleus (Pág. 25)

Este escarabajo tiene costumbres parecidas a la especie anterior. Sus larvas curiosean por los túneles y atacan a las larvas de los perforadores de la madera. También pueden alimentarse de larvas de mariposas y escarabajos de las despensas, por ejemplo en los nidos de aves, y al igual que los escarabajos de la copra (pág. 75), se encuentran algunas veces en la carroña seca.

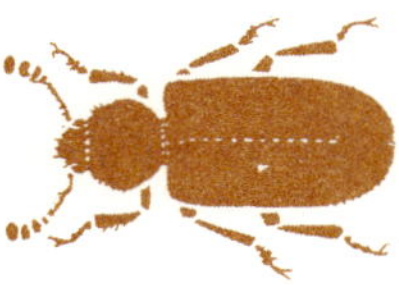

Prevención de los ataques de las plagas de la madera

Los ataques de los insectos comedores de madera pueden ser prevenidos, hasta cierto punto, mediante los mismos métodos que se utilizan para prevenir el desarrollo de hongos. Esto se debe a que muchas plagas de la madera se desarrollan únicamente en la madera húmeda que es la que proporciona también el hábitat favorable a los hongos. Normalmente no sería una propuesta económica el intentar prevenir todos los ataques de los insectos. Es lógico que en ciertas circunstancias, como en la sustitución de la madera de un edificio ya plagado, valga la pena impregnar la nueva madera o bien pintar su superficie con una de las muchas preparaciones de insecticidas disponibles en el mercado.

Si se trata de espacios cerrados, como por ejemplo debajo de algunos tejados planos, debería haber siempre un medio de acceso para que la madera estructural pueda ser examinada en el caso de posibles huellas de plagas. Generalmente se recomienda evitar la madera con bordes con corteza, como la que se usa en algunas formas de artesonado. Varias plagas de la madera muy corrientes se desarrollan en este tipo de hábitat (págs. 123 y 134). Normalmente no llegarían a provocar daños en el sentido de debilitar la madera, pero los escarabajos adultos que salen de la madera dejan con frecuencia asquerosos agujeros en el artesonado.

Cuando haya que reparar o modificar una antigua propiedad, es aconsejable examinar toda la madera estructural antes de que se encierre detrás de los techos o artesonados, con el fin de que pueda llevarse a cabo cualquier tratamiento necesario mientras todavía es accesible. Algunas veces se puede ahorrar dinero utilizando madera de segunda mano, pero en este caso es del todo esencial comprobar que no contenga plagas.

Control de las plagas de la madera

A partir de las descripciones de las diferentes plagas de la madera quedará claro que en el norte de Europa, los únicos insectos que autorizan medidas drásticas son: el capricornio doméstico *(Hylotrupes bajulus)*, que ocasiona molestias en algunos países, y en algunos casos el escarabajo común de los muebles *(Anobium punctatum)* y los escarabajos del polvillo de los postes (*Lyctus* spp.)

Al intentar controlar las plagas de la madera, la dificultad está en que las larvas, que corresponden con mucho a la mayor parte de la población, están bien protegidas dentro de la madera. Pueden tratarse con gas o calor que penetre en la madera, o pulverizando cantidades suficientemente grandes de insecticidas.

Las plagas de la madera también pueden controlarse tratando la superficie de la madera con polvos de insecticidas de contacto con el fin de que los escarabajos mueran al salir, antes de que puedan aparearse y poner huevos. En muchos casos éste no sería un método muy práctico, porque la madera tendría que ser tratada por un período de varios años debido a la duración larga y diversa del desarrollo larvario.

Para el tratamiento con gases, las substancias utilizadas son el cianuro o el bromuro de metilo. Estos gases tienen la capacidad de extenderse rápidamente y de penetrar en la madera. Cuando el ataque tiene lugar en una casa, todas las aberturas (puertas, ventanas, etc.) tienen que estar totalmente cerradas antes de que se empiece el tratamiento. Los objetos más pequeños, como los muebles, pueden retirarse y tratarse en una cámara de gas.

Ningún insecto puede sobrevivir a una temperatura de 55 °C más de media hora, y puede utilizarse este factor en el tratamiento de las plagas de la madera. A condición de que puedan resistir el calor, los pequeños objetos pueden ponerse en un horno a la temperatura apropiada, en un baño de vapor (sauna) o en un horno de secado de carpintero.

La madera del techo puede tratarse con calor por medio de tuberías de aire caliente a presión dentro de la zona oportuna.

El tratamiento de la madera plagada con líquidos insecticidas proporcionará normalmente la mejor solución al problema. Hay disponibles numerosos preparados de esta clase en el mercado. Es indispensable que la madera absorba la mayor cantidad de líquido posible, y además de pulverizar se puede también inyectar el insecticida utilizando una jeringa hipodérmica. Sin embargo, debería tenerse en cuenta que los agujeros de la carcoma revelan dónde han aparecido ya los escarabajos adultos. Aun así, puede ser interesante inyectar en ellos, ya que el líquido podrá alcanzar en ese caso los agujeros vecinos que contengan larvas vivas.

El tratamiento de las plagas de la madera, especialmente la del capricornio doméstico, es con frecuencia un asunto tan grave que en realidad se hace conveniente buscar consejo profesional, o bien de una agencia del gobierno o de una empresa comercial especializada en el control de plagas.

En algunos lugares de Europa, las casas pueden asegurarse contra los ataques del capricornio doméstico, y si una casa asegurada es atacada, la compañía de seguros tiene que hacer las reparaciones necesarias y tomar las medidas de control sin coste alguno para el propietario. No obstante, aunque la responsabilidad recae sobre la compañía de seguros, es aconsejable vigilar al capricornio doméstico porque provoca siempre grandes molestias si el ataque se extiende y tiene que llevarse a cabo un programa de erradicación contra todo riesgo.

HONGOS DE LA MADERA

Los hongos son vegetales y por consiguiente no pertenecen en realidad al contexto de este libro. Sin embargo, van asociados muy a menudo con las plagas de animales y por lo tanto conviene tenerlos brevemente en cuenta.

Hay varias especies diferentes de hongos que atacan la madera de las casas, pero lo hacen únicamente cuando la madera está húmeda. Esto puede ocurrir cuando la madera se utiliza antes de que haya tenido tiempo para secarse, pero se debe más frecuentemente al agua que entra por el tejado o a un desagüe que rebosa, o a la falta de ventilación.

Tales hongos son más activos cuando la madera tiene un contenido de agua del 30-50 %. La madera que ha sido atacada por un hongo generalmente tiene un color de pardo oscuro a negro cuando está húmeda. Una de las especies corrientes es la amarilla *Coniophora cerebella.*

La *putrefacción fúngica* es provocada por el hongo *Merulius lacrymans,* que puede desarrollarse en madera con un contenido de agua tan bajo como del 20 %, y una vez se ha iniciado un ataque, el hongo puede extenderse a la madera seca porque lleva consigo el agua obtenida de la descomposición de la madera húmeda original.

La putrefacción fúngica puede extenderse varios metros a través de las grietas y por la mampostería y el cemento, de los que no puede alimentarse, con el fin de llegar a la madera. El hongo también se propaga por esporas, producidas a millones, que cubren el suelo y los muebles de un polvo pardo. Las esporas también son diseminadas por el viento. La putrefacción fúngica ataca principalmente las maderas blandas, pero algunas veces también a hayas y robles.

Muchos otros hongos conocidos familiarmente como mohos atacan la madera a través de la cual se propagan relativamente despacio sin producir cuerpo fructífero alguno comparable al de las setas y hongos venenosos conocidos. Es interesante que toda una serie de plagas animales, principalmente de insectos, únicamente atacarán la madera que ya ha sido atacada por los hongos.

Ciertos hongos oscuros parecidos al

moho producen una decoloración azulada en la madera. Esto sucede especialmente en la madera nueva con un contenido de agua del 50-80 %. La madera no queda mecánicamente debilitada.
Algunos mohos únicamente crecen en forma de películas superficiales, como por ejemplo sobre la madera húmeda, y algunas veces también en el interior de las paredes externas frías donde se condensa el agua.

Prevención de los ataques fúngicos

A fin de prevenir los ataques de hongos es imprescindible que toda la madera esté debidamente seca antes de utilizarla. Una vez instalada, el paso siguiente será asegurarse de que haya una ventilación suficiente, especialmente en los espacios del tejado y en el espacio debajo de las tablas del suelo. Deberían instalarse agujeros de ventilación y no deberían cerrarse en invierno.
La humedad también puede provenir de las tuberías de plomo y de las goteras y de la condensación procedente del interior de las paredes externas. Si tales medidas no son suficientes para prevenir el crecimiento de hongos puede que sea necesario recurrir al tratamiento químico utilizando una de las numerosas substancias que hagan que la madera sea inapropiada como sustrato para los hongos.
La superficie de la madera puede ser pintada o pulverizada con el producto químico, o puede sumergirse la madera en él si todavía es posible. Sin embargo, esto únicamente protegerá la superficie, ya que la penetración del producto químico será muy limitada, dependiendo de la clase de madera, naturaleza de su superficie y punto hasta el que ha sido secada. El método más eficaz para proteger la madera es impregnándola con el producto químico, preferentemente a presión, a fin de que llegue a todas partes. El duramen de algunos árboles no puede ser impregnado, pero en términos generales está protegido naturalmente, por ejemplo en robles y pinos. Una vez averiguada la fuente de humedad y tomadas las precauciones apropiadas, sería conveniente identificar el hongo implicado. Esto supondrá generalmente la consulta con un experto, aunque en algunos casos puede ayudar un experimentado artesano de edificios.
Cuando se ha identificado la putrefacción fúngica es indispensable que toda la madera infectada sea retirada y quemada con el fin de prevenir la dispersión de las esporas. En el caso del artesonado y de las tablas del suelo, es conveniente quitar aproximadamente medio metro de madera más allá de la zona plagada. El enladrillado inmediato debería limpiarse con cuidado y a continuación chamuscarse con un soplete. Lógicamente, la madera recién instalada tiene que estar completamente seca y debería estar impregnada a presión.
Las medidas recomendadas más arriba se aplicarían en casos de ataques graves por otros hongos, y en este caso otra vez puede solicitarse el consejo de expertos profesionales.

Parte trasera del bastidor de una puerta atacada por hongos. Es norma que la madera se parta longitudinal y transversalmente.

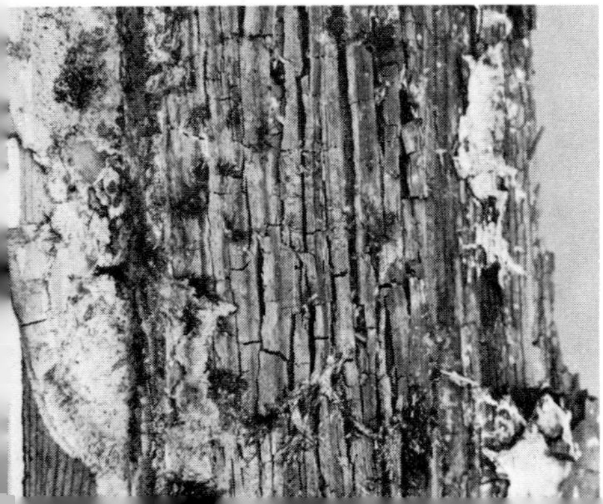

Animales en la mampostería y aislamientos

No existe ningún animal que se alimente de ladrillos, mortero o yeso, pero hay muchos, tales como las cochinillas de humedad, las tijeretas y las arañas, que utilizan los agujeros y grietas que aparecen en la mampostería como lugares para esconderse o para poner sus huevos. Sin embargo, hay algunos que se abren paso realmente a través del mortero.

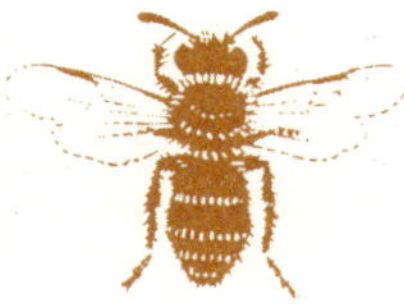

Colletes daviesanus
(Pág. 29)

Se trata de abejas solitarias (pág. 180) que no forman verdaderas colonias, aunque varias pueden vivir juntas. Al igual que otras abejas, poseen un aguijón, pero no son muy agresivas. En estado salvaje viven en la creta y en la arcilla, pero también pueden vivir en el mortero si no es demasiado duro. Estas abejas excavan unos túneles cilíndricos y horizontales en el mortero, pero no penetran en la cavidad de las paredes. Casi siempre escogen un lugar soleado, y por regla general son más activas cuando luce el sol. El diámetro de los túneles es aproximadamente el mismo que el de un lápiz y están llenos de un material transparente muy fino que es segregado por las glándulas salivales de la abeja. Cada celdilla individual tiene aproximadamente 1 cm de largo y está llena de una mezcla de polen y néctar. Cuando se ha llenado, la abeja pone un huevo en ella, la cierra con una tapadera y comienza la siguiente celdilla de la serie. Normalmente hay 2-8 celdillas en cada túnel. Las larvas que salen del huevo comen durante todo el invierno del alimento almacenado en la celdilla, forman el capullo de crisálida a la primavera siguiente y salen como abejas adultas generalmente a principios de julio.

En circunstancias normales, el daño producido por estas abejas es bastante limitado, pero pueden ser molestas cuando el yeso es continuamente excavado, y en el caso de un ataque grave, cuando es eliminado mucho mortero, puede que sea necesario tomar medidas.

Fuera del período en el que vuelan las abejas (desde mediados de junio hasta mediados de agosto), esto se puede hacer simplemente raspando el mortero suelto junto con las celdillas de las abejas y las larvas. Si se le sustituye con cuidado por un mortero sólido que contenga cemento, no importará que queden todavía algunas celdillas en su sitio, ya que ninguna abeja que salga más tarde será capaz de llegar a la superficie.

Por otra parte, si tiene que hacerse alguna reparación durante el período en que las abejas están volando, éstas de-

Un pico en busca de larvas Colletes *ha destrozado el mortero y ha puesto al descubierto los túneles de las abejas.*

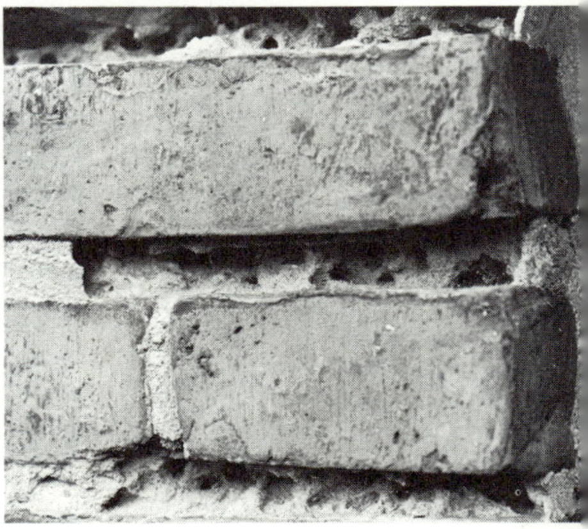

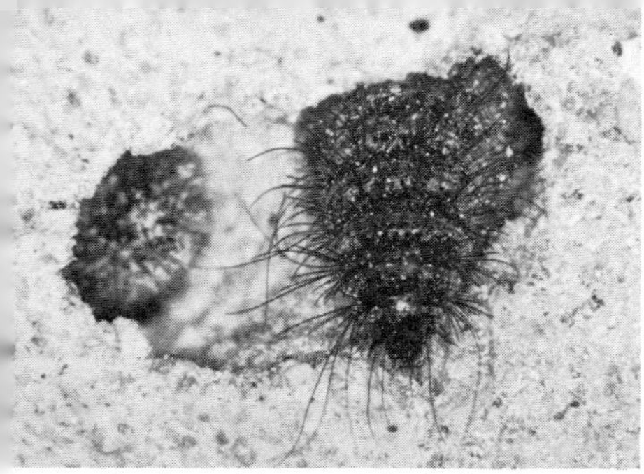

Una larva del escarabajo de las despensas abriéndose paso royendo el yeso de la pared únicamente con su parte trasera saliente.

berán ser tratadas primero, o de lo contrario podrán excavar nuevos agujeros antes que el mortero se haya endurecido. Generalmente se solucionará el problema espolvoreando las zonas de la pared afectadas con un insecticida en polvo.

Debería recordarse que aunque las abejas que vivían en el mortero han sido exterminadas, existirá siempre el peligro de un nuevo ataque si todavía quedan áreas de la pared con mortero suelto.

De vez en cuando los picos averiguan que hay gruesas y jugosas larvas de abejas en la pared. Una vez que se han percatado de sus hábitos, vendrán y abrirán grandes agujeros en el mortero con el fin de descubrir las larvas.

Si no se puede soportar esta forma de control biológico, será necesario quitar las larvas raspando y reparar el mortero.

Los gorriones y los paros suben por las paredes en busca de insectos y arañas, que sacan de los agujeros y grietas. Normalmente no ocasionan ningún daño a la pared, pero los gorriones y las palomas pueden picotear la cal desprendiéndola del mortero y en algunos casos pueden perjudicar los ladrillos.

Las larvas de derméstidos se abren frecuentemente paso a través de diversos materiales cuando están a punto de formar el capullo de crisálida. Es poco común en ellos que perforen el yeso, pero de vez en cuando lo hacen.

Podría parecer que la lana de vidrio utilizada para el aislamiento no es un material muy propicio para construir un nido en ella, pero a pesar de ello, los ratones y las ratas excavarán túneles y construirán sus madrigueras en ella, reduciéndose así su eficacia como aislante.

Los abejorros también pueden instalarse en el material de aislamiento, pero el perjuicio causado será local y no muy grave.

Cuando aparezcan montoncitos de material de aislamiento debajo del alero, normalmente será debido a los gorriones o a los estorninos que los habrán arrancado para preparar un lugar para anidar.

Los gorriones comunes han perjudicado durante años esta mampostería con sus picos. Las causas de esta clase de comportamiento son desconocidas.

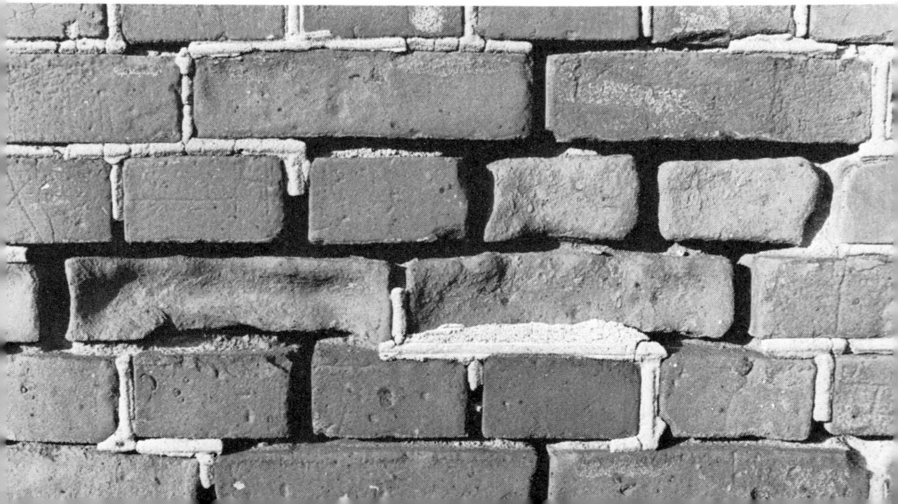

Animales en las techumbres de paja

La paja es un material para techos muy antiguo que todavía es popular en algunos lugares. No sólo armoniza con el paisaje, sino que además proporciona un aislamiento excelente. Como resultado, el capricornio doméstico *(Hylotrupes)* es incapaz de establecerse en la zona del tejado debajo del techo de paja porque no estará bastante caliente para él durante el verano.
Sin embargo, uno de los inconvenientes de la paja es que puede ser atacada por diversos animales.

Caredrina clavipalpis
(Págs. 24 y 105)

Cuando un tejado está recién bardado, ya sea con paja o con cañas, pueden aparecer inesperadamente en la casa millares de orugas de mariposas de color pardo gris.
En la naturaleza estas larvas viven sobre hierbas y cañas, y llegan a la casa con el material de bardar. Casi siempre son las larvas totalmente desarrolladas las que se presentan de esta forma, ya que vagabundean fuera del techo en otoño para encontrar un lugar adecuado para pasar el invierno. De vez en cuando se abren paso royendo diversos materiales y se retiran para el invierno, forman el capullo de crisálida a la primavera siguiente y salen como mariposas. Las mariposas adultas no volverán a poner huevos en la paja, por consiguiente el propietario solamente sufre una sola generación y normalmente no hay necesidad de tomar medidas drásticas.
Las *larvas de la tipula común* también pueden presentarse en la paja (página 105). Normalmente viven en la tierra húmeda y por consiguiente sólo pueden desarrollarse en techos bardados antiguos, húmedos y abiertos de musgo. Provocan pocos daños en techos ya perjudicados, pero la situación puele llegar a ser más grave si las grajas u otras aves descubren esta fuente de alimento y empiezan a tirar de la paja con el fin de alcanzar las larvas.

Los gorriones comunes practican agujeros para sus nidos en la paja y pueden debilitar gravemente el techo.

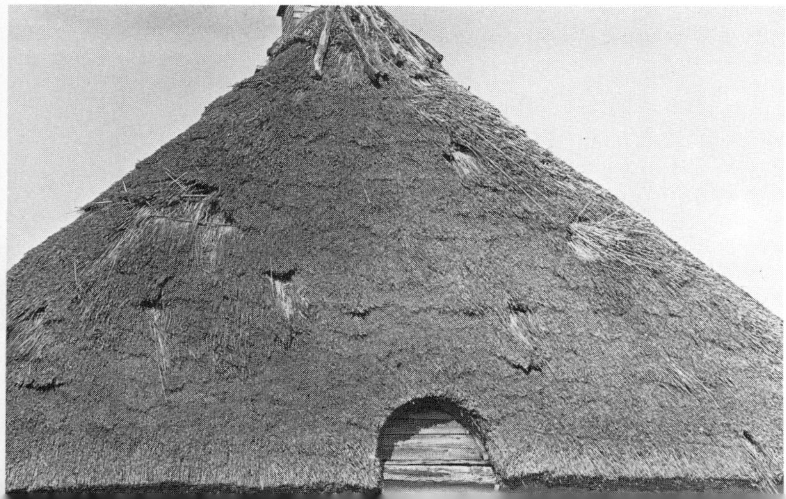

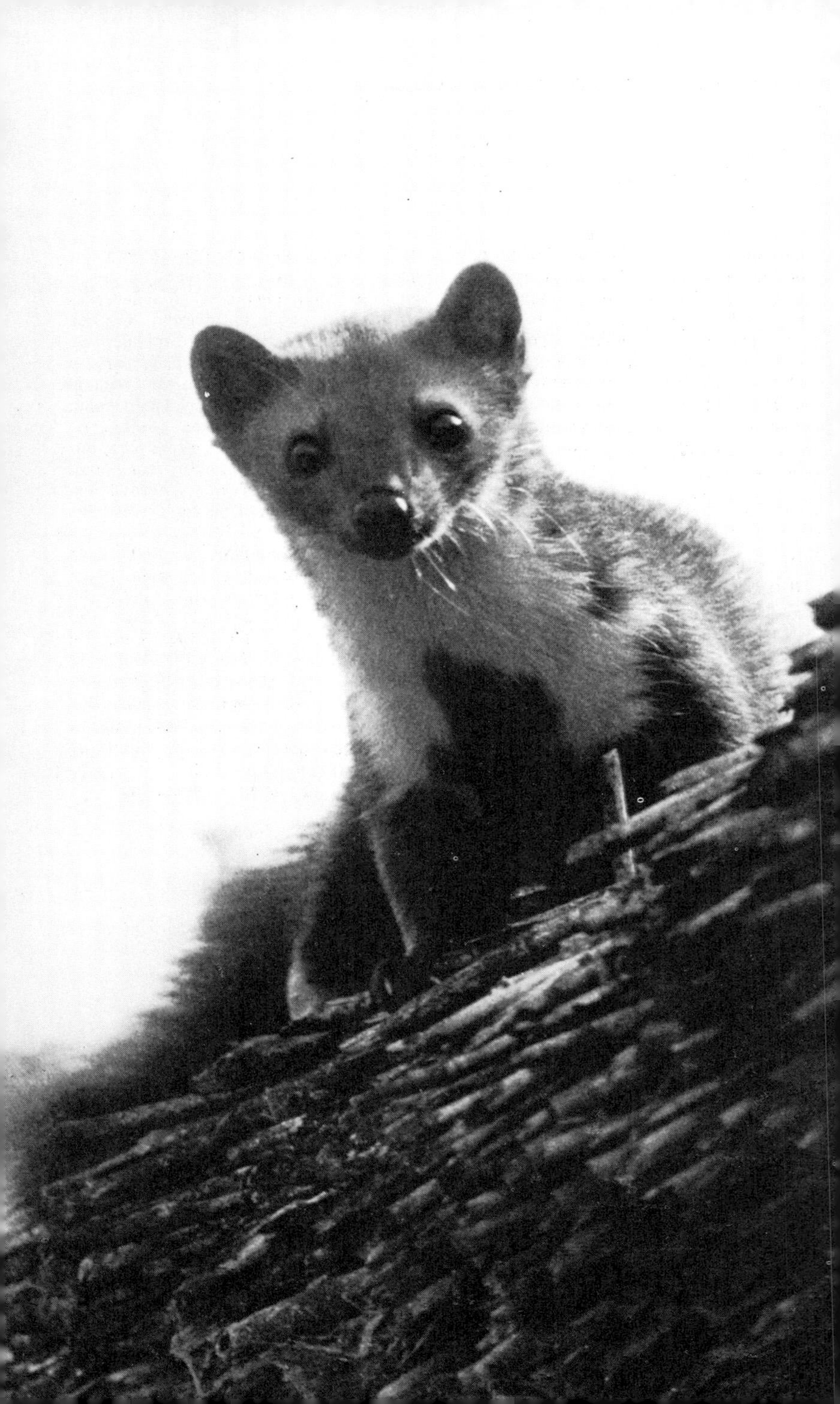

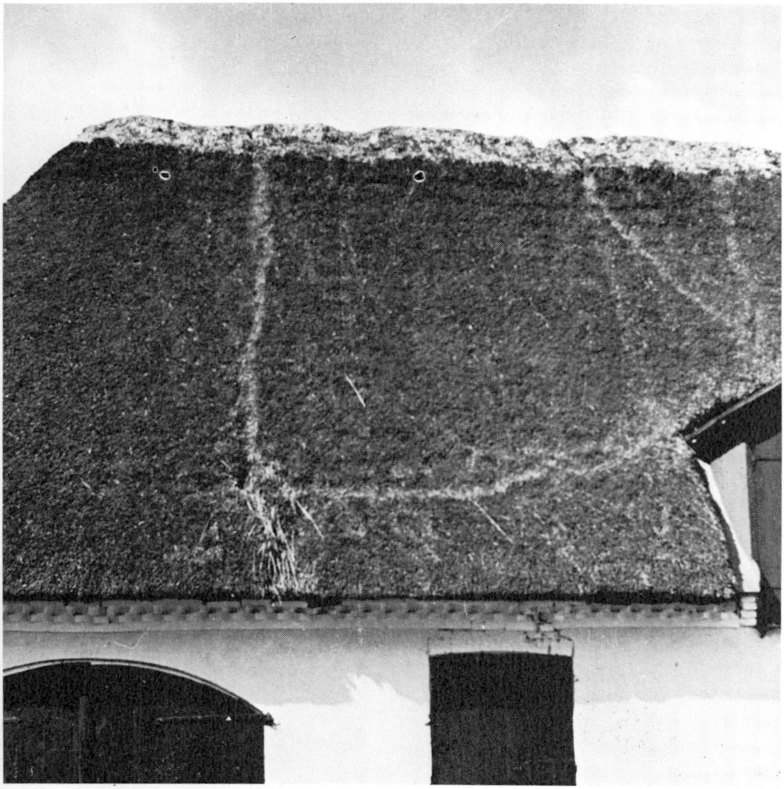

(izquierda) La garduña que causa bajas en aves y erizos, también puede perjudicar gravemente un tejado bardado (Fotografía de Finn Kristoffersen).
(arriba) Desperfectos producidos por las ratas en un tejado bardado mostrando claros recorridos entre los agujeros (Fotografía de E. W. Kaiser).

Los *gorriones comunes* (véase también la pág. 84) anidan con frecuencia en la paja. Tiran de ésta y construyen túneles en el techo, especialmente en el alero y a lo largo del caballete. El único método eficaz, aunque no muy atractivo, para prevenir esto consiste en cubrir esas zonas con mallas metálicas galvanizadas.

La *garduña* algunas veces se abre paso en los desvanes (véase pág. 188). Es bastante difícil proteger una casa contra las martas, y más especialmente cuando tiene el techo bardado. La marta excava agujeros en la paja con sus garras, y los bordes de los agujeros quedan por tanto desgastados con el desgarre.

Las ratas (véase también la página 88 y siguientes) también pueden abrirse camino a través de un techo bardado. A diferencia de la graduña, utilizan sus dientes, y un agujero practicado en la paja por una rata tendrá por consiguiente los bordes puntiagudos y uniformes.

Animales que roen el metal

El revestimiento exterior o exoesqueleto de un insecto consta principalmente del material duro y flexible conocido como quitina que está más o menos reforzado con el material córneo la esclerotina. Cuando está totalmente endurecida, como por ejemplo en las mandíbulas, se transforma en el material más duro que ha conseguido producir el mundo animal. Es más duro que el plomo, el cinc, el aluminio y el cobre, y esto significa que algunos insectos son capaces de roer esos materiales.

El esmalte de nuestros dientes y el de los de los otros mamíferos es casi tan duro. No está bien adaptado para roer materiales duros porque es relativamente quebradizo. Sin embargo, algunos roedores pueden morder los metales más blandos.

Ningún animal roerá un metal en interés propio, pero lo hará cuando por

(arriba izquierda) Agujero practicado en una lámina de plomo por el escarabajo Criocephalus rusticus.

(arriba derecha) *Techumbre de plomo horadada por* Ernobius mollis *porque debajo de ella se ha utilizado madera con corteza.*

(abajo) Un cable de plomo estropeado por ratones caseros.

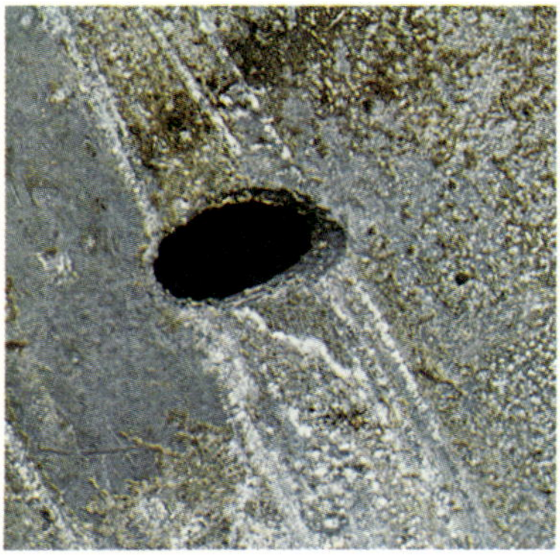

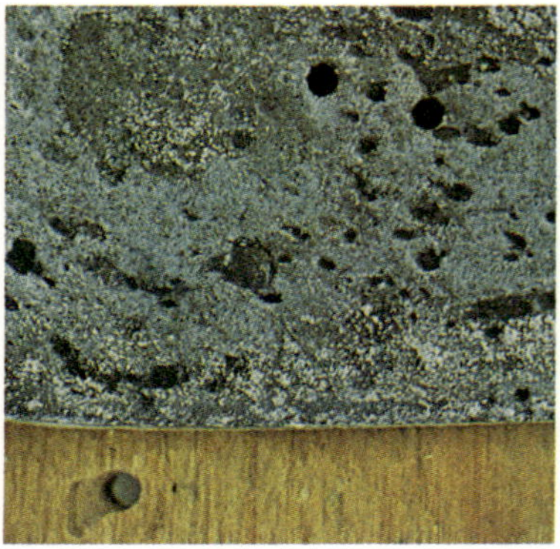

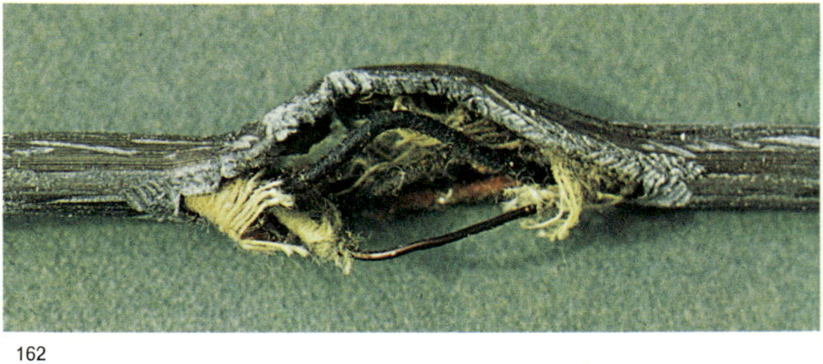

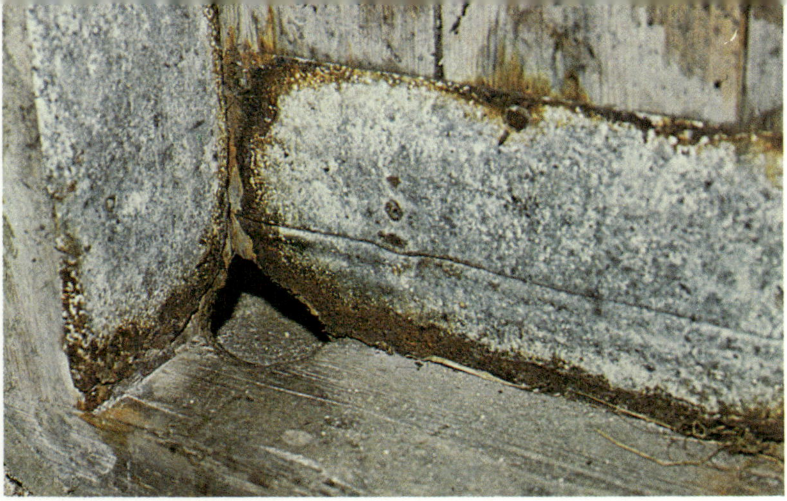

Las láminas de metal fijadas al pie de las puertas deberían estar galvanizadas para prevenir la entrada de ratas.

cualquier motivo se presente en su camino.

En algunos casos las láminas de metal están directamente situadas sobre la madera y si ésta ha sido atacada por animales dañinos, el metal puede sufrir desperfectos cuando los insectos adultos salgan de la madera y se abran paso royendo el metal. El daño más grave aparece cuando un tejado cubierto de cobre, plomo o cinc yace sobre listones que contienen larvas de sirícidos o del escarabajo *Callidium.* Los insectos adultos practican grandes agujeros en el metal que permiten la entrada de la humedad y entonces la madera será atacada por hongos.

Los escarabajos perforadores de la madera también pueden abrirse paso a través de las láminas de metal.

Se sabe que las plagas de insectos que atacan la madera roen los cables eléctricos provocando así cortocircuitos.

Las ratas y ratones también pueden roer cables eléctricos ocasionando cortocircuitos, y esto pueden hacerlo incluso cuando los cables estén protegidos con plomo. Algunas veces roerán latas de alimentos fabricadas con metales blandos.

Lata de sardinas abierta por las ratas mostrando las señales dejadas por los incisivos.

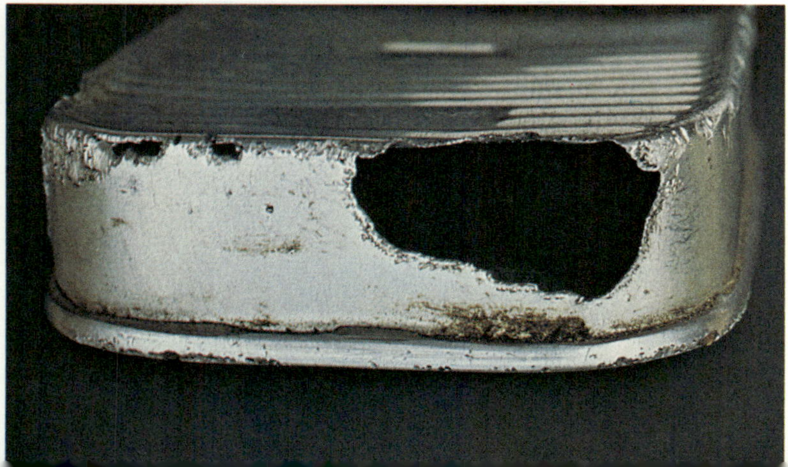

Animales que simplemente viven en la casa

Entre los animales que viven normalmente en las casas hay varios que no están interesados ni en nosotros personalmente ni en los depósitos de alimentos u otros artículos de los que nos rodeamos. Entre ellos se incluyen diversos animales que utilizan las condiciones favorables que ofrecen las casas. Algunos también utilizan nuestras casas como cotos de caza, alimentándose de diversos invertebrados que en estado salvaje viven en árboles huecos, en grietas de las rocas o en lugares parecidos.

Babosas
(Pág. 18)

Se trata de moluscos que tienen pulmones pero carecen de concha. La babosa amarilla, *Limax flavus,* llega a tener una longitud de 7-10 cm, y es de color gris pálido con manchas oscuras y un diseño reticular.
Otra especie, la gran babosa *L. maximus,* que entra algunas veces en las casas, alcanza una longitud de hasta 15 cm. Es también grisácea, aunque con frecuencia con un matiz más rojizo, y la parte frontal del cuerpo es jaspeada, con rayas oscuras en la parte trasera. Estas babosas se encuentran especialmente en bodegas y edificios anexos. Durante el día normalmente permanecen escondidas en los lugares húmedos, pero empiezan a salir cuando se apaga la luz. Son casi omnívoras, alimentándose tanto de vegetales como de restos de animales muertos. Los huevos, que son muy grandes, son puestos durante el verano en grupos debajo de las piedras o troncos donde están protegidos y donde hay humedad.
Las babosas en sí son del todo inofensivas (véase pág. 103), pero molestan, pues dejan tras de sí una brillante huella de baba. Esto normalmente es una señal de que está bastante húmeda, bien la habitación donde se ve la huella o bien las zonas contiguas, tales como la bodega o debajo del suelo.
Las babosas también pueden conseguir entrar en la casa si las alcantarillas o desagües son defectuosos. Los viejos tramos de tuberías que ya no se utilizan y que no se han quitado o aislado, proporcionarán frecuentemente buen cobijo a las babosas.

Babosa amarilla, Limax flavus. *Enfrente: Gran babosa,* Limax maximus, *con sus huellas de baba en una pared.*

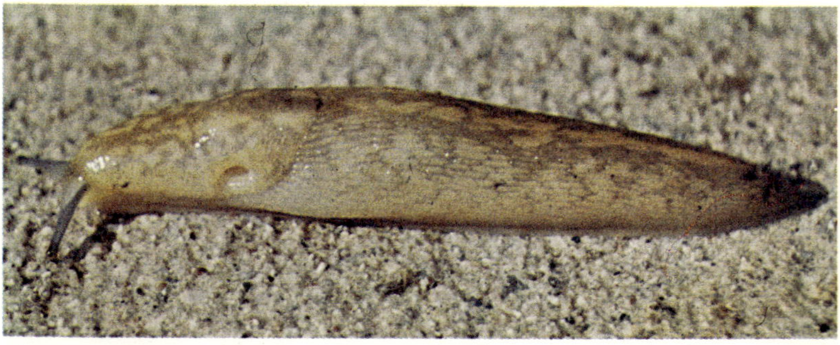

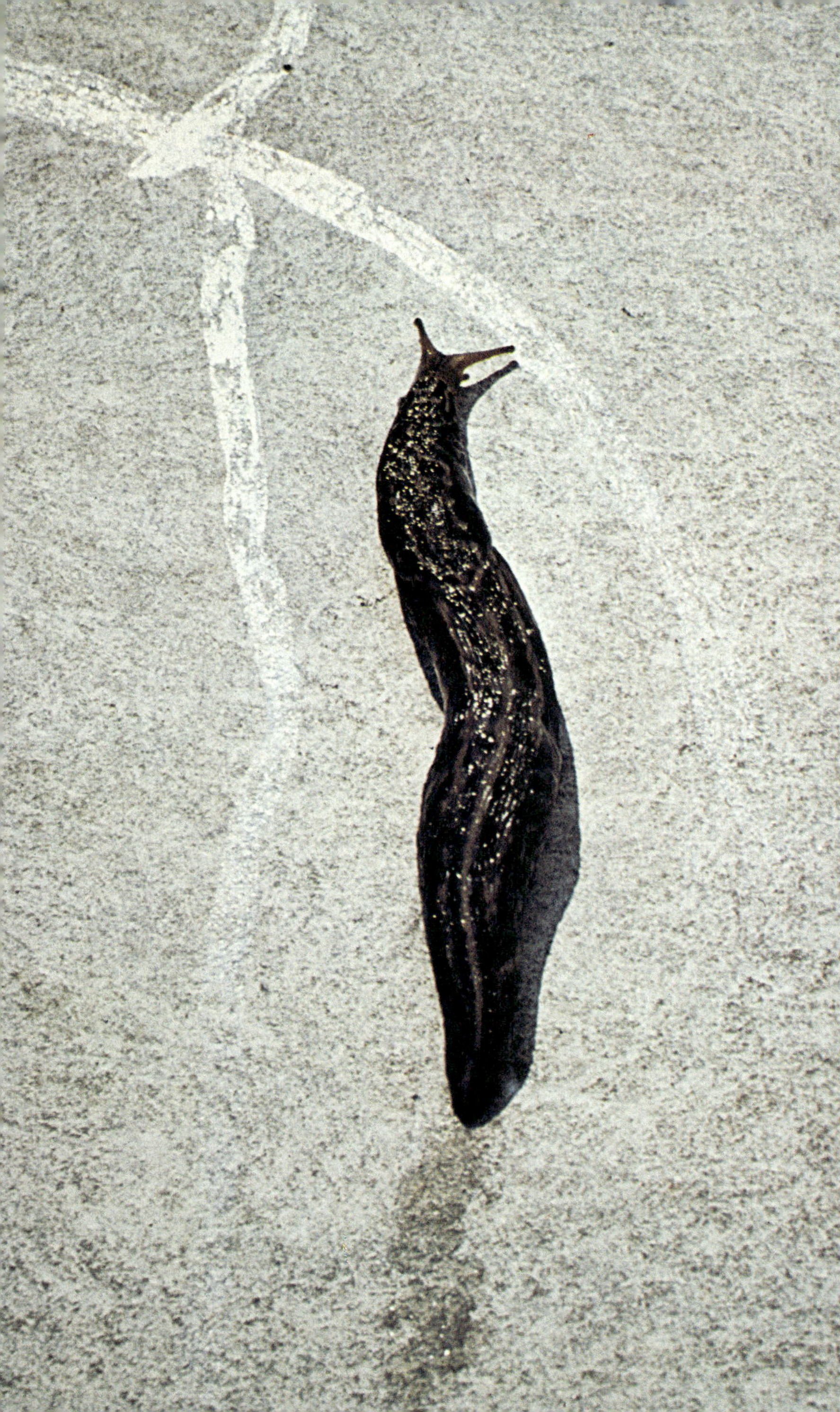

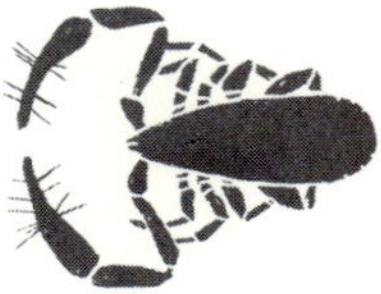

Falso escorpión, *Chelifer cancroides*
(Pág. 19)

Los falsos escorpiones tienen cuatro pares de patas y se desplazan con gran rapidez, tanto hacia adelante como hacia atrás. Se pueden encontrar, por ejemplo, en un montón de papeles o libros que han estado ligeramente húmedos algún tiempo.
Se parecen un poco a diminutos escorpiones porque poseen un par de respetables pinzas. Cuando se desplazan las sostienen continuamente frente a sí y son ante todo los pelos sensoriales de las pinzas los que los mantienen al corriente de lo que pasa a su alrededor.
No obstante, las pinzas no son utilizadas únicamente como órganos sensoriales. En su diminuto mundo, los falsos escorpiones son voraces depredadores que buscan ácaros, pulgas, piojos y otros pequeños invertebrados que estén a su alcance. Como es lógico, tales presas son agarradas con las pinzas.
Los falsos escorpiones poseen también glándulas venenosas que se abren en las extremidades de las pinzas, y algunas especies por lo visto son sumamente venenosas con relación a su tamaño. Se han visto picando presas bastante mayores que ellos, y la presa ha muerto inmediatamente. Sin embargo, no son nunca peligrosos para el hombre, pues son demasiado pequeños y no pueden picar a través de la piel.
Diversas especies son muy corrientes al aire libre, donde viven protegidas debajo del musgo, entre las hojas caídas y en lugares parecidos.
Algunas especies también son frecuentes en los estercoleros, donde sus presas consisten en huevos o pequeñas larvas de moscas. Algunas veces también atacan a las moscas adultas, no con el intento de matarlas o de chupar sus jugos, sino más bien para utilizarlas como un sistema práctico y rápido de transporte a un nuevo y tentador estercolero con larvas y huevos recientes de moscas.

Los falsos escorpiones cazan ácaros y pulgas.

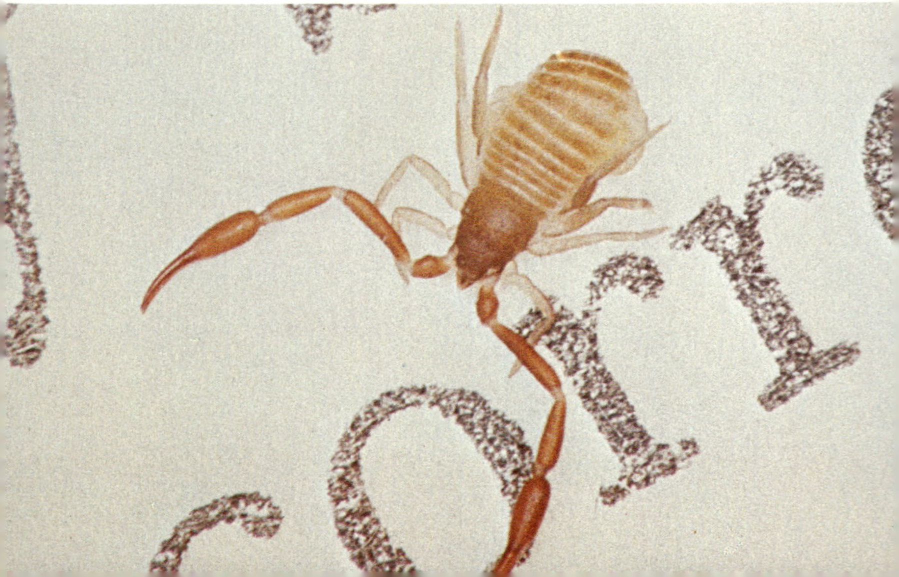

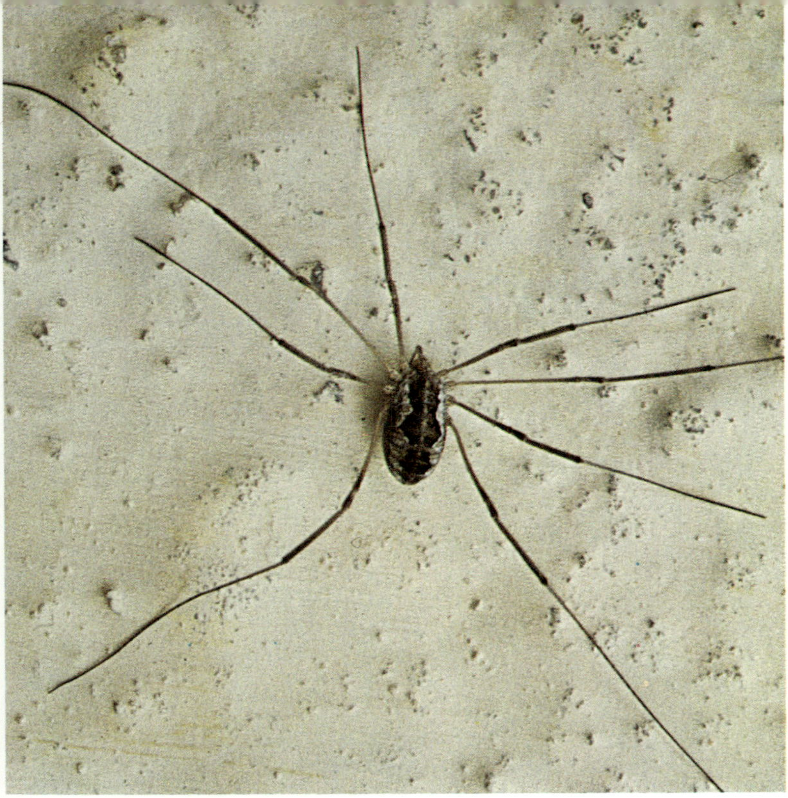

Opilión en una pared de bodega.

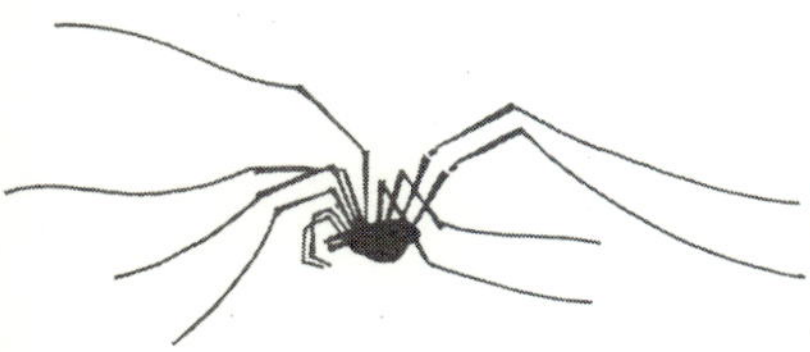

Opiliones, Orden Opiliones
(Pág. 19)

Los opiliones son muy fáciles de reconocer por su pequeño cuerpo circular y las patas enormemente largas. Las dos especies, *Opilio parietinus* y *Phalangium opilio,* son muy corrientes dentro y alrededor de los edificios, donde deambulan por la noche en busca de alimento.

Los opiliones viven de muy diferentes clases de alimentos. Por ejemplo, han sido vistos royendo hongos venenosos y trozos de pastel, pero se alimentan principalmente de carroña y de cualquier invertebrado que puedan cazar.

El método para cazar la presa es bastante parecido al juego de la gallina ciega. Se desplazan alrededor de su área de caza con bastante rapidez y encuentran su presa casi tropezando con ella. La presa es agarrada con la punta de una de las flexibles patas articulares y trasladada rápidamente a la boca donde es hecha pedazos y totalmente masticada.

Los opiliones, naturalmente, también corren el peligro de ser cazados, y si no pueden esconderse o escapar, algunas veces abandonarán una pata que permanecerá retorciéndose en el suelo el suficiente tiempo como para distraer al depredador mientras el opilión huye corriendo sobre sus restantes patas. Este

fenómeno se parece al de la cola desprendida de ciertos lagartos, y debe ocurrir con bastante frecuencia, ya que se ven muchos opiliones con menos de ocho patas.
Los opiliones poseen otro sistema de defensa, a saber: la producción de una secreción maloliente de las glándulas de las patas anteriores. Incluso el hombre, con su pobre sentido del olfato, puede detectarla.

Con sus largas patas, la araña Pholcus phalangoides *se parece a un opilión. Su telaraña es un enredo de seda muy fina (fotografía de Steen Rasmussen).*

Arañas, Orden Arácnidos
(Pág. 19)

Las arañas forman parte de los animales que algunas personas encuentran desagradables. Se cuentan muchas historias imaginarias y engañosas sobre ellas, pero la verdad es que las arañas son venenosas y que algunas especies pueden ser peligrosas para el hombre. Sin embargo, esto no es aplicable a las especies que viven en las regiones templadas de Europa.
Las arañas juegan un papel sumamente importante al limitar a un nivel razonable las poblaciones de ciertos insectos. Un experto en arañas americano ha calculado que en muchos países del mundo el hombre tendría enormes dificultades para sobrevivir si no hubiera arañas para mantener a raya a los insectos.

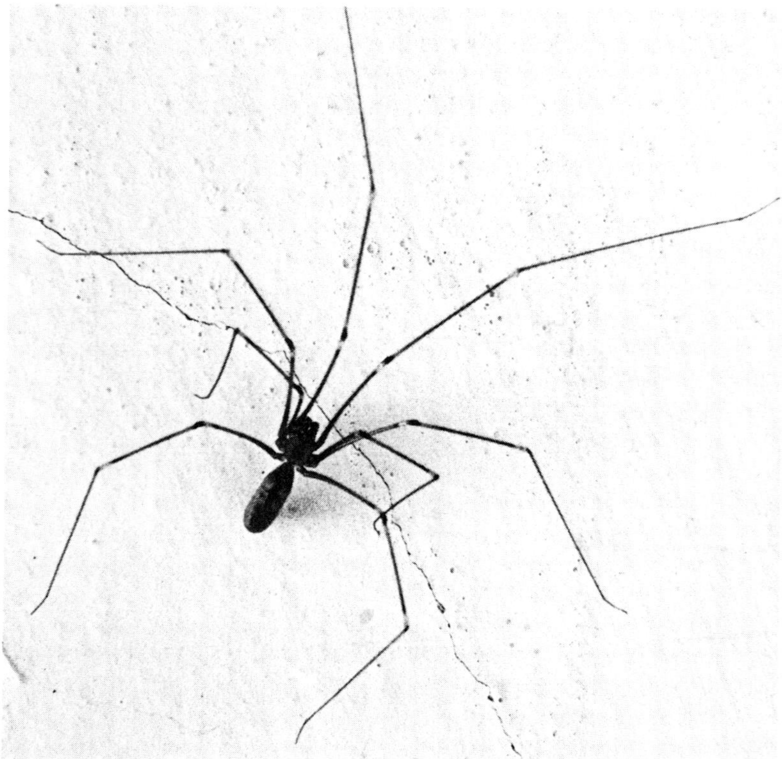

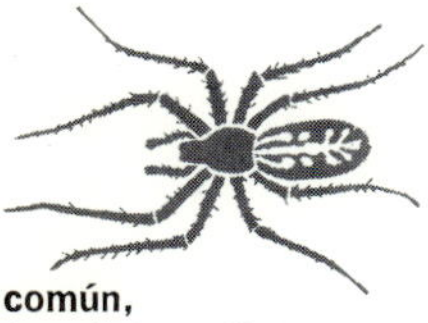

Araña doméstica común,
Tegenaria domestica (Pág. 19)

Ésta es una de las mayores arañas que se pueden encontrar en Europa y también se halla en muchas otras partes del mundo. El cuerpo sólo puede alcanzar la longitud de 1 cm y las largas patas pueden tener de 5 a 6 cm.
Esta araña puede encontrarse en toda clase de lugares donde haya humedad suficiente, como cuartos de baño y edificios anexos y también debajo del alero de casas y paredes de piedra.
La telaraña de esta especie, a diferencia de la de muchas otras, no es una verdadera obra de arte, sino que consta, al parecer, de una enmarañada masa de hilos, cubiertos con frecuencia de polvo. Generalmente la construye en un rincón, y en ese caso es triangular, con el agujero de refugio donde vive la araña exactamente en el mismo rincón. Los hilos no son pegajosos, pero cuando una mosca u otro insecto cae en la telaraña se revuelve por entre los hilos. Esto sirve de aviso para la araña, que sale y lo vence.
El apareamiento tiene lugar entre mayo y junio, y poco más tarde los huevos son depositados en un capullo especial cubierto de granos de arena que es suspendido bien de la misma telaraña o bien en un lugar cercano apropiado. Esta araña tan común puede encontrar-

La araña doméstica común, Tegenaria domestica, *un majestuoso animal que algunas veces es tomado por una araña tropical.*

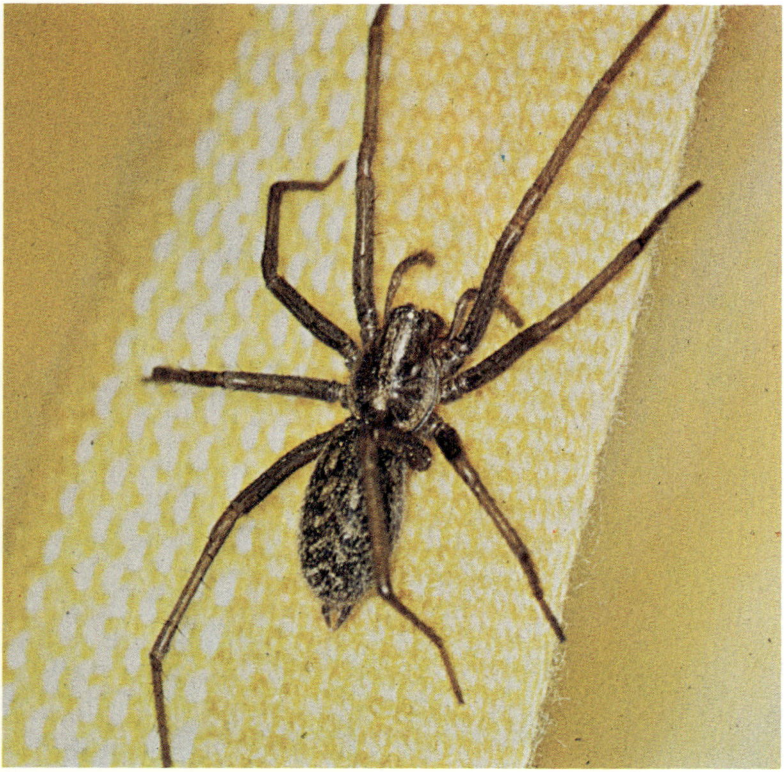

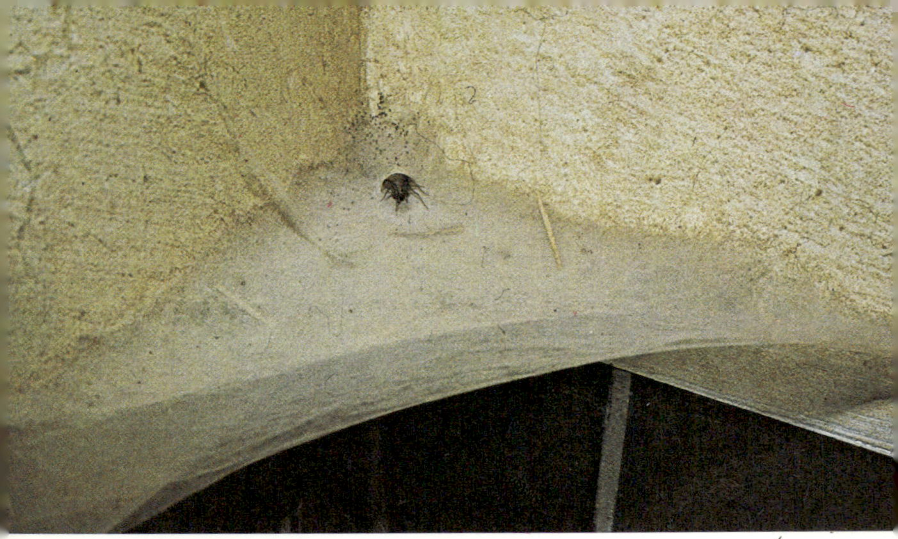

Una araña doméstica común en su telaraña.

se a lo largo de todo el año. Los ejemplares que se ven correr de una parte a otra del suelo son simplemente visitantes fortuitos, ya que apenas serán capaces de instalarse en nuestros alojamientos donde la atmósfera es demasiado seca para ellos.

Poseen un sentido de la vista muy pobre y la mejor manera de atraparlos consiste en sostener un bote de mermelada vacío frente a ellas y darles un golpe por detrás y entrarán directamente en la trampa.

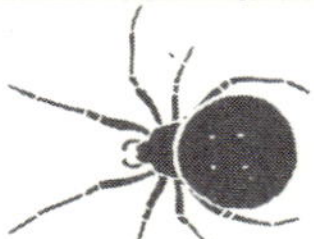

Steatoda bipunctata
(Pág. 19)

Esta araña se ve frecuentemente en los edificios, especialmente en cobertizos, desvanes y bodegas. Es de color pardo chocolate, y el abdomen, que tiene una raya de color claro de una parte a otra del borde frontal, brilla como si estuviera engrasado. La telaraña consta de una malla abierta con hilos que se extienden vertical u oblicuamente respecto al sustrato. Estos hilos son pegajosos en los extremos, llegando a pegarse

Telaraña de Steatoda bipunctata.

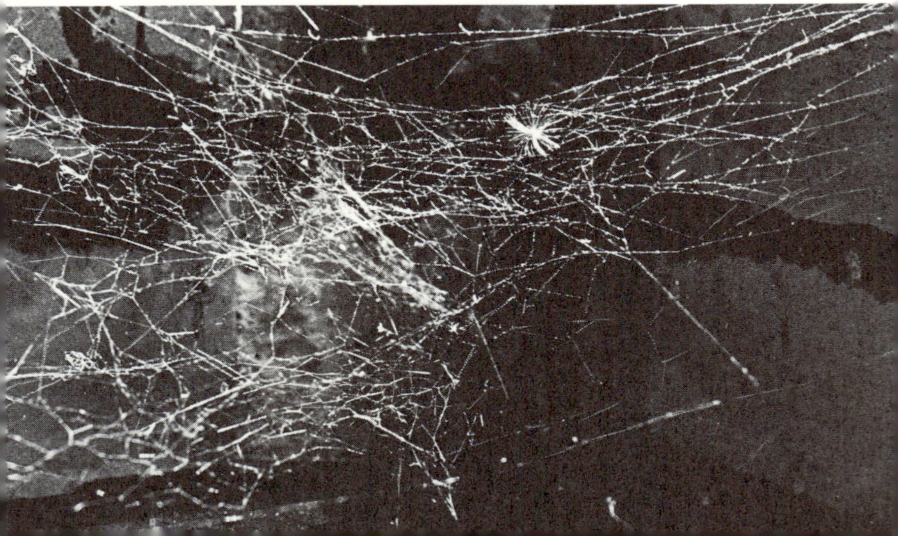

al sustrato de modo que la telaraña está adaptada para atrapar los pequeños invertebrados que corren por allí. Generalmente la araña está escondida en una grieta cercana. Cuando un pequeño animal queda atrapado en los hilos, sale la araña y dirige su abdomen hacia la presa a la que envuelve luego en una masa de hilos pegajosos. Los huevos de esta especie son rosados y son depositados en grupos de 100 a 150 pegados a una viga u otro objeto similar mediante un fino hilo de seda. Están protegidos por un capullo pegajoso que envuelve el grupo de huevos sin tocarlo directamente.

Steatoda bipunctata *con una mosca a la que ha revestido con una envoltura de hilo de seda pegajoso.*

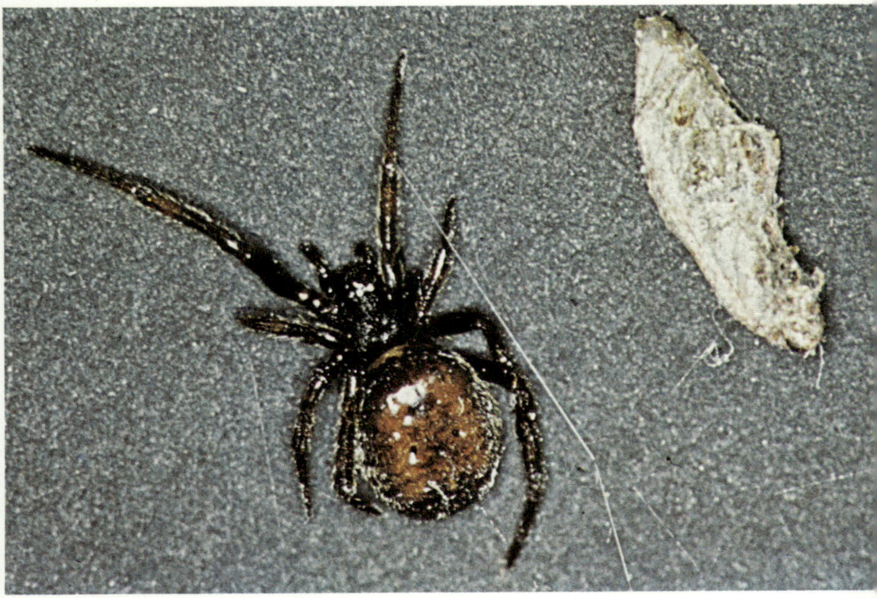

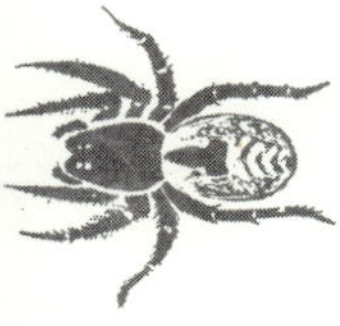

Ciniflo fenestralis
(Pág. 19)

Se trata de una araña corriente en las bodegas y cobertizos, en los marcos de las puertas y en las paredes; algunas veces la telaraña se ve extendida de un lado a otro de un cristal. Además de los tres pares normales de hileras, esta araña (y muchas otras) posee un órgano de hilado adicional conocido como cribelo que tiene numerosos poros y ha sido comparado a una criba. La seda que sale del cribelo es cardada por el calamistro, una hilera de espinitas situada en cada una de las patas anteriores. Esta seda tiene un aspecto azulado característico. La telaraña consiste en una maraña de hilos firmemente pegados al sustrato.
Generalmente la presa consiste en invertebrados que deambulan por el sue-

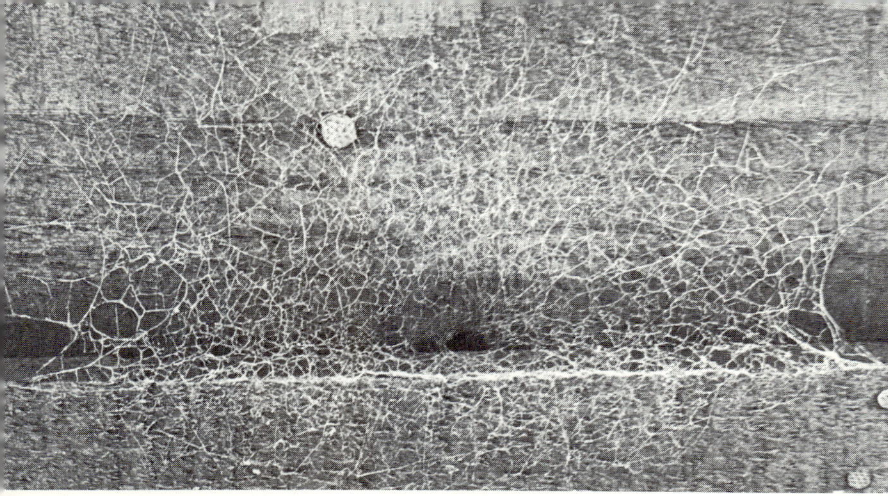

Telaraña de Ciniflo fenestralis *en una tapia de madera de un jardín. En el centro de la telaraña se halla el agujero en el que se esconde la araña.*

lo. Cuando la tela se mueve, la araña sale corriendo, agarra el insecto con una pata y lo arrastra hacia atrás a su refugio.

Pone sus huevos normalmente en junio. La hembra hila una cámara de nidación esférica en un lugar protegido cerca de la telaraña y camufla el nido con diversos objetos extraños. En esta cámara totalmente cerrada pone sus huevos y se queda cerca, vigilándolos y sin tomar alimento. A fines de verano pueden encontrarse los antiguos nidos de los que las crías han desaparecido dejando atrás sus cáscaras de huevos y los restos de su primera muda junto a la hembra muerta.

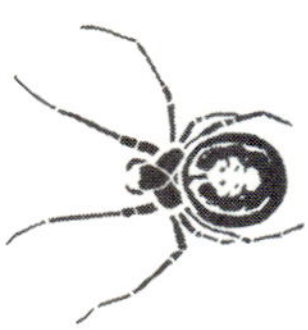

Zigiella x-notata
(= Z. litterata)
(Pág. 19)

Las arañas pueden construir sus telarañas de varias formas distintas, dependiendo de la especie, pero las más conocidas son las telarañas en círculo, como la hilada por la araña común de jardín.

Zygiella x-notata es una pequeña araña de entre las que construyen telarañas en círculo y es muy corriente en la casa, construyendo algunas veces su telaraña en una ventana. La misma araña varía algo en diseño y colorido, pero normalmente es de color pardo gris con un diseño grisáceo en su abdomen. En la telaraña circular es característica la ausencia de una parte, y en esa zona la araña alarga un hilo que conduce a su escondrijo que actúa como aviso.

Los huevos son depositados en un capullo de seda, algunas veces en un rincón. Este capullo, que guarda unos cincuenta huevos, es plano por la cara cercana al sustrato, mientras que la cara externa es ligeramente abovedada. Va cubierto con maraña de hilos blancos.

Telaraña mostrando el hilo de aviso.

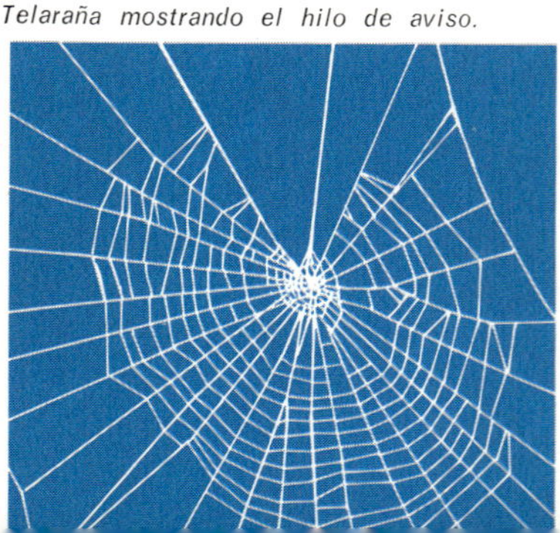

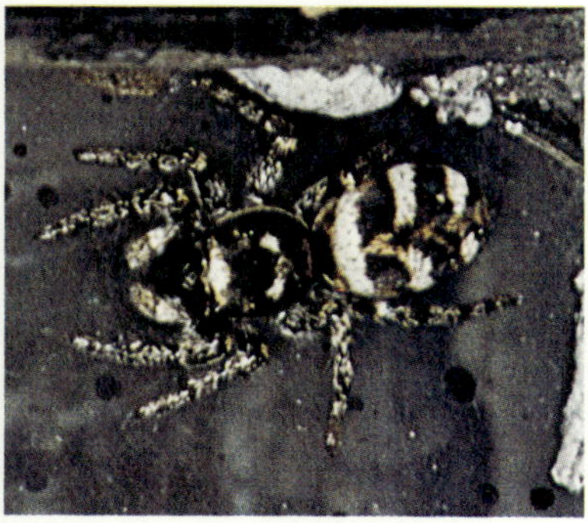

Las rayas de la araña cebra le sirven de camuflaje.

Araña cebra, *Salticus scenicus* (Pág. 19)

Algunas arañas no hilan telarañas, pero cazan su presa a la carrera. Entre ellas se incluyen las arañas cazadoras y la araña cebra, que es un representante bastante pequeño de este grupo que puede verse con frecuencia en las paredes de las casas, especialmente si luce el sol. Cuando una mosca u otro pequeño insecto se posa cerca de ella, el comportamiento de la araña cambia. Se recoge, dirige la grande y cuadrada parte frontal de su cuerpo (el cefalotórax) con los cuatro ojos y los cuatro ocelos hacia la mosca y empieza a arrastrarse sigilosamente como un gato. Esto lo hace tan despacio que en realidad puede ser difícil percibir que se está moviendo. Cuando se encuentra aproximadamente a un par de centímetros de distancia, la araña pega un rápido salto y se posa sobre la presa, a la que agarra firmemente con sus poderosas patas delanteras y mata pronto con los artejos venenosos o quelíceros. Es asombrosamente diestra en engañar a la presa, pero como es lógico algunas veces falla el salto. Pase lo que pase, siempre se acomoda de nuevo en la pared, lo cual puede parecer extraño, pero existe una explicación bastante sencilla. Al igual que todas las arañas, esta especie segrega un hilo de seguridad que fija al sustrato a intervalos regulares, y antes de saltar siempre vigila, al igual que cualquier hábil montañero, que su hilo esté bien atado.

Una araña cebra junto al capullo de protección de los huevos (Fotografía de Elvig Hansen)

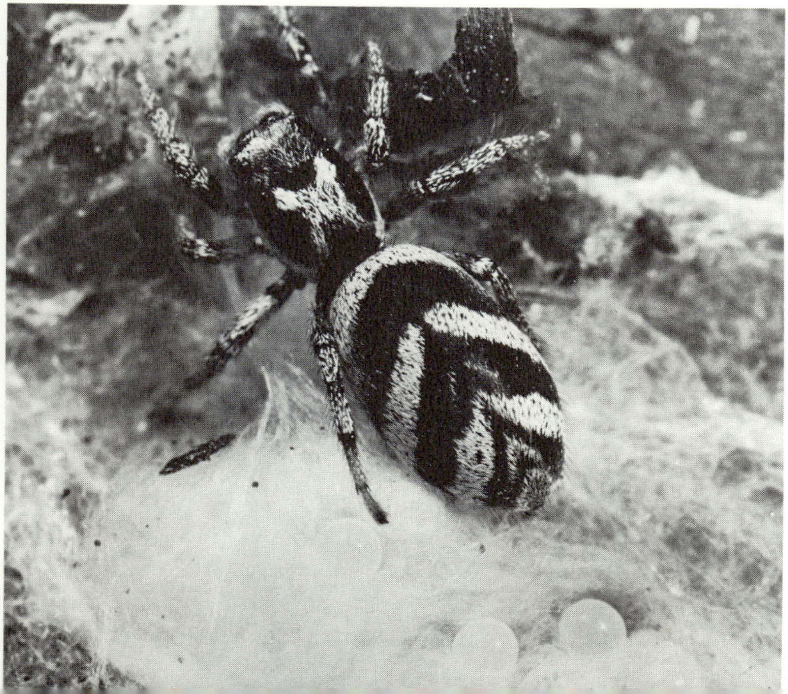

Grillo doméstico, *Acheta domesticus* (Pág. 20)

Los grillos domésticos están íntimamente relacionados con los saltamontes, y al igual que ellos, tienen las patas posteriores modificadas para saltar. Los adultos tienen una longitud aproximada de 2 cm, y son de color pardo gris claro con un diseño negro en la cabeza y en el tórax. Poseen dos pares de alas de los cuales el par trasero es utilizado para volar. En cierta época los grillos domésticos iban asociados a las panaderías, pero ya no es así. En realidad es más probable encontrarlos en los conductos cálidos y en los artesonados de detrás de las instalaciones de calefacción, bastante frecuentes en las fábricas de cervezas.
Los grillos domésticos se encuentran a menudo en los edificios nuevos y ello se debe probablemente a que dichos lugares suministran un buen refugio y alimento, y las casas a medio construir son de fácil acceso. En algunos casos también es posible que estos insectos sean introducidos con materiales de construcción o paquetes.
En el norte de Europa los grillos domésticos normalmente no sobreviven fuera durante el invierno y la mayoría de ellos entran en las casas en esta época. Sin embargo, pueden subsistir a lo largo del año, y algunas veces se multiplicarán en grandes cantidades sobre montones de basura donde la descomposición de los desechos produzca calor.
Emiten un chirrido característico que ha sido comparado con el sonido producido por pollitos muy jóvenes. Antiguamente el grillo de la chimenea era un animal «doméstico» familiar, y un conocido personaje de muchos cuentos y fábulas.
Sólo canta el grillo macho y lo hace para atraer a las hembras. Cada macho permanece en su propio pequeño territorio y canta, siendo producido el verdadero sonido frotando parte de una ala con la otra. El macho produce también una señal corta, agresiva y aguda, que se oye cuando otro macho intenta entrar en su territorio.
Un grillo en celo puede cantar durante horas seguidas. Un laborioso zoólogo calculó que un grillo chirriaba no menos de 42 000 veces en un tiempo de cuatro horas. En la actualidad quizá no haya mucha gente en Europa que críe grillos, pero en la antigua China el chirrido era tan sumamente apreciado que las damas del Palacio Imperial tenían grillos en pequeñas jaulas de oro sobre sus almohadas para poder dormirse con el canto.
Los grillos se alimentan de casi todo tipo de materia orgánica. Prefieren la materia vegetal blanda, aunque también comerán otros insectos y carroña. En general es correcto decir que los grillos son animales domésticos completamente inofensivos.

Grillo doméstico. El largo oviscapto en la parte trasera muestra que se trata de una hembra adulta.

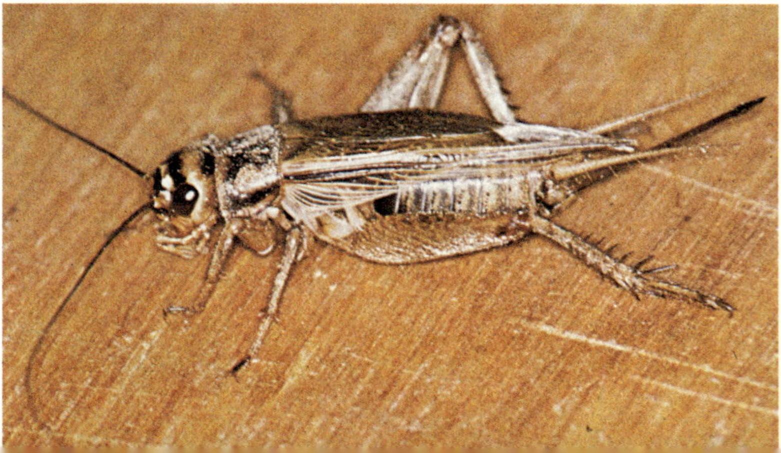

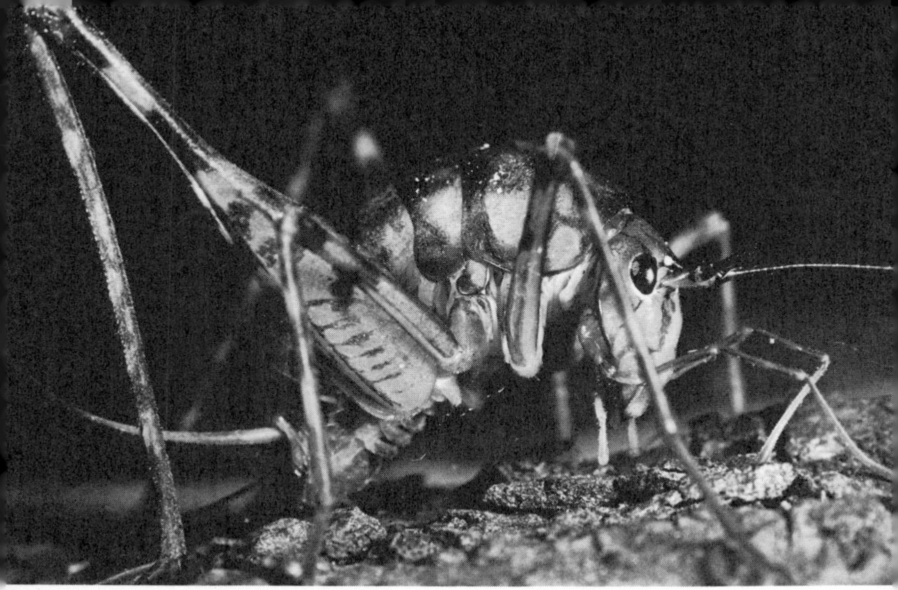

El saltamontes Tachycines asynamorus *posee una espalda arqueada, antenas muy largas y patas posteriores muy poderosas. Procede de las regiones más cálidas del mundo, pero algunas veces se encuentra en los invernaderos de Europa (Fotografía de Elvig Hansen).*

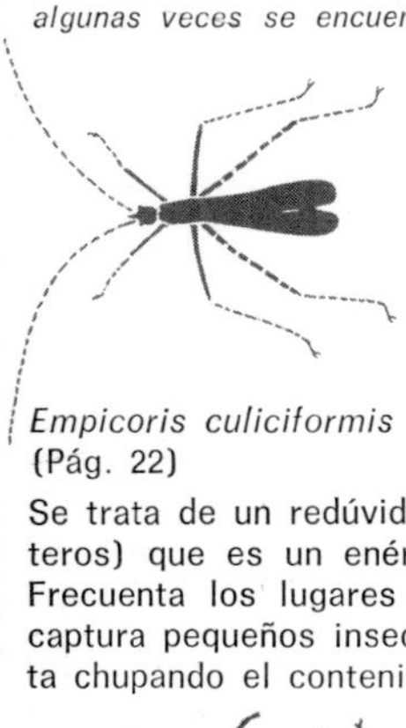

Empicoris culiciformis
(Pág. 22)

Se trata de un redúvido (Orden Hemípteros) que es un enérgico depredador. Frecuenta los lugares húmedos, donde captura pequeños insectos y se alimenta chupando el contenido de su cuerpo.

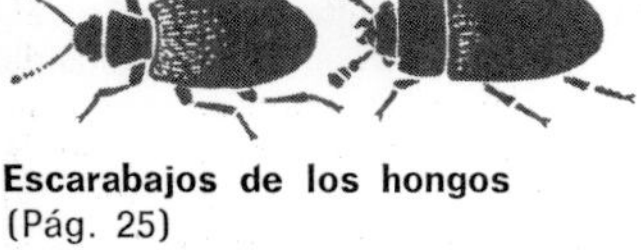

Escarabajos de los hongos
(Pág. 25)

Se trata de un pequeño grupo de escarabajos que tienen un tipo de vida algo infrecuente. Tanto los adultos como las larvas se alimentan mayormente de hongos y por consiguiente viven donde puedan encontrarlos. Se presentan en bodegas, cobertizos y despensas, donde la humedad es alta, y no es extraño que se vean en casas nuevas, antes de que las paredes se hayan secado. Algunas veces también viven en los lugares húmedos de las casas que por lo demás están bastante secas. Por ejemplo, si un armario está al lado de una fría pared externa, el moho puede crecer sobre la pared y sobre la parte trasera del armario, y esto proporcionará alimento a los escarabajos y a sus larvas. El maíz húmedo, el heno o la paja de un desván pueden fomentar la multiplicación de estos escarabajos, y sus larvas pueden aparecer luego a millares en las habitaciones inferiores donde buscarán un lugar apropiado para formar el capullo de crisálida.
Normalmente estos escarabajos no destruyen nada, pero de vez en cuando pueden estropear los comestibles tales como frutos secos.
El único método racional de control es conseguir un ambiente tan seco que desaparezcan los mohos de los que se alimentan.

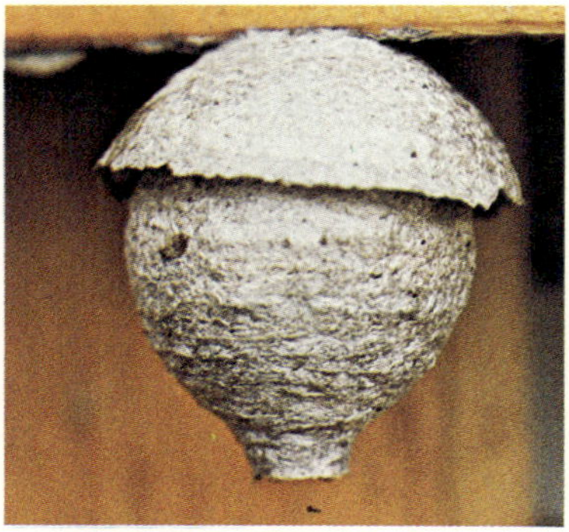

La primera celdilla de una colonia construida por la avispa reina.

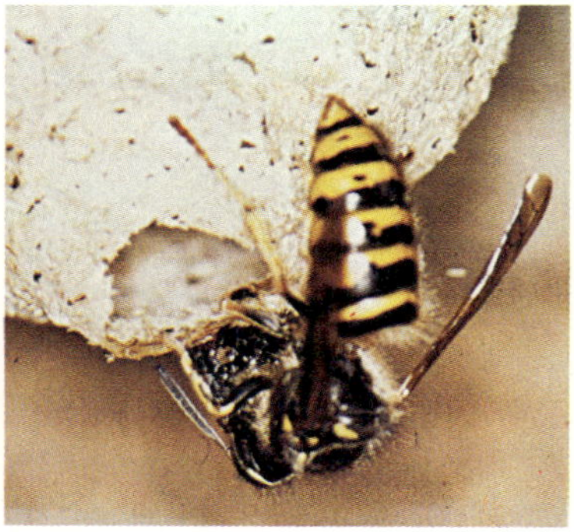

Avispa reina en la primera celdilla de su colonia.

Avispas, Superfamilia Vespoideos
(Pág. 29)

Existen siete especies diferentes de avispas sociales en el norte de Europa, y todas tienen el mismo aspecto general, exceptuando las de color negro amarillo, y las mismas costumbres. Generalmente las avispas que se ven dentro o cerca de las casas son: la avispa común, *Vespula vulgaris,* la avispa alemana, *Vespula germanica,* y el crabrón, *Vespa crabro.*

En las avispas sociales, como en muchas abejas y hormigas, el rasgo característico es una división del trabajo dentro de la colonia. Entre las avispas, las reinas y los machos se encargan de la reproducción, mientras que las obreras construyen el avispero, alimentan a las larvas y defienden la colonia. En realidad, las avispas obreras son hembras con órganos reproductores inmaduros.

A diferencia de la abeja melífera, las avispas no desarrollan sistemas de almacenamiento de alimento para el invierno, y en las regiones templadas sus colonias sólo duran una estación. Cada colonia empieza a disolverse en otoño, y las obreras mueren de frío.

Sin embargo, antes que esto ocurra se desarrollan nuevas reinas y machos que forman un enjambre fuera de la colonia para aparearse. Los machos mueren poco después del apareamiento, pero las jóvenes hembras fecundadas buscan un lugar protegido donde puedan pasar el invierno. Dichas hembras inactivas pueden encontrarse con frecuencia en invierno por los desvanes o cobertizos.

Normalmente las reinas salen de sus alojamientos de invierno a mediados de abril y cada una empieza a buscar un lugar adecuado para su futura colonia. Éste puede estar situado en una cavidad de una pared, en un desván o debajo del alero de una casa. La reina empieza la colonia construyendo una celdilla esférica del tamaño aproximado de una nuez. Dentro de ella construye de 10 a 20 celdillas hexagonales y pone un huevo en cada una de ellas. Los huevos tienen que estar firmemente pegados, porque cada celdilla tiene su abertura dirigida hacia abajo. Tan pronto como los huevos han hecho eclosión, la reina se ocupa de buscar alimento para las larvas, y al cabo de aproximadamente un mes (finales de mayo) salen las primeras obreras adultas. Ahora la reina puede concentrarse en la puesta de huevos, mientras las obreras se encargan del cuidado de las larvas y de la expansión del avispero. Más tarde, en verano, una fructuosa colonia de avispas puede contener 5000-6000 individuos.

Frecuentemente pueden verse las avispas posarse sobre estacas o postes telefónicos royendo la madera. Mezclan las delgadas astillas de madera con su

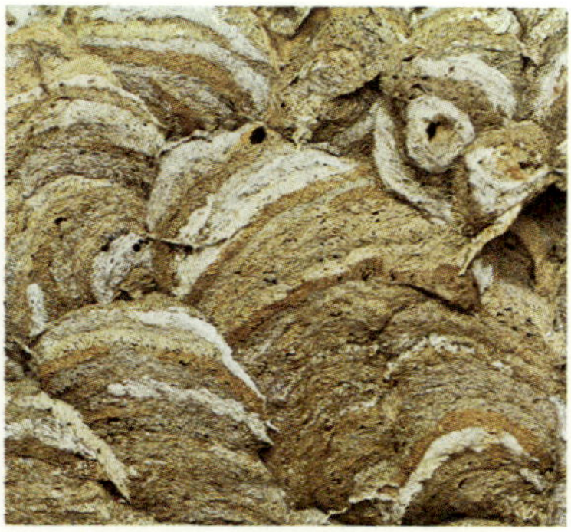

Cada banda representa material llevado al nido por una única avispa.

propia saliva para formar una pasta con la que construyen el avispero, tanto la envoltura protectora exterior, que llega a parecerse a una pelota de fútbol ovalada, como también las celdillas hexagonales en las que se desarrollan las larvas.
Las larvas se alimentan de una dieta exclusivamente animal que consiste principalmente en moscas y mariposas que las obreras pueden coger al vuelo. Las alas de la presa son amputadas por los poderosos apéndices bucales de las obreras y los restos son partidos y masticados en forma de redondos bolos alimenticios que son trasladados al habitáculo para que los coman las larvas. Las obreras se nutren de alimento líquido. Se las puede ver bebiendo el néctar de las flores y los jugos de los frutos maduros, y aunque parezca mentira, también son alimentadas por las larvas. A cambio de la carne de las moscas, las larvas regurgitan un líquido azucarado que las obreras lamen con impaciencia. Además de proporcionar a las obreras una forma de energía, esta alimentación mutua tiene también una función social porque ayuda a mantener la colonia unida.
Por consiguiente, durante la mayor parte del verano las avispas obreras se encargan de mantener a la colonia, y uno se asombra de ver pocas de ellas, incluso cuando tienen una colonia en la casa. A finales de verano, sin embargo, paran de criar larvas y empiezan a ir de un lado a otro en busca de sustancias dulces.
Generalmente son sólo una molestia, pero pueden constituir un grave problema en panaderías, fruterías y otros establecimientos de alimentación.
En las casas particulares, las avispas se observan especialmente cuando se hace mermelada y en las meriendas en el campo. Como también frecuentan la carroña, cubos de basura y lugares parecidos, posiblemente pueden propagar enfermedades.
Naturalmente, también pueden picar (pág. 50), y en ciertos casos puede aconsejarse el exterminio de una colonia de avispas cuando verdaderamente

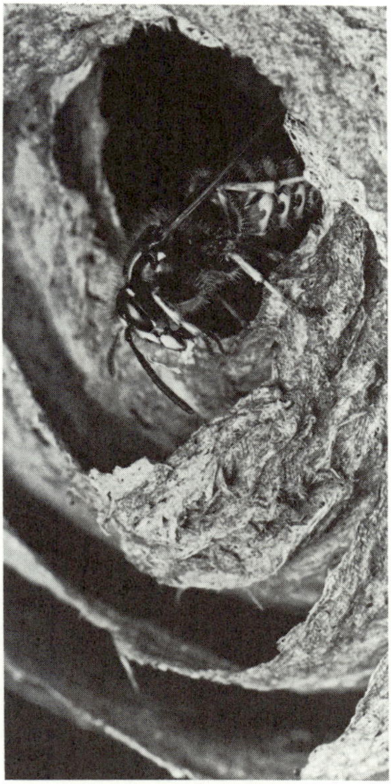

A medida que el avispero se amplia llega a encerrarse en más capas externas de «papel de avispa», que proporciona un buen aislamiento (Fotografía de Elvig Hansen).

ha sido construido en un lugar de la casa. Existen varias maneras de hacer esto; citaremos dos. Siempre es mejor acometer esta tarea por la noche, cuando todos los miembros de la colonia han vuelto al avispero; además, las avispas no son tan agresivas en la oscuridad y cuando baja la temperatura por la noche. Si resulta que el avispero se encuentra en un lugar donde no hay peligro en tirarlo al fuego, entonces éste será naturalmente el sistema de destrucción más rápido y más eficaz. Además, el avispero puede tratarse con cuidado con polvos insecticidas que deberían echarse en el agujero de entrada desde abajo. En los casos en que el avispero sea inaccesible, los polvos deberían tirarse en las grietas y brechas utilizadas por las avispas cuando entran y salen volando del avispero. No es una buena idea tapar esos agujeros, ya que es bastante probable que las avispas se abran luego paso hacia el interior de la casa. En los casos en que una casa demuestre ser un lugar apropiado para la construcción de un avispero, se recomienda siempre examinar la casa a principios de verano y destruir cualquier avispero antes que llegue a ser demasiado grande.

Las trampas luminosas (pág. 217) pueden ser eficaces para cazar avispas, por ejemplo en panaderías y fábricas de alimentos.

Un avispero no siempre cuelga libremente. Aquí ha sido construida una colonia en un cuarto trastero entre la pared y un colchón. Este último ha sido gravemente manchado por los excrementos de las larvas.

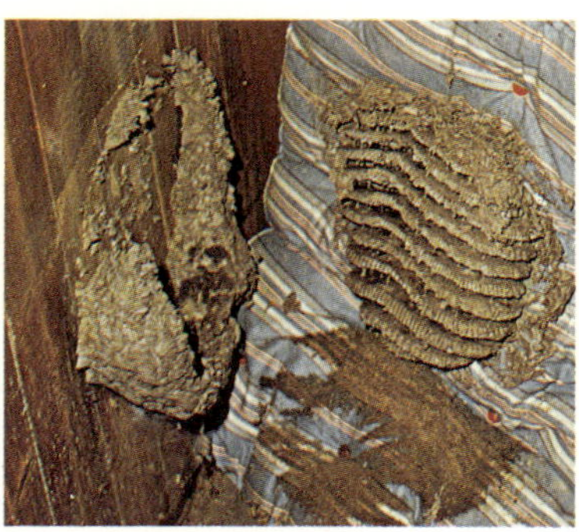

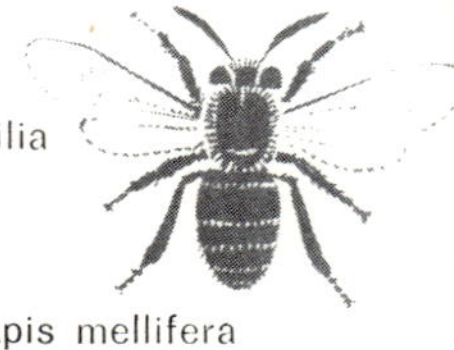

Abejas, Superfamilia Apoideos (Pág. 29)

Abeja melífera, Apis mellifera (= *A. mellifica*) (Pág. 29)

Ésta es una de las pocas, si no la única, especies de insectos que ha llegado a ser un verdadero animal doméstico. Hace unos 5000 años, los antiguos egipcios ya tenían colmenas. La importancia de las abejas melíferas como polinizadoras no puede subestimarse, y su miel ha sido siempre muy solicitada.

Las abejas melíferas viven en colonias con una organización social altamente desarrollada y que continúa de un año al siguiente. Cada colonia consta de una reina, un pequeño número de machos o zánganos y numerosas obreras, tal vez de 10 000 a 20 000. Como figura central de la colonia, la reina es continuamente alimentada y atendida por las obreras, ya que se concentra en la producción de hasta 2000 huevos por día. El trabajo llevado a cabo por cada una de las abejas obreras depende en gran parte de su edad. El primer par de días después de la salida de la fase pupal los pasan limpiando la colonia. Esto es seguido por un período en el cual las obreras atienden y alimentan a las larvas. A continuación empiezan un período de trabajo de construcción produciendo una cera mediante unas glándulas especiales situadas en la cara inferior del abdomen, que es utilizada para construir nuevas celdillas. También cuidan el polen y el néctar introducido en la colonia. La última parte de sus vidas la dedican a la alimentación de la colonia.

De vez en cuando las obreras construyen unas cuantas celdillas grandes especiales en las que crecen nuevas reinas. Como las abejas melíferas han desarrollado el hábito de tener sólo una reina en cada colonia, generalmente la vieja reina abandona la colonia cuando aparece una nueva. Algunas obreras de la colonia la acompañan, fundando una nueva colonia.

Generalmente un enjambre es recogido por un apicultor que lo provee de una colmena, pero si esto no ocurre, el enjambre permanecerá en estado salvaje. En sus orígenes, las abejas melíferas probablemente construían sus colonias en los huecos de los árboles, pero en la actualidad también pueden instalarse en la cavidad de una pared.

La presencia de una colonia de abejas en tal situación no constituye necesariamente un inconveniente. Los días brillantes y soleados habrá una cantidad de actividad fantástica dentro y alrededor del agujero de la pared. Unas abejas salen volando y otras vuelven al enjambre excesivamente cargadas de néctar y de grandes masas de polen en sus patas traseras. Unas pocas abejas se hallan estacionadas en el agujero de entrada llevando un control continuo del tráfico y examinando a aquellas que regresan a la colonia. Se trata de las abejas de guardia que aseguran que sólo a las verdaderas ocupantes de la colonia se les permita pasar, y que si fuera necesario pueden pedir refuerzos.

Las abejas se alejan volando en todas direcciones, al parecer al azar, pero en realidad no es así. De hecho pueden comunicarse unas con otras indicando dónde hay una fuente rica en néctar. Cuando una abeja exploradora ha encontrado una buena fuente, regresa a la colmena y realiza una danza especial en una de las estructuras verticales que sostienen las celdillas de cera. Según su forma, esta danza puede comunicar a las otras obreras no sólo la dirección en la que deben volar sino también la distancia a la que está la fuente de néctar. La clase de flor es comunicada por el olor de la descubridora. Una abeja tiene que visitar hasta 1000 flores con el fin de completar su cosecha de néctar, y en un día soleado puede realizar hasta 10 viajes exploradores. Una libra de miel requerirá, pues, de 20 000 a 30 000 viajes.

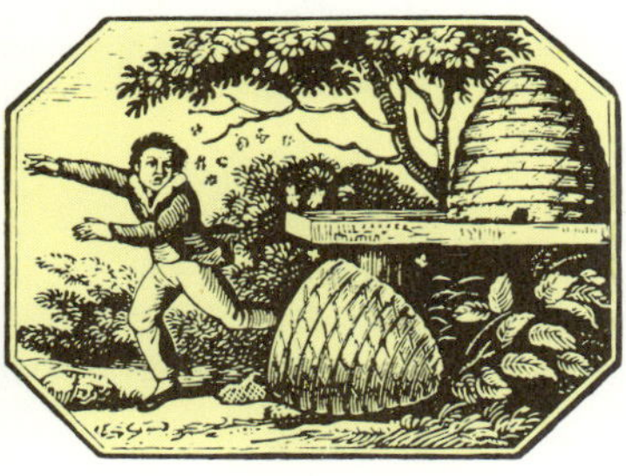

Cuando se observen las abejas es mejor mantenerse a unos metros de distancia y como es lógico no hay que interponerse en su línea de vuelo. Aunque las modernas abejas han llegado a ser pacíficas, pueden transformarse en agresivas (pág. 51).

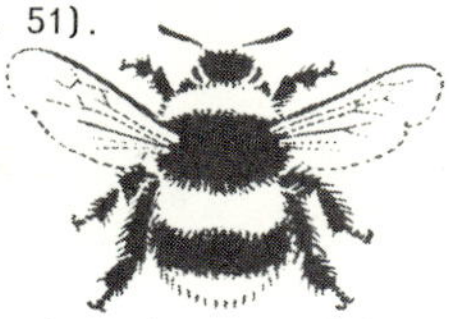

Abejorros
(Pág. 29)

A diferencia de las abejas melíferas, en las que la colonia entera sobrevive al invierno, una colonia de abejorros solamente dura una única estación. Esto significa que todos los obreros mueren en otoño de modo que únicamente unas cuantas reinas jóvenes apareadas subsisten y pasan el invierno en hibernación.

Los abejorros que se ven volar bajo en mayo, por encima del suelo, son generalmente esas jóvenes reinas que acaban de salir de sus habitáculos invernales y ahora van en busca de lugares adecuados en los que puedan establecer nuevas colonias.

En el norte de Europa existen unas 10 especies diferentes de abejorros. La mayoría de ellas construyen sus nidos en el suelo, en un agujero de ratones abandonado o entre las piedras de una pared de una granja, aunque también pueden utilizar un nido de gorriones debajo del alero. Las especies que anidan con mayor frecuencia en las casas son: *Bombus lapidarius* y *B. hypnorum.*

Una vez la hembra ha elegido el lugar, empieza a construir su nido. Si el espacio es demasiado pequeño, lo ensancha —hasta aproximadamente el tamaño de un puño cerrado— y lo llena con vegetales secos, musgo o pelos de ratón. Construye un par de celdillas cuidadosamente hechas de cera, cada una del tamaño aproximado de un dedal, una para provisiones y otra para poner los huevos. Las larvas que salen de estas últimas son alimentadas por la

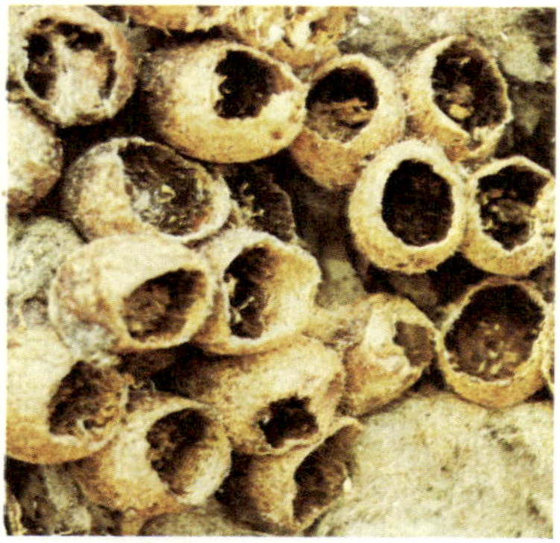

Nido de abejorros mostrando las celdillas individuales.

reina que también tiene que salir en busca de polen y néctar.

Una vez completamente desarrolladas las larvas, se convierten en crisálidas y unos días más tarde salen como los primeros abejorros obreros del año. Algunas veces son muy pequeños, sencillamente porque su madre, la reina, no ha podido encontrar alimento suficiente para ellos, pero en este momento empiezan a ayudar en los trabajos de construcción y en la acumulación de alimento, mientras la reina se ocupa más y más de la puesta de huevos.

Más tarde, en verano, el nido de abejorros queda bien establecido con las celdillas larvarias y de provisiones unas junto a otras. No tiene las celdillas uniformes y la disposición esmerada característica de una colonia de abejas melíferas, y tampoco es tan grande, pues a lo sumo cobija de 400 a 500 ocupantes.

Además de ser bastante atractivos, los abejorros son beneficiosos para el hombre, ya que actúan de polinizadores de muchos árboles frutales y otras plantas de los cuales el hombre necesita la semilla para plantar.

Por consiguiente, se tiene toda la razón al conservar los abejorros y normalmente no serán molestos en una casa. Lógicamente pueden picar (véase página 51), pero solamente lo hacen cuando son gravemente provocados.

Abejas solitarias

Existen unas 200 especies diferentes de abejas solitarias en el norte de Europa. Aunque pueden vivir de forma gregaria, como por ejemplo *Colletes daviesanus* (véase pág. 157), son conocidas como abejas solitarias porque cada hembra construye su nido, pone y atiende sus huevos y acumula su alimento.

Según la especie, las abejas solitarias pueden construir sus nidos en el suelo, en los tallos de las plantas, en la madera o en los edificios donde las grietas de la mampostería y carpintería ofrezcan un buen refugio. Los nidos pueden estar hechos de diversos tipos de materiales, tales como barro, materia vegetal o de sustancias producidas por ellas mismas. Las hembras llenan las celdillas larvarias de polen y néctar.

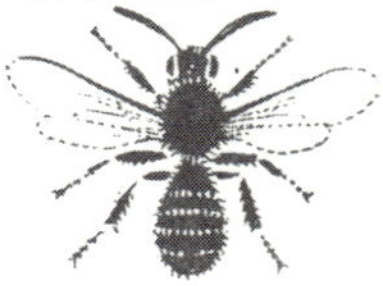

Abeja cortadora de hojas,
Megachile centuncularis (Pág. 29)

Esta abeja algunas veces construye su nido en la carpintería de las casas. Alinea las celdillas con trozos de hojas ovalados y uniformes que corta de las plantas de hojas suaves, a veces de los rosales.

Las celdillas de la abeja cortadora de hojas están hechas de trozos de hoja, y frecuentemente se sitúan en antiguos túneles abandonados por los escarabajos perforadores de la madera.

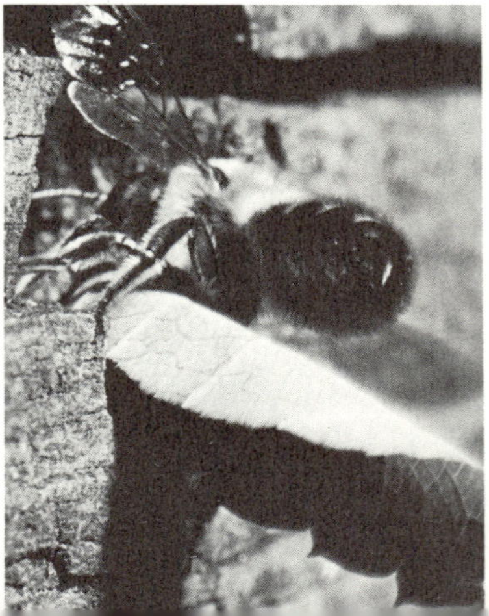

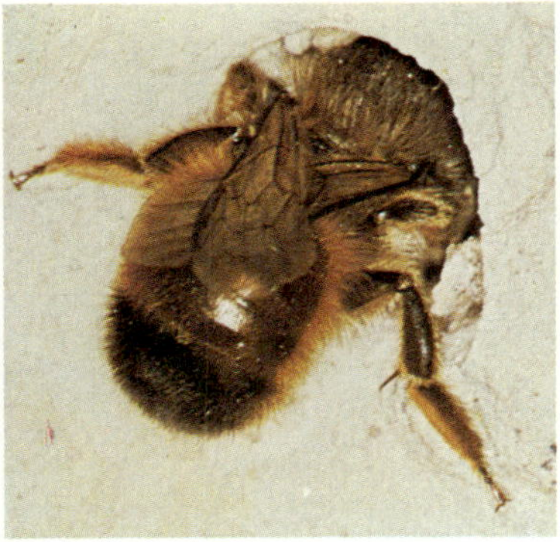

Una abeja albañil utilizando un viejo agujero de albañilería como cámara de nidación.

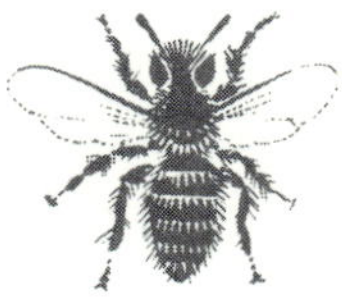

Abeja albañil, *Osmia bicornis*
(Pág. 29)

Ésta es una de las abejas solitarias cuyo nido está construido de barro en lugares muy variados. En algunas ocasiones el nido puede estar situado dentro de la casa, en muebles o en un ojo de cerradura, con tal de que tengan acceso al exterior.
Aparte de que algunas veces pueden bloquear una cerradura con barro, es una especie totalmente inofensiva.

La abeja albañil (arriba) ha puesto un huevo y ha cerrado el agujero de la mampostería con barro.

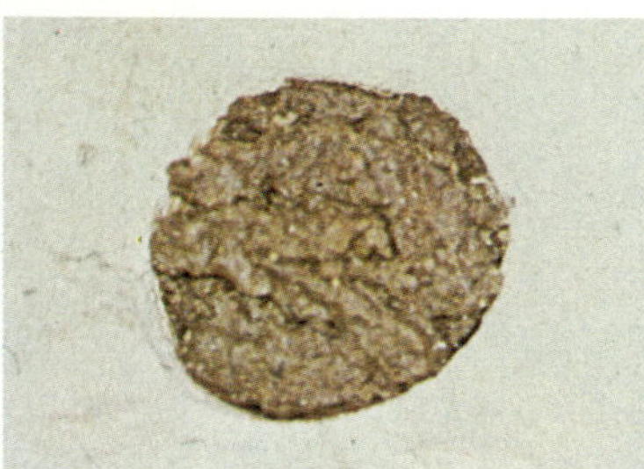

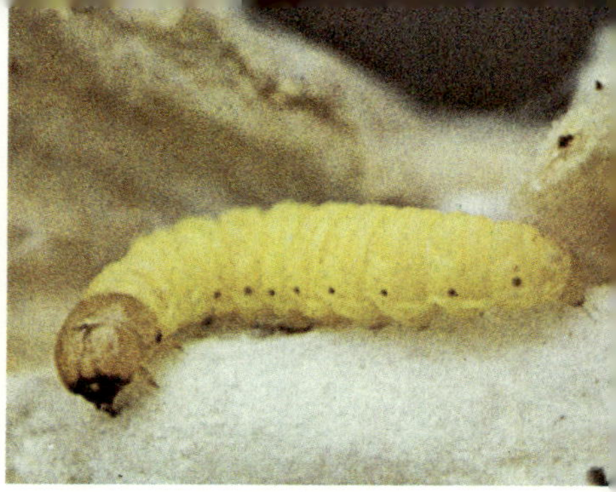

Una larva de la mariposa de la cera (Aphomia) *arrastrándose sobre el capullo pupal.*

Aphomia sociella
(Págs. 24 y 105)

Se trata de una mariposa que pone sus huevos en los nidos de los abejorros, o con menos frecuencia en los avisperos. Allí las larvas se alimentan de cualquier tipo de materia orgánica, como por ejemplo de las celdillas de cera y de su contenido en néctar y polen de una colonia de abejorros, pero también pueden atacar a las larvas de abeja. Una vez completamente desarrolladas, las larvas de la mariposa abandonan el nido en bloque y a continuación, en un lugar cercano protegido, hilan un capullo comunal que puede contener centenares de crisálidas. Estos capullos se encuentran con mucha frecuencia, algunas veces tan firmemente pegadas al sustrato que es difícil despegarlas. Las larvas pueden provocar daños royendo el sustrato para proporcionar un lugar adecuado al capullo comunal. Las mariposas adultas no atacan ningún objeto de la casa.

Cada larva de la mariposa de la cera se ha abierto paso royendo hacia el interior del material, en este caso un tablón.

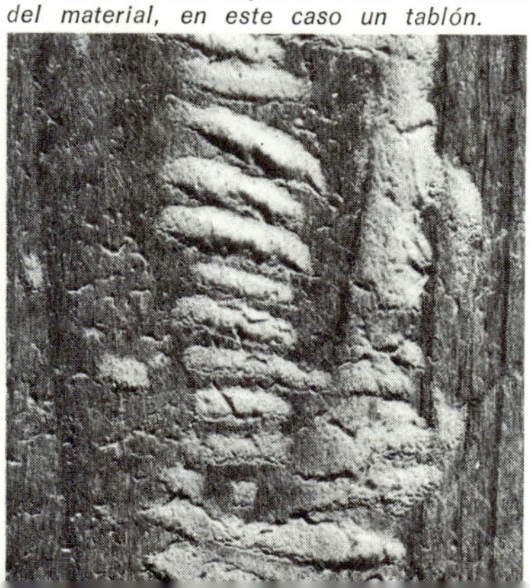

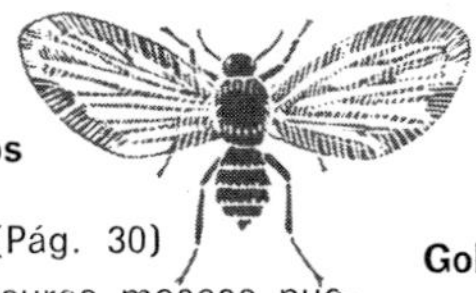

Mosca de los cuartos de baño,
Psychoda alternata (Pág. 30)

Estas pequeñas y oscuras moscas pueden verse algunas peces en las paredes y lavabos de los cuartos de baño y aseos. Pertenecen al grupo conocido generalmente como moscas polilla.

Sus alas son peludas y relativamente grandes, pero no vuelan especialmente bien. Se trasladan por medio de un tipo de vuelo a saltos, o se pasean.

Los huevos son puestos en el limo que se acumula en los sifones y en los desagües de los lavabos. Las larvas viven en este baño de limo que está constantemente húmedo pero no cubierto de agua todo el tiempo, y se alimentan de cualquier materia orgánica presente y de bacterias, algas y hongos. Lógicamente, estas pequeñas moscas son bastante molestas de tener alrededor, pero no pican ni causan daño alguno. En los filtros de las plantas de depuración pueden ser beneficiosas porque allí las larvas ayudan a descomponer materia orgánica.

En la casa se pueden controlar quitando el depósito de limo donde viven las larvas. Esto puede hacerse vertiendo agua hirviendo en los desagües y sifones. También deberían vigilarse las cañerías de desagüe de los lavabos.

Aves

Varias aves han llegado a depender de los edificios cuando buscan un lugar idóneo para anidar. Se trata de aves que en un principio construían sus nidos en los riscos o en los huecos de los árboles, y cada especie escoge una posición en el edificio, que esté en correspondencia con sus costumbres de nidación originales.

En la mayoría de los casos las aves son consideradas como huéspedes bien venidos, y muchas proporcionan un gran placer. Sin embargo, debería recordarse que los nidos de las aves pueden ser la fuente de ciertos parásitos y de algunas plagas de los tejidos (véanse las páginas 36, 41, 43, 45, 49, y 94 y sigs.).

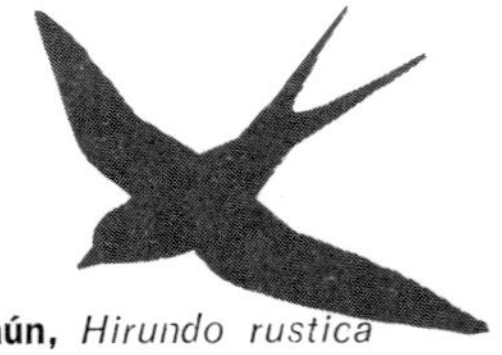

Golondrina común, *Hirundo rustica*

Esta ave familiar depende mucho de los edificios. Puede anidar dentro de un edificio, por ejemplo debajo de un tejado de un establo donde haya acceso continuo al exterior, o puede hacerlo debajo del alero. El nido tiene forma de platillo hemisférico y es de barro mezclado con tierra y un poco de paja. Las golondrinas son territoriales, por lo que generalmente existe una justa distancia entre los nidos. A menudo regresan al mismo nido año tras año, y en Europa generalmente empiezan a instalarse a principios de verano.

Se alimentan de insectos, principalmente de moscas, mosquitos y moscas polilla, a los que cazan al vuelo.

Nido de golondrina común en un establo. A diferencia del nido del avión común, éste consiste en una estructura totalmente abierta.

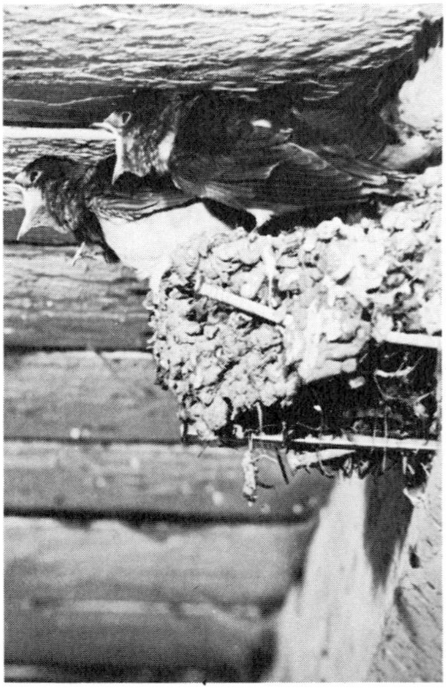

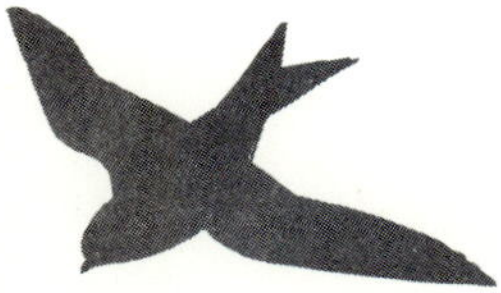

Avión común, *Delichon urbica*

En general los aviones domésticos anidan en riscos, pero muchos utilizan los edificios. Siempre anidan en el exterior de los edificios, con frecuencia en pequeñas colonias, pero de vez en cuando puede haber centenares juntos. Anidan alto, rara vez a menos de 3 m del suelo, y el nido, hecho de barro, está completamente cerrado excepto por un pequeño agujero de entrada situado en la parte superior.

El avión común anida normalmente en el exterior de las casas, pero también puede utilizar un porche.

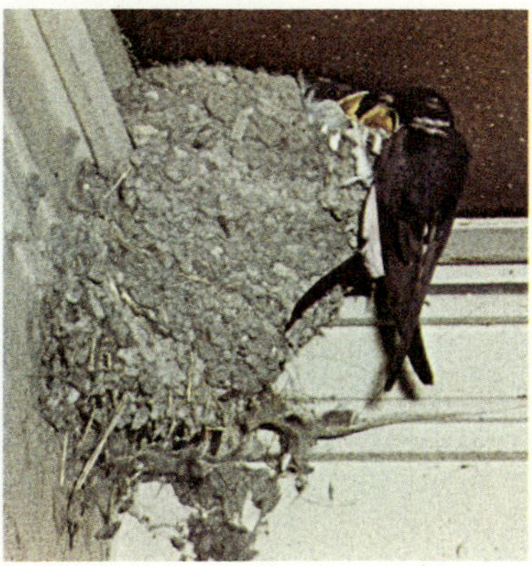

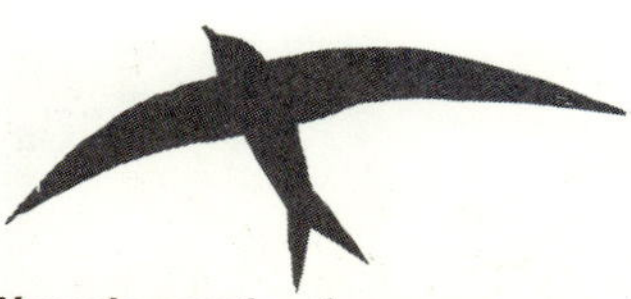

Vencejo común, *Apus apus*

Originariamente los vencejos anidaban en los lugares montañosos, pero en la actualidad se hallan muy asociados a los edificios, tales como iglesias, silos y fábricas, donde anidan alto en lugares protegidos e inaccesibles.

A Europa llegan a principios de verano y empiezan a recoger material para el nido. Esto tiene lugar en el aire, donde atrapan trocitos de hierba seca, papel, y cualquier otra cosa que flote.
Una pareja de vencejos permanece unida año tras año, con frecuencia utilizando el mismo nido que poco a poco acumula una gran cantidad de materiales. Tal vez ninguna otra ave europea pase tanto tiempo en el aire, donde se alimenta de insectos al vuelo.

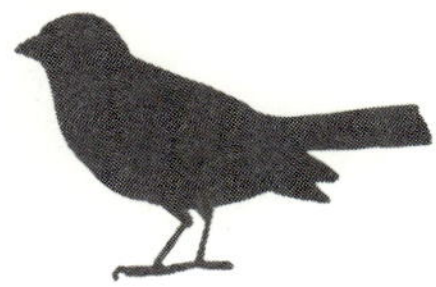

Gorrión común, *Passer domesticus*

Estas pequeñas aves familiares son más dependientes del hombre que ninguna otra. Viven en pequeñas colonias y construyen sus nidos muy próximos.
Los gorriones domésticos son aves estacionarias, y después que han empezado a reproducirse en un lugar, permanecerán allí por el resto de su vida, que puede durar de 3 a 4 años. Utilizan los nidos para dormir en el invierno.
En marzo y abril, estas aves recogen material para el nido, principalmente hierba seca, pelo, plumas y trocitos de papel que utilizan para construir sus desordenados nidos que son más o menos esféricos. Una pareja puede criar dos o tres nidadas en un verano.
Los gorriones comunes buscan su comida por el suelo a menudo en bandadas. Las crías son alimentadas con insectos, pero los adultos viven principalmente de semillas y en las ciudades de los desperdicios de las casas. Con frecuencia invaden almacenes de cereales y piensos. Perjudican los comestibles almacenados (pág. 84).

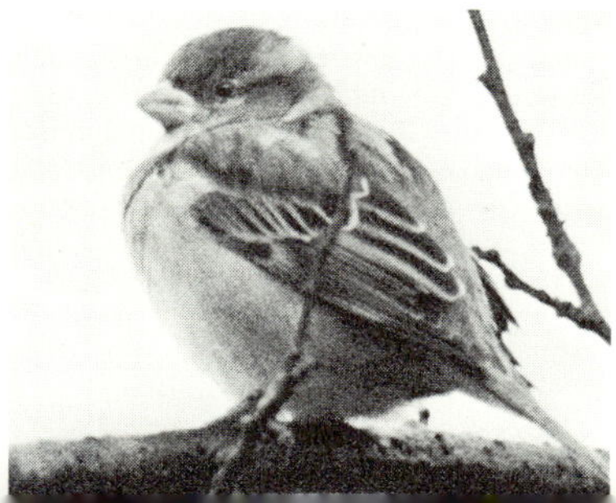

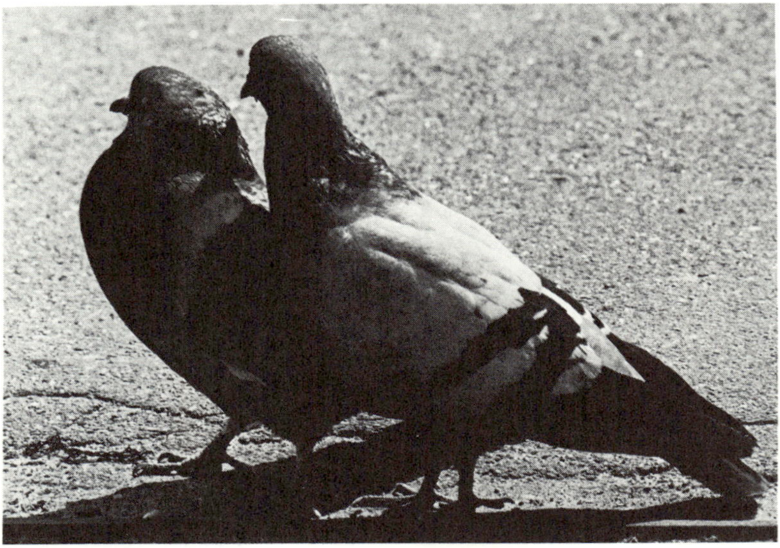

Existen diversos pareceres sobre el tener palomas por los alrededores. Puede ser atractivo tener una pareja subiendo y bajando una cornisa, pero por otro lado producen una horrible suciedad.

Paloma bravía, *Columba livia*

Las palomas bravías salvajes construyen sus nidos principalmente en los riscos, a menudo a una altura considerable. Las palomas urbanas ordinarias que anidan en edificios de grandes poblaciones y ciudades, pertenecen a esta especie. Necesitan muy poco material para el nido, y algunas veces éste consta únicamente de una masa de excrementos con unas pocas pajas o ramitas. Empiezan la puesta de huevos bastante pronto, en primavera, y pueden dar vida a 2 a 3 crías durante la estación.

Las palomas domésticas pueden provocar considerables daños ensuciando los edificios en los que anidan; además sus nidos proporcionan asilo a los molestos invertebrados que pueden invadir luego los pisos y fastidiar a sus ocupantes. También se cree que están implicadas en la propagación de ciertas enfermedades.

Se han ideado diversos métodos de control de estas omnipresentes aves, pero la mayoría sólo funcionan por poco tiempo. La única medida eficaz es negarles lugares para anidar impidiendo su acceso a las cornisas, claraboyas cerradas, etc.

Nido de palomas en un balcón. Se trata de unas aves muy persistentes, y si su nido es retirado, a menudo empezarán a construir uno nuevo.

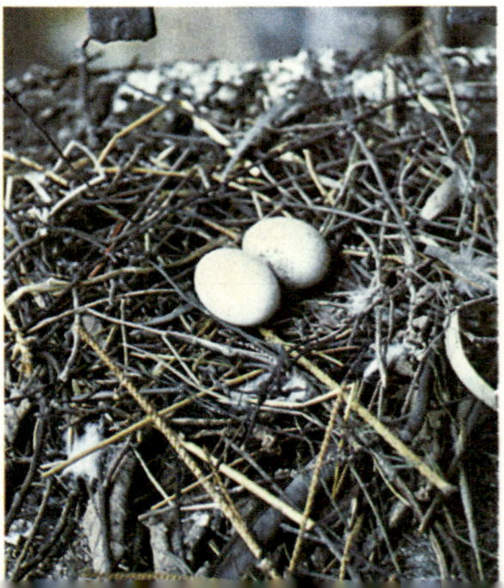

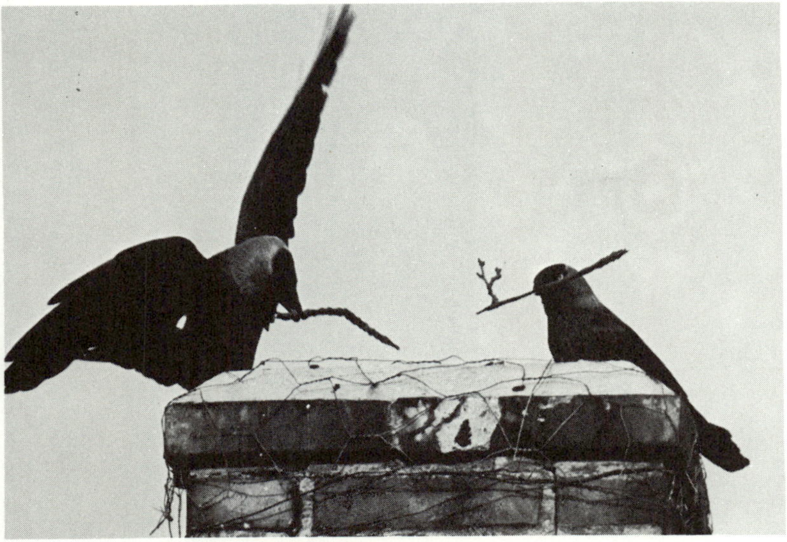

A pesar de la malla, esta pareja de grajillas se ha abierto paso chimenea abajo. Abajo: Mirando hacia abajo dentro de la misma chimenea poco tiempo después en el mismo año (fotografía de Elvig Hansen).

Grajilla, *Corvus monedula*

En los lugares donde no haya vida humana, las grajillas construirán sus nidos en los huecos de los árboles, pero en las ciudades y en los pueblos encuentran lugares ideales para anidar en las casas, y especialmente en las chimeneas.

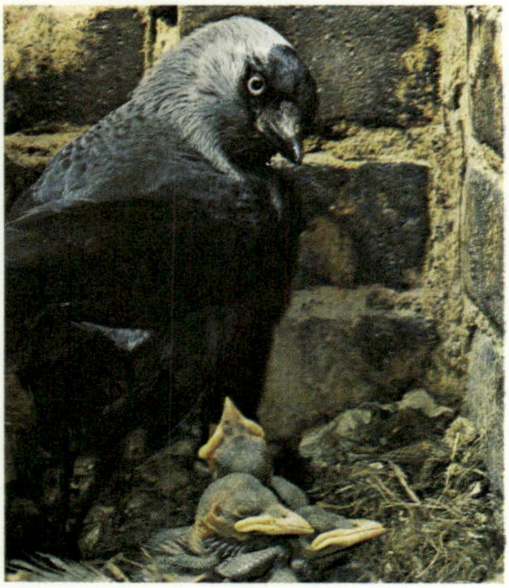

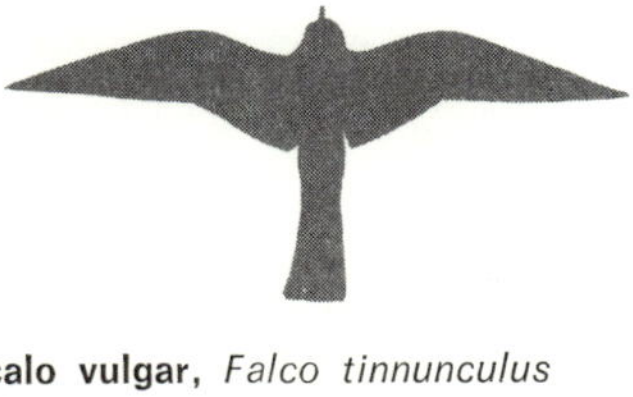

Cernícalo vulgar, *Falco tinnunculus*

Esta ave de presa anida frecuentemente en los campanarios de las iglesias del campo, y no es de ningún modo poco común en grandes poblaciones y en ciudades, especialmente en el sur de Europa. De vez en cuando también utilizan los nidos abandonados de cornejas y urracas. Se alimentan principalmente de arroz, pero también atrapan no pocos insectos grandes, tales como escarabajos.

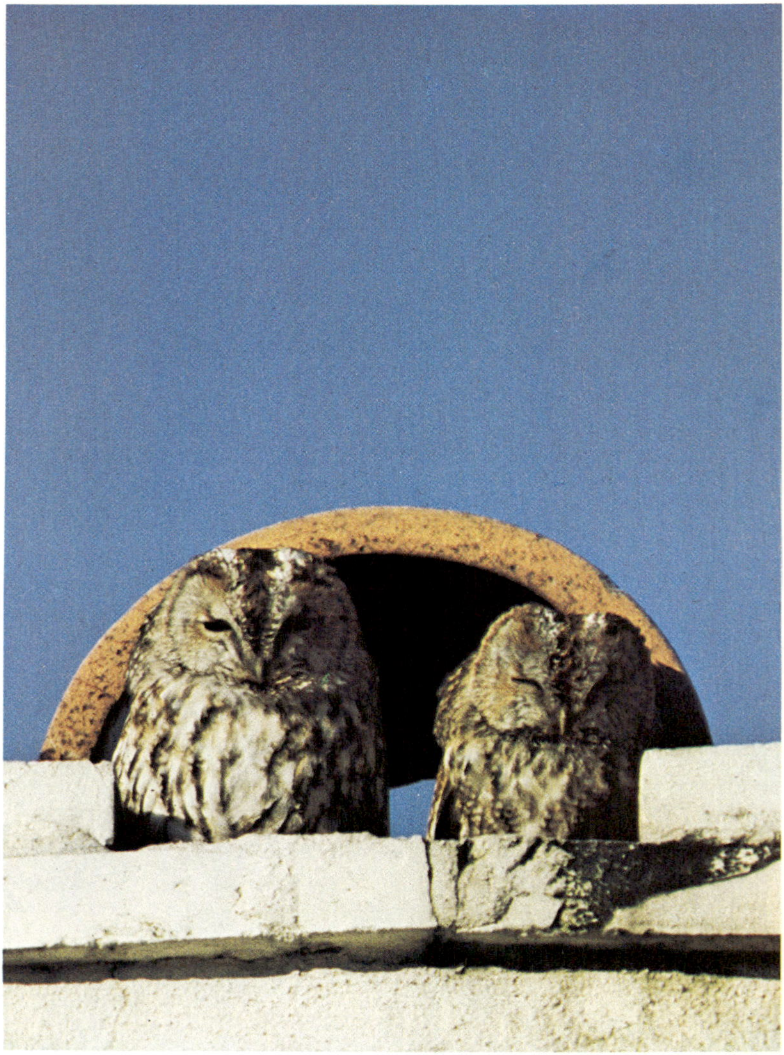

Los cárabos comunes con frecuencia duermen en los edificios durante el día.

Lechuzas, Familia Estrígidos
Entre las lechuzas que se reproducen de vez en cuando en los edificios, tal vez la más conocida sea la lechuza común *(Tyto alba)*, que anida con frecuencia en los edificios de las granjas o en los campanarios de las iglesias. En algunas zonas, el mochuelo común *(Athene noctua)* también anidará en edificios, principalmente en el campo.

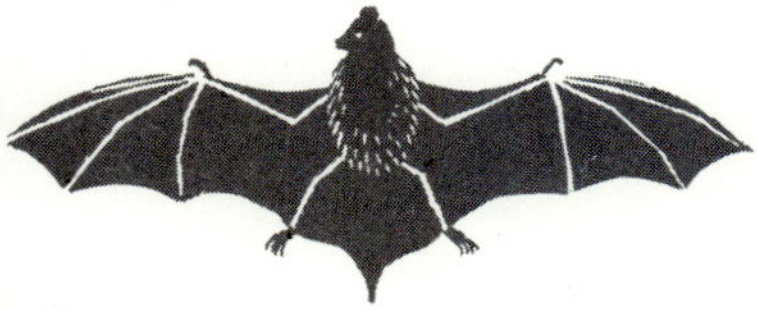

Murciélagos, Orden Quirópteros

Los murciélagos, los únicos mamíferos voladores auténticos, son activos por la noche, pasando el día y el invierno en lugares abrigados. Probablemente la mayoría de ellos vive en árboles huecos y en cuevas, pero algunos utilizan los edificios, encontrándose principalmente en los desvanes.

Existe aproximadamente una docena de especies diferentes de murciélagos en el norte de Europa, y entre ellos el murciélago hortelano *(Eptesicus serotinus)* y el murciélago montañero *(Pipistrellus pipistrellus)* son quizás las especies encontradas con mayor frecuencia en los edificios. A pesar de una cierta cantidad de desconfianza y aversión humanas, los murciélagos son huéspedes totalmente inofensivos, que ni roen ni perjudican los edificios.

En el norte de Europa los murciélagos se alimentan de insectos a los que cazan al vuelo. Cuando vuelan emiten unos sonidos ultrasónicos continuos que son reflejados hacia atrás hasta sus orejas por insectos y otros objetos cercanos. Los murciélagos morderán si alguien intenta cogerlos.

Normalmente viven en colonias, y si hay unos cincuenta en un desván, lógicamente producirán sonidos crujientes y agudos. Se ha observado que siempre hay una cierta cantidad de disturbios en la colonia a primeras horas de la noche, precisamente antes que los murciélagos salgan volando para cazar. Sus excrementos, que se acumulan debajo de sus lugares de descanso, son algo parecidos a los de los ratones, pero pueden ser distinguidos con un examen más minucioso (pág. 209).

Los murciélagos pueden alejarse de un edificio si están sujetos a perturbaciones constantes o a sustancias de fuerte olor tales como la naftalina. Sin embargo, frecuentemente volverán, y la única manera eficaz de mantenerlos fuera de un edificio consiste en bloquear todos los lugares de acceso.

Murciélago montañero

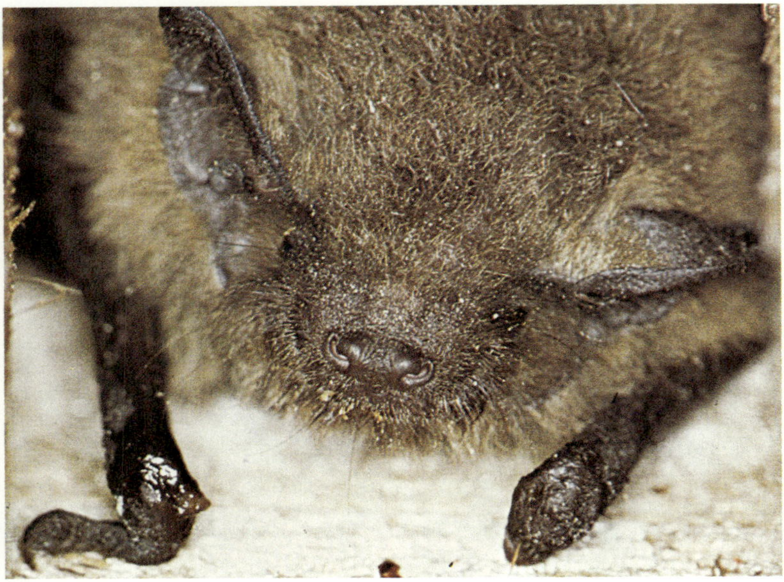

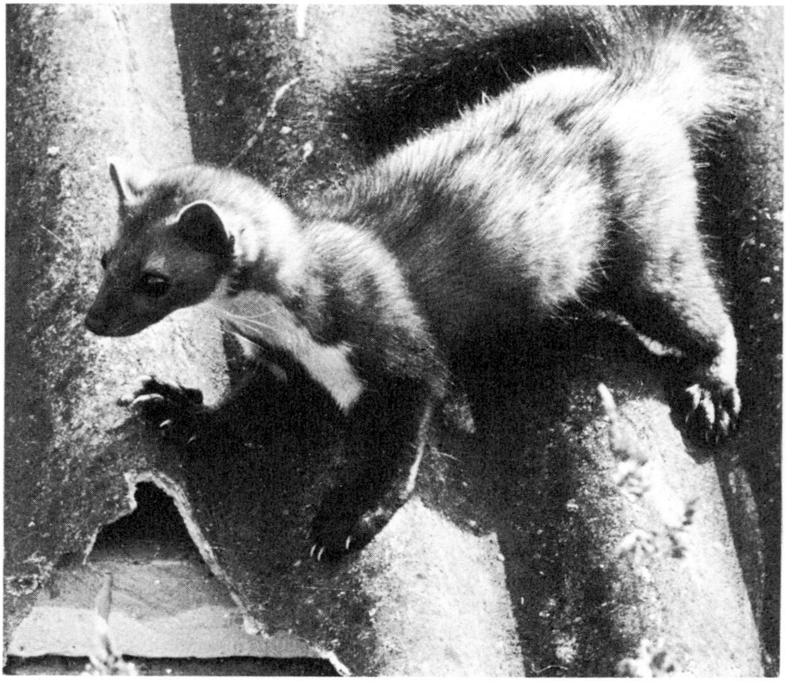

Las garduñas encuentran fácil acceso a los desvanes que se encuentran debajo de un tejado de cemento de asbesto (Fotografía de Finn Kristoffersen).

Garduña, *Martes foina*

En muchos lugares de Europa las garduñas aparecen con bastante frecuencia en las granjas y en las casas de veraneo del campo. Algunas veces viven en los desvanes, en el heno o en la paja o incluso en el techo. Las 2-5 crían nacen a fines de abril. Los adultos atrapan ratas y ratones y capturan aves y se comen sus huevos.

Normalmente las garduñas no se ven mucho, ya que empiezan a cazar aproximadamente una hora o dos después de medianoche, habiéndose trasladado primero de un lugar a otro del desván durante una hora más o menos. Regresan al hogar a las 5 ó 6 de la madrugada y se van a dormir después de otro paseo. Además de esta costumbre de ir de un lado a otro por la noche, normalmente las garduñas no provocan grandes molestias. Sin embargo, algunas veces sus excrementos y restos de presas son un fastidio, y además dañan los materiales de aislamiento cuando ubican allí sus madrigueras (véase también lo referente a la «paja», pág. 161). Si las garduñas llegan a ser de veras una molestia, pueden ser alejadas depositando sustancias de fuerte olor en el desván, tales como naftalina o amoníaco o produciendo ruído constantemente. Una vez ahuyentadas, sus accesos tienen que ser bloqueados si no otras nuevas entrarán pronto.

Las garduñas son trepadoras muy hábiles, y pueden pasar a través de aberturas de sólo 6 cm. Con frecuencia encuentran la manera de llegar al tejado utilizando espaldares de árboles frutales, tubos de desagüe o incluso árboles grandes que crezcan junto a la casa. Su recorrido puede ser descubierto por las huellas y rastros (pág. 210).

Animales que entran en casa en invierno

En las regiones templadas existen muy pocos indicios de vida de insectos fuera de las casas durante el invierno. Esto se debe esencialmente a que las bajas temperaturas hacen a los insectos incapaces de toda actividad, y aun cuando pudieran trasladarse de un lugar a otro no habría para ellos nada con que alimentarse.
Cuando llega el otoño los insectos tienen que encontrar lugares abrigados en los que puedan pasar el invierno, y para este fin los cobertizos y desvanes son idóneos. También tienen que haber alcanzado una etapa de su ciclo vital en la que puedan pasar sin alimento y puedan resistir las condiciones climáticas desfavorables. Dicha etapa variará de unas especies a otras. Algunas pasan el invierno como huevos, otras como larvas y no pocas como crisálidas, como por ejemplo la mariposa blanca de la col. Existen otras que pasan el invierno como insectos adultos, como por ejemplo las crisopas, las moscas de enjambres de los desvanes y las pequeñas ortigueras.

Crisopa verde, *Chrysopa carnea*
(Pág. 22)

Con sus grandes y translúcidas alas verdosas, éste es uno de los insectos más elegantes. Vistos a la luz directa, los ojos brillan como el oro. Durante el verano las crisopas viven al aire libre, volando silenciosamente por los alrededores de noche, y algunas veces son atraídos por la luz del interior de las casas. En otoño empiezan a buscar un lugar para pasar el invierno, y algunos, por tanto, se abrirán paso hacia el interior de las casas, especialmente hacia desvanes y cobertizos. En el campo pasan el invierno debajo de las cortezas de los árboles o en lugares protegidos parecidos. Si su escondrijo llega a calentarse durante el invierno, despertarán, lo que significa que morirán bastante pronto de hambre. Si, por otra parte, la temperatura permanece baja, las crisopas se quedarán inmóviles a lo largo del invierno, y sólo despertarán cuando el tiempo llegue a ser más caluroso en primavera. En una casa in-

Crisopa verde.

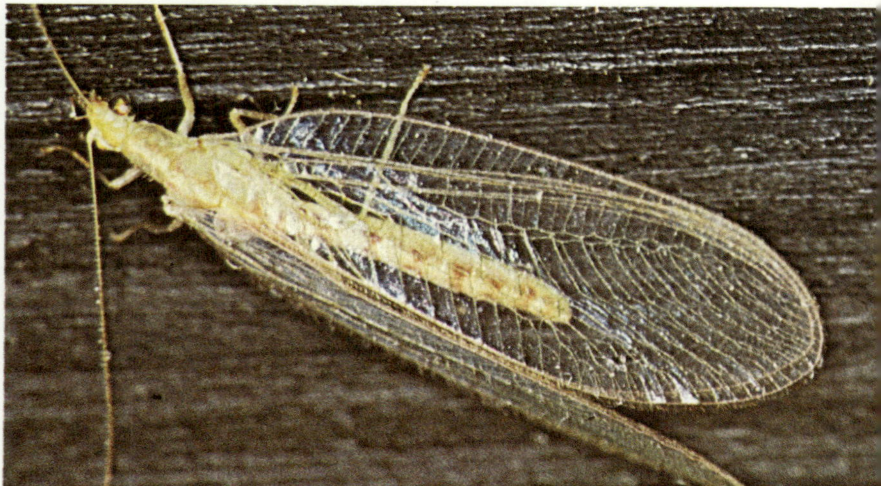

tentarán, pues, dirigirse al exterior, por lo que se pueden ver frecuentemente en los cristales donde pueden morir de hambre y de sed. Si consiguen salir, van en busca de plantas plagadas de pulgones y ponen sus huevos en grupos sobre las hojas. Las larvas se alimentan de otros pequeños insectos, especialmente de pulgones. Las poblaciones de crisopas fluctúan con la cantidad de pulgones, y si estos últimos han sido especialmente abundantes durante el verano, se verán grandes cantidades de crisopas durante el invierno siguiente. Además de ser atractivas, las crisopas son, pues, insectos beneficiosos, y no deberían exterminarse. Si se despertasen durante el invierno, deberían trasladarse a un lugar fresco a fin de que su actividad pare, y en primavera se las debería ayudar a llegar al jardín.

Mosca de enjambres de los desvanes, *Pollenia rudis* (Pág. 31)

En muchas casas grandes pueden aparecer unas moscas grisáceas durante el invierno. En algunos lugares pueden encontrarse a millares y constituir una verdadera plaga. Éstas son las denominadas moscas de enjambres de los desvanes, que en realidad están ıelacionadas con las moscardas. No son atornasoladas como las moscardas ordinarias, pero se parecen más a grandes moscas domésticas, y pueden distinguirse por los numerosos pelitos dorados situados en el tórax. Su ciclo vital es diferente del de las moscardas comunes y no tocan los comestibles.

Depositan sus huevos en el suelo, y las larvas recién salidas de éstos se abren paso hacia las lombrices sobre las que viven como parásitos. Durante el verano las moscas adultas permanecen fuera, con frecuencia visitando flores de las que chupan el néctar. A finales de otoño buscan un lugar para pasar el invierno, y éste es el momento en que algunas veces se reúnen en grandes cantidades sobre las paredes calentadas

Una pareja de moscas de enjambres de los desvanes.

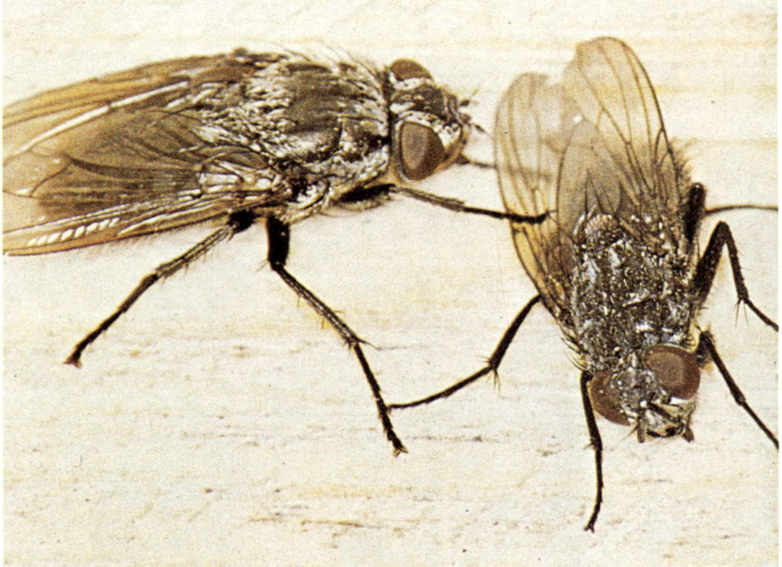

por el sol antes de penetrar en la casa. Con frecuencia se reúnen en grupos en zonas frescas sin calefacción, incluso en los desvanes. Tienen la tendencia de volver a la misma casa año tras año y naturalmente prefieren los edificios altos. Si el lugar que han escogido permanece fresco a lo largo del invierno, las moscas estarán inmóviles hasta la primavera, cuando serán despertadas por el calor y saldrán a la luz. Por otra parte, si se presenta una temporada calurosa durante el invierno, estas moscas pueden volverse activas y empezar a arrastrarse por todas partes. Esto ocurre cuando una casa veraniega se calienta por una temporada en invierno.

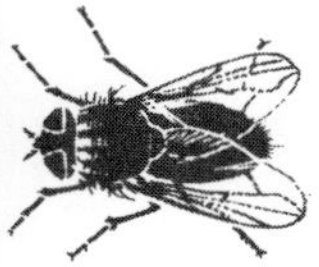

Musca autumnalis
(Pág. 31)

Se trata de una pariente de la mosca doméstica a la que se parece fielmente, y en realidad las dos son difíciles de distinguir. Los huevos son depositados en excrementos de vaca recientes en los campos, y las larvas se alimentan del estiércol. Las moscas adultas viven alrededor del ganado y no se ven en el interior de las casas durante el verano. En otoño entran a veces en los cobertizos y en los desvanes frescos donde, al igual que las moscas de enjambres de los desvanes, se ocultan en las grietas y brechas permaneciendo inactivas a lo largo de todo el invierno. En primavera llegan a ser activas otra vez y salen al aire libre, pero pueden despertarse en invierno si se presenta una temporada cálida.

En realidad, no es raro ver moscas en casa durante el invierno. Algunas veces pueden pertenecer a las dos especies que se acaban de describir, pero en la mayoría de los casos se tratará precisamente de moscas domésticas comunes (pág. 77). En el norte de Europa, estas últimas no pasan el invierno en ninguna fase especial. La mayoría pasan el invierno en los edificios de granjas cálidos, donde pueden reproducirse a lo largo de todo el año, y por consiguiente pueden aparecer por la casa incluso en pleno invierno.

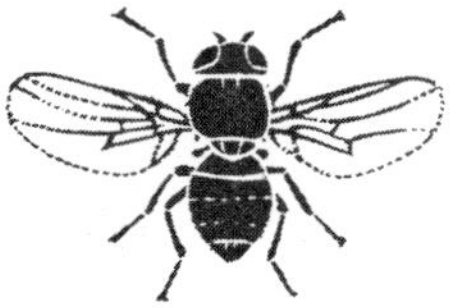

Thaumatomyia notata
(Pág. 30)

Son unas moscas pequeñas y amarillentas con marcas negras que penetran en las casas en otoño. Pueden confundirse con las moscas del vinagre (pág. 80), pero tienen un color amarillo más pálido; no tocan los comestibles y son bastante inofensivas dentro de la casa. Estas pequeñas moscas casi siempre se sentirán atraídas por las dependencias superiores de una casa y con mucha frecuencia por las casas cubiertas de hiedra o de la enredadera Virginia, ya que esta clase de vegetación densa es su hábitat natural.

Las larvas se alimentan de diversas hierbas.

Mosquitos

Normalmente son insectos de verano (véase pág. 47 y sigs.), pero existen dos especies que se observan en invierno, ya que algunas veces entran en las casas para pasar el período frío del año.

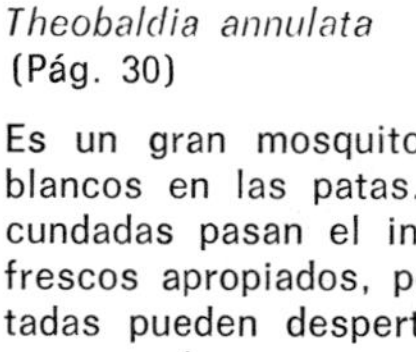

Theobaldia annulata
(Pág. 30)

Es un gran mosquito gris con anillos blancos en las patas. Las hembras fecundadas pasan el invierno en lugares frescos apropiados, pero si son molestadas pueden despertar e incluso empezar a chupar sangre. En realidad ésta es la especie casi siempre responsable de las picaduras de mosquito en pleno invierno.

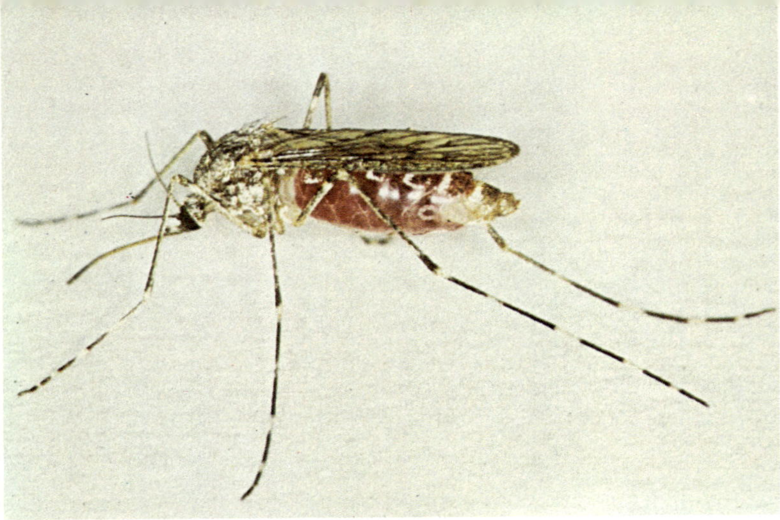

El gran mosquito, Theobaldia annulata, *cargado de sangre.*

Mosquito común, *Culex pipiens*
(Pág. 30)

Es un pequeño mosquito pardusco que se encuentra con frecuencia pasando el invierno en grandes cantidades, por ejemplo en bodegas húmedas. Algunas veces alzará el vuelo durante el invierno si se le molesta, pero afortunadamente rara vez pica al hombre, prefiriendo la sangre de las aves.

Mariposas, Orden Lepidópteros
(Pág. 24)

A veces las mariposas pasan el invierno en las casas, generalmente en los desvanes. La especie que con mayor frecuencia lo hace es la ortiguera *(Aglais urticae)* y la pavo real *(Inachis io),* que se ven en la típica posición de descanso con las alas plegadas juntas sobre la espalda. No deberían ser mo-

Mosquito común

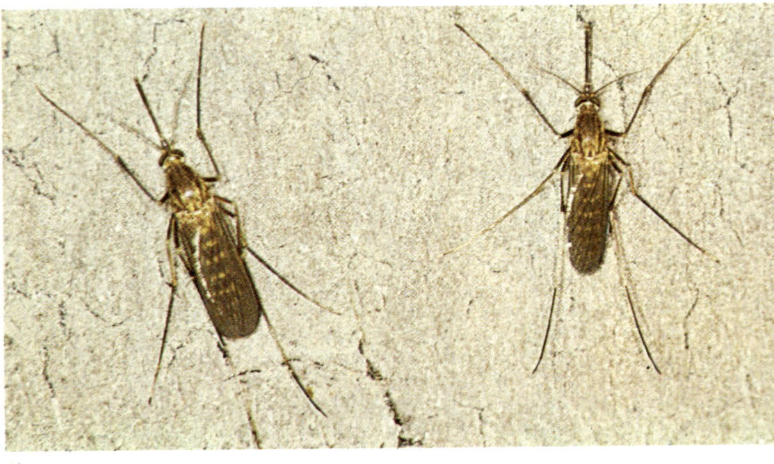

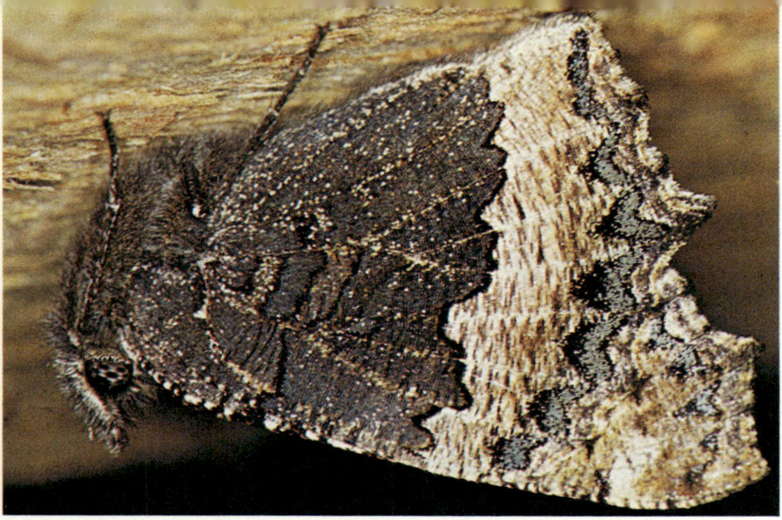

Ortiguera en su posición de reposo característica con las alas plegadas sobre el dorso.

lestadas, ya que si entran en estado de actividad morirán pronto. En primavera, muchas de las mariposas que han pasado el invierno en las casas morirán, porque al ser atraídas por la luz, vuelan contra las ventanas hasta que han agotado sus últimas reservas, por lo que es una buena idea abrir las ventanas y dejar que salgan volando.

Las mariposas blancas de la col, tales como *Pieris brassicae,* pueden hibernar, pero en fase de crisálida. Estas mariposas crían más de una vez durante el verano. Las larvas de la última generación abandonan las plantas de las que se han estado alimentando cuando están preparadas para formar el capullo de crisálida. Algunas veces los caminos y senderos cercanos a un campo de coles o nabos están llenos de orugas que buscan un lugar protegido en el que puedan formar el capullo de crisálida.

Crisálidas de Pieris brassicae *junto con los capullitos pupales amarillos del bracónido parásito.*

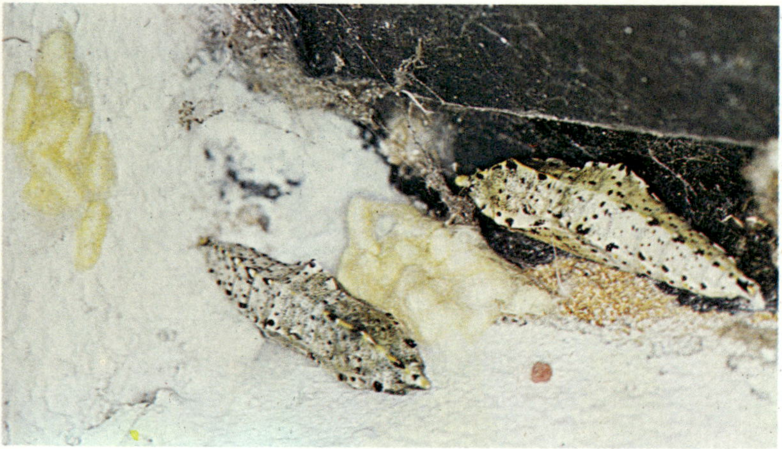

Se las ve a centenares subiendo despacito por los troncos de los árboles, por las vallas de madera o por las paredes de las casas. Cuando han encontrado un lugar apropiado, cada oruga hace una base de finos hilos de seda y se pega firmemente al sustrato mediante un lazo atado alrededor de su cuerpo. Luego las larvas mudan de nuevo resultando una crisálida dura, angulosa e inmóvil (página 24). Estas crisálidas pueden encontrarse en las casas y en otros lugares abrigados a lo largo del invierno. Las adultas salen en primavera.

A veces, en vez de formar el capullo de crisálida, normalmente la oruga dejará de alimentarse y una multitud de diminutas larvas saldrán a rastras de la col; éstas algunas veces proceden de la crisálida de la mariposa. Estas larvas formarán enseguida el capullo de crisálida, que será de color amarillo (véase fotografía pág. 193), junto a la piel o cápsula pupal de la oruga ya vacía. Son unos himenópteros parásitos conocidos como bracónidos y se han desarrollado a partir de los huevos puestos en la oruga viva por una hembra. Las larvas se comen el contenido de la oruga de la mariposa blanca de la col.

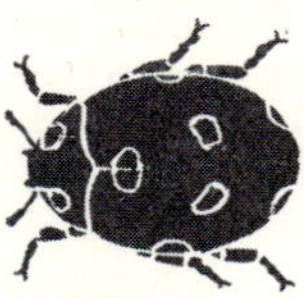

Mariquita roja de siete puntas,
Coccinella septempunctata (Pág. 25)

A finales de verano se ven con frecuencia las mariquitas volando por los alrededores de las casas en grandes cantidades. Proceden de los campos donde las larvas se han estado alimentando de áfidos, y se reúnen en los setos y a lo largo de los bordes de los bosques donde pasarán el invierno debajo de las cortezas o de las piedras. Pueden entrar también en las casas, donde se las ve frecuentemente incluso en pleno invierno.

Avispas

A menudo cuando se limpia un desván en invierno uno da con una avispa muy

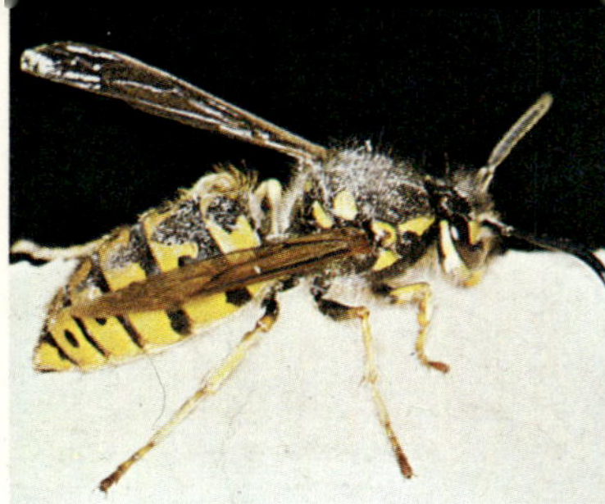

Una avispa reina acabada de salir de la hibernación. Todavía no se ha quitado el polvo de su cuerpo.

amodorrada escondida en un lugar bien abrigado. Se tratará de una joven reina que está hibernando (véase pág. 176).

Ratones

Cuando los ratones empiezan a entrar en una casa en otoño, se tratará generalmente de ratones caseros, ratones de campo o ratones leonados. A veces entran en casa otras especies, pero generalmente no sobreviven mucho tiempo. Para saber las precauciones a tomar para prevenir tales invasiones, véase la página 87.

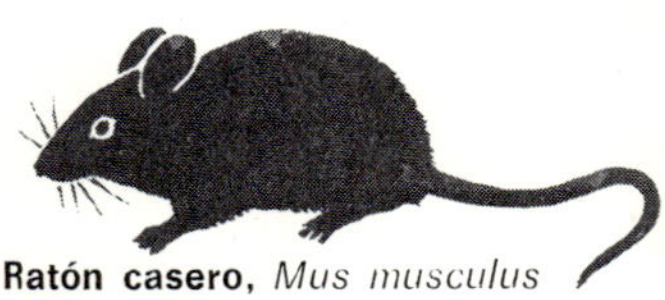

Ratón casero, *Mus musculus*

Muchos ratones caseros pasan el verano fuera, en los campos, pero generalmente no lejos de las casas. Luego, desde mediados de agosto en adelante, empiezan a trasladarse hacia la casa otra vez, y el punto álgido de dicha invasión será generalmente a mediados de septiembre. Véase también la página 84.

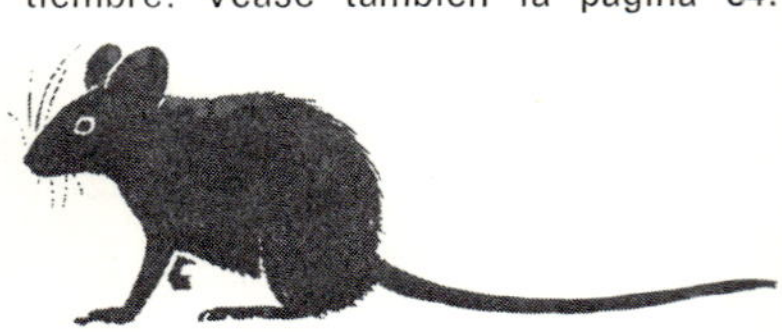

Ratón leonado, *Apodemus flavicollis*

La mayoría de los ratones leonados pasan el año entero al aire libre, pero algunos entran en las casas, generalmente más tarde que los ratones caseros, hacia finales de octubre. Comerán las provisiones de frutas de las bodegas o de otros lugares.

En estado salvaje, los ratones leonados se alimentan de toda clase de semillas y son muy aficionados a las avellanas y a las almendras. Ante todo son animales de los bosques que se han extendido a los jardines y parques con árboles y arbustos dispersos. Son frecuentes en muchos lugares de Europa. Están íntimamente relacionados con el ratón de campo, *Apodemus sylvaticus,* que también entra en los edificios al llegar otoño.

Un ratón de campo, Apodemus sylvaticus, *en un estante de una cocina. Al igual que su pariente cercano, el ratón leonado, esta especie entra a veces en las casas en otoño (Fotografía de Elvig Hansen).*

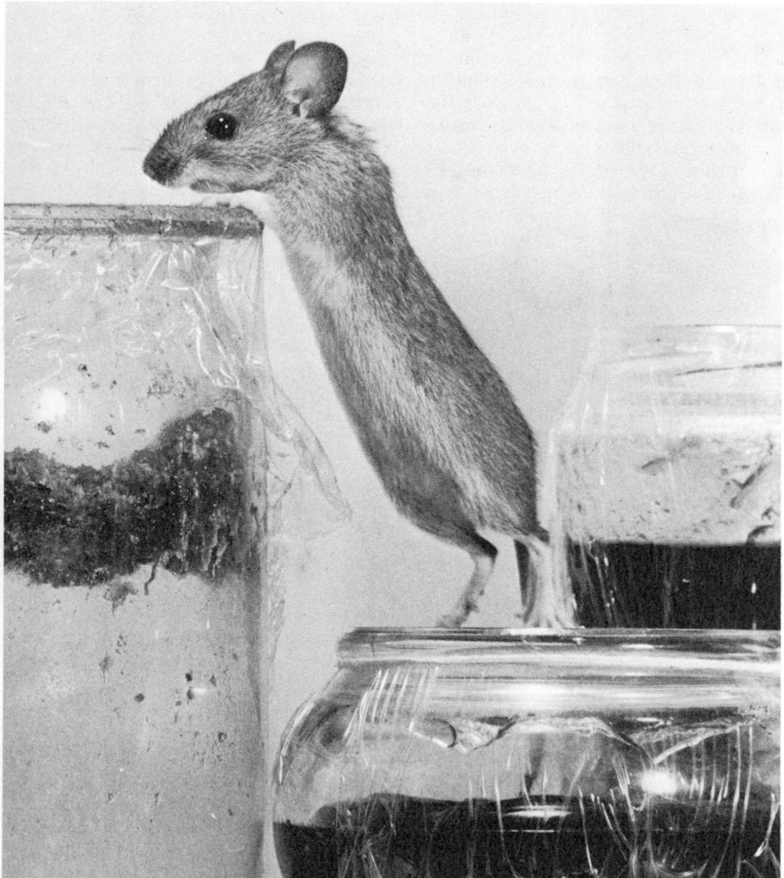

Visitantes accidentales

Muchos animales diferentes pueden ser introducidos en las casas más o menos accidentalmente, por ejemplo con las frutas o las flores. Sería imposible clasificarlos todos, pero unos cuantos ejemplos pueden ser suficientes.

Lombriz gris, *Allolobophora caliginosa* (Pág. 18)

La característica externa más importante de una lombriz es la división del alargado cuerpo en una serie de anillos o segmentos visibles.
La piel de una lombriz se mantiene suave y húmeda por medio de un moco producido por unas glándulas de la piel. Sin embargo, si se deja deslizar una lombriz entre los dedos, demostrará ser ligeramente rugosa, y si se la coloca sobre un trozo de papel se podrá oír un ligero sonido de roce mientras se mueve.

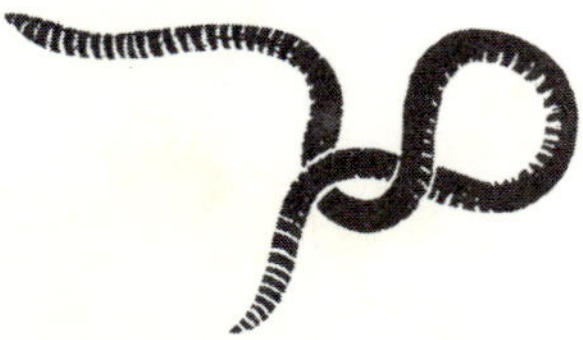

En realidad, cada segmento lleva unas cuantas cerditas o quetas, y son éstas las que sostienen al gusano mientras se mueve a través de la tierra.
En su libro sobre las lombrices publicado en 1881, Charles Darwin escribió: «Se puede dudar si hay muchos otros animales que hayan jugado un papel tan importante en la historia del mundo como lo han hecho estas humildes criaturas organizadas».
Las lombrices son importantes porque sus madrigueras proporcionan al suelo aireación y drenaje, y también porque mientras excavan el suelo mezclan los componentes minerales del subsuelo con la materia orgánica de la superficie.
Las lombrices solamente se encuentran en las casas como visitantes casuales. En ciertos casos pueden aparecer en el inodoro, por lo que algunas veces se cree erróneamente que son gusanos intestinales, pero pueden ser fácilmente diferenciados por la posesión de quetas. Sin embargo, cuando se ven en el sistema de aguas residuales tienen que haber entrado a través de una grieta, por lo que su presencia allí proporciona un oportuno aviso de que algo anda mal.

Cochinillas de humedad, Orden Isópodos (Pág. 18)

Las grisáceas y ovaladas cochinillas de humedad, que parecen diminutos armadillos, se encuentran entre los pequeños invertebrados que se arrastran mejor conocidos y han adquirido muchos nombres populares.
Las cochinillas de humedad son los únicos crustáceos que han llegado a adaptarse a vivir solamente en tierra. Entre los que viven en el agua se encuentran las langostas, los cangrejos, las gambas y los langostinos.
La relación de las cochinillas con los demás se hace patente por el hecho de que la hembra transporta los huevos por todas partes en una ooteca y porque respiran por unas branquias que tienen la forma de apéndices de delgada piel situadas en las patas.
Las cochinillas no pueden vivir en lugares secos, ya que las branquias sólo pueden funcionar si se mantienen húmedas. Su cuerpo no posee la característica cutícula impermeable exterior de cera de los insectos, y si una cochinilla se extravía dentro de una habitación seca llegará a desecarse al cabo de pocas horas.

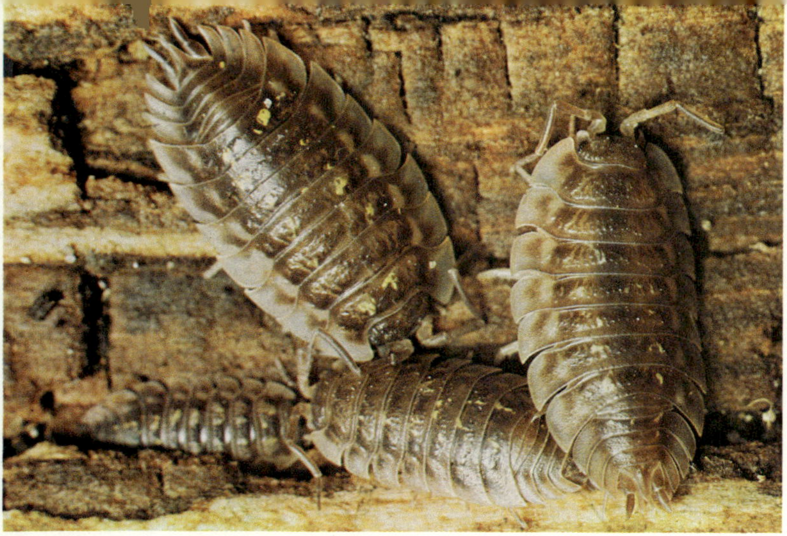

Las cochinillas de humedad pueden roer la madera que ha sido ablandada por el ataque fúngico (Fotografía de Elvig Hansen).

Esos pequeños crustáceos se alimentan principalmente de materia vegetal, pero también pueden comer animales muertos. Las que se ven por las casas y bodegas generalmente pertenecen a las especies *Oniscus asellus* y *Porcellio scaber.*

Cuando se observan grandes cantidades de cochinillas en una casa, significa que la atmósfera está demasiado húmeda. En ocasiones algunas de ellas pueden abrirse paso hacia el interior de una habitación o sótano, y generalmente se tratará de individos recién salidos de los huevos procedentes de un montón de paja vieja u hojas secas u otros desperdicios del jardín. De vez en cuando provocan daños royendo frutas y verduras almacenadas en sótanos húmedos.

Ciempiés, Clase Quilópodos

Son invertebrados depredadores que se esconden de día y salen de noche a cazar pequeños invertebrados a los que matan con la ayuda de sus poderosas pinzas venenosas situadas en el primer segmento del cuerpo. Ninguna de las especies europeas es peligrosa para el hombre, pero su veneno es letal para sus presas naturales.

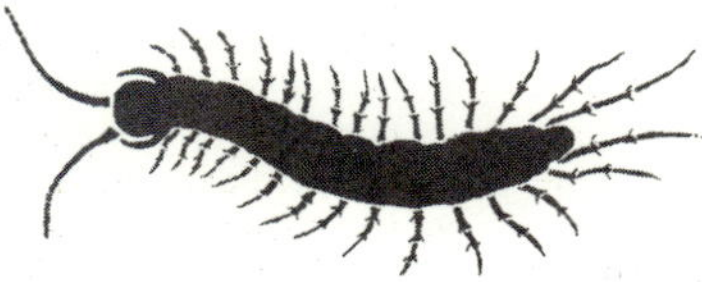

Lithobius forficatus (Pág. 18)

Este conocido ciempiés puede alcanzar una longitud de 3 cm. Se le encuentra fácilmente dando la vuelta a las piedras del jardín o buscando por debajo de las cortezas sueltas. Algunas veces se encuentra en montones de abono y en cobertizos o en montones de hojas secas, y de vez en cuando alguno entra en la casa durante su caza nocturna en busca de la presa.

Los ciempiés son muy sensibles a la desecación; no sobreviven en las casas, salvo en los sótanos húmedos.

Geophilus carpophagus (Pág. 18)

Con su cuerpo delgado, largo y flexible, este ciempiés está bien adaptado para vivir en túneles y hoyos del suelo. De vez en cuando puede entrar en las casas, probablemente durante la noche cuando va en busca de la presa.

Estos ciempiés se ven especialmente en primavera y otoño y su aparición puede ser debida posiblemente a las fuertes tempestades de lluvia que los han obligado a salir de la tierra.

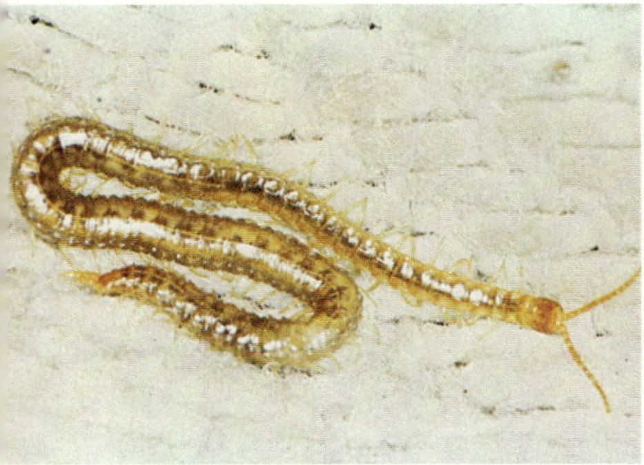

El ciempiés Geophilus carpophagus *sobre una bayeta húmeda.*

En una casa totalmente seca llegarán a desecarse pronto, pero en las antiguas propiedades donde pueden encontrar escondrijos húmedos apropiados, pueden subsistir por mucho tiempo y llegar a ser una incomodidad. Algunas veces se ven en las casas con techos bardados, donde posiblemente pueden establecerse en montones de musgo del techo o en la misma paja.
Estos ciempiés no causan ningún daño en la casa ni roen la madera u otra cosa, pero lógicamente son bastante desagradables cuando se presentan en grandes cantidades.
A veces este ciempiés produce una secreción luminiscente cuyo origen no está del todo claro. En la oscuridad, esta secreción aparece como una huella luminosa.

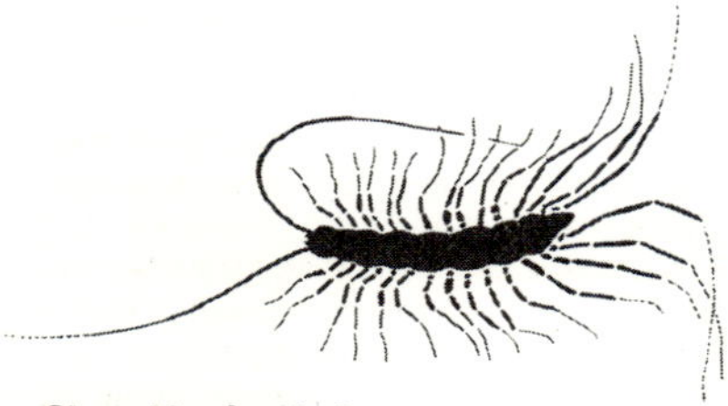

Ciempiés doméstico
(Pág. 18)

Este animal tiene unas patas sumamente largas que son utilizadas como una especie de red de captura cuando cazan insectos y otros invertebrados. Se encuentra en el centro y sur de Europa, donde se le ve con frecuencia en las casas, pero se le encuentra rara vez en el norte de Europa, habiendo sido introducido desde más al sur (véase también la pág. 34).

Milpiés, Clase Diplópodos
(Pág. 18)

Los milpiés se diferencian de los ciempiés en que tienen un mayor número de segmentos y en que poseen dos pares de patas en cada uno. Además, son unos pacíficos vegetarianos que se encuentran frecuentemente en grades cantidades en el suelo, debajo de las piedras y en lugares oscuros y húmedos parecidos.
No hay duda de que, al igual que las lombrices, juegan un papel en la descomposición de las hojas caídas y en mezclar y airear el suelo.
Normalmente, los milpiés no se dejan ver mucho debido a sus costumbres nocturnas, pero de vez en cuando se presentan en grades cantidades y algunas veces se extravían en las casas.
Una de las especies que se ve con mayor frecuencia en las casas es *Ommatoiulus sabulosus*, que alcanza una longitud de 4-5 cm. Es oscuro y brillante con dos bandas longitudinales amarillas a lo largo del dorso.
Los milpiés no producen daño alguno ni en las casas ni en otros edificios.

Bryobia praetiosa (Pág. 20)

Se trata de un ácaro diminuto que algunas veces se encuentra en grandes cantidades en las paredes y ventanas de las casas con jardines, especialmente si el césped está cerca de las paredes. Su color rojo da origen a la idea de que chupan sangre, pero en realidad estos animales viven sorbiendo los jugos de las plantas verdes. A lo largo de su vida deambulan de acá para allá entre las plantas y sus refugios en los

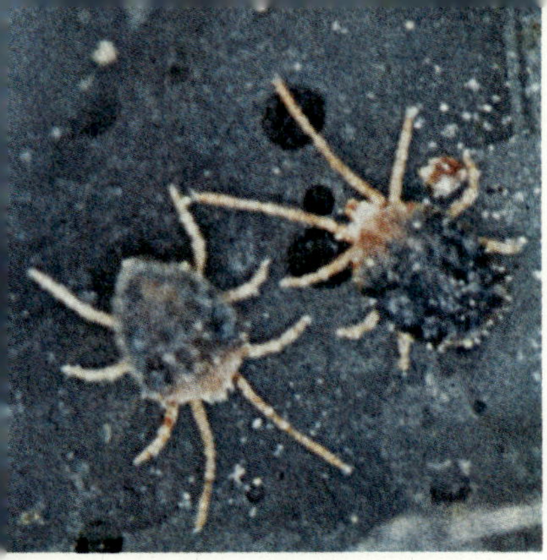

Ácaros (Bryobia praetiosa) *en un cristal.*

árboles, rocas o paredes donde ponen sus huevos, sufren las mudas y también pasan el invierno.
Normalmente hibernan en forma de huevo, y no presentan actividad alguna hasta la primavera, cuando la temperatura sube aproximadamente a 7 °C y los huevos empiezan a hacer eclosión. No llegan a ser realmente activos hasta que la temperatura es bastante elevada, y se les ve con frecuencia en las paredes que miran al sur o al oeste.
Cuando los huevos hacen eclosión, los pequeños ácaros bajan inmediatamente a la hierba para alimentarse, pero regresan a su escondrijo en la pared para sufrir una muda después del primer período de alimentación. Este proceso se repite tres veces hasta que los ácaros se han hecho adultos. Las hembras adultas también migran, alternando sus períodos de alimentación con los de puesta de huevos. De esta manera, los ácaros se ven a veces en las casas en grandes cantidades, especialmente en primavera, entrando por las grietas y hendiduras y sobre todo por las ventanas.
Los machos no se ven nunca, por lo que la especie tiene que reproducirse partenogenéticamente.
Estos ácaros no causan en absoluto ningún daño en la casa y mueren muy de prisa en clima seco. Son sumamente dependientes de la presencia de plantas de las cuales puedan alimentarse. Normalmente sólo se ven en las casas donde el césped toma contacto directo con las paredes, por lo que el sistema de control más racional consiste en crear una separación entre el césped y la pared. Esto puede hacerse fácilmente dejando una franja con grava o con piedra de 1/2 a 1 m de anchura.

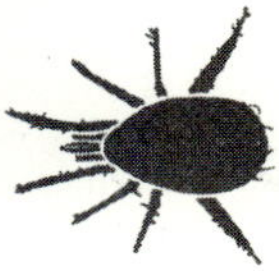

Ácaros gamásidos
(Pág. 20)

Son unos ácaros muy grandes, de color amarillo pardusco, activos y de patas largas. La mayoría de las especies se alimentan como depredadores de otros ácaros y de pequeños insectos, pero algunos, como por ejemplo *Kleemannia plumigera,* se alimentan de hongos. De vez en cuando se encuentran en las casas nuevas que todavía están húmedas, o en desvanes con heno o paja húmeda donde pueden multiplicarse en grandes cantidades y abrirse paso hacia la casa.

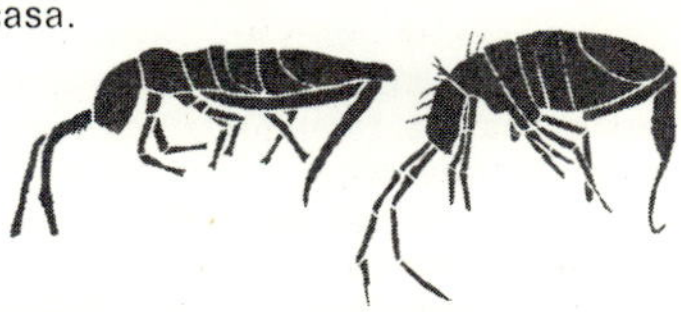

Colémbolos, Orden Colémbolos
(Pág. 20)

En estos diminutos insectos, uno de los segmentos abdominales tiene un apéndice bifurcado que puede ser echado hacia atrás impulsando así al animal hacia el aire.
Generalmente son grisáceos, pero algunas especies son de color verde brillante o negras.
Los colémbolos viven en lugares con un elevado grado de humedad y se alimentan de vegetación podrida y de musgos, algas y hongos. La mayoría de las especies viven en las capas superficiales del suelo, donde pueden encontrarse en poblaciones de hasta 2 millones por metro cuadrado. También pueden pre-

sentarse en grandes cantidades en los estercoleros y en la superficie de lagos y estanques. A menudo deambulan por las casas sin motivo aparente, procedentes de abonos, de las hojas podridas de las cunetas o de los tejados mohosos.
Si sobreviven en el interior de una casa es porque está demasiado húmeda, como por ejemplo ocurre en algunas bodegas. En habitaciones que por otra parte están secas, algunas veces los colémbolos encuentran condiciones de vida apropiadas detrás de los armarios que están situados junto a paredes externas húmedas.
No ocasionan daño alguno en el interior de las casas, pero naturalmente son molestos cuando se presentan en grandes cantidades. No pican al hombre, pero pueden producir una sensación de picazón cuando se pasean por la piel.

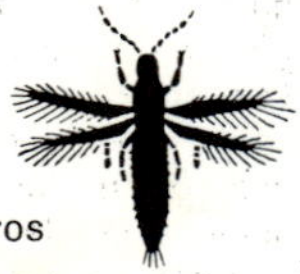

Trips, Orden Tisanópteros
(Pág. 22)

Son unos insectos muy pequeños, con frecuencia oscuros, que constituyen un orden bastante distinto. Cada pata termina en una vesícula protuberante, y los dos pares de muy estrechas alas tienen los bordes pilosos. En Dinamarca algunas veces se les conoce como moscas del cólera. Esto se debe a que se encontraron en grandes cantidades en Copenhague en 1853, el año del cólera, y se pensó equivocadamente que tenían algo que ver con la enfermedad.
La mayoría de los trips están relacionados con las plantas, donde se alimentan de savia.
Vuelan muy bien, pero normalmente sólo emprenden el vuelo los días cálidos y apacibles. Entonces pueden presentarse en enormes cantidades y pueden ser muy molestos, ya que se arrastran por la piel produciendo un cosquilleo y porque tienen una tendencia a deslizarse debajo de la ropa y por las orejas, boca y ojos. Aunque, como ya he indicado, son chupadores de plantas, sus piezsa bucales pueden penetrar a través de la piel humana.
En ciertas circunstancias, los trips entran en las casas en grandes cantidades. Poseen la costumbre especial de deslizarse por espacios estrechos y por consiguiente se encuentran detrás del papel pintado e incluso detrás del cristal de los cuadros. No obstante, mueren pronto en el clima seco de las casas modernas. Por regla general, la especie que se observa es *Limnothrips cerealium.*

Tijereta europea, *Forficula auricularia*
(Pág. 20)

Las tijeretas comienzan a entrar en las casas a finales de verano en busca de buenos escondrijos, pues son animales nocturnos que pasan el día en lugares abrigados. Éstos los encuentran en abundancia en las casas en las grietas y hendiduras de puertas y ventanas, en pañuelos doblados, en toallas de baño, etc.
Sin embargo, a mediados de septiembre casi todas se han enterrado en el suelo, donde pasan el invierno.
Las tijeretas se aparean en otoño y el macho y la hembra pasan frecuentemente el invierno juntos hasta principios de primavera cuando el macho es expulsado. Entonces la hembra prepara una cámara de nidación en el suelo y pone cerca de 50 huevos en ella.
La tijereta hembra es muy fiel y permanece junto a sus huevos, cosa muy poco frecuente en el mundo de los insectos, los defiende denodadamente contra los enemigos y los mantiene limpios. Sin su cuidado y atención, los huevos serían atacados por hongos y morirían en poco tiempo.
Incluso después de que los huevos han hecho eclosión, la familia permanece unida, pero poco a poco las crías se separan más y más del nido en su búsqueda de alimento. Llegan a ser sexualmente maduras durante el verano.
La tijereta europea es casi omnívora, pues come materia vegetal muerta, plantas vivas y carroña. También captura pequeños insectos y ácaros. Las tijeretas pueden provocar daños en jardines y planteles, puesto que muerden las

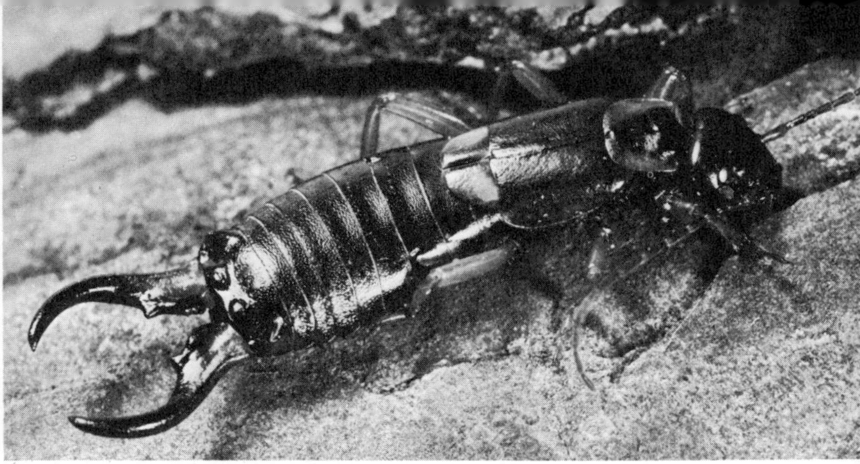

Las pinzas de una tijereta europea constituyen un arma poderosa, pero totalmente inofensiva para el hombre (Fotografía de Elvig Hansen).

plantas. Por otra parte, destruyen muchas otras plagas vegetales tales como los áfidos.
Mucha gente encuentra repulsivas a las tijeretas, y uno debería ahondar en su subconsciente para comprender el porqué. Lógicamente, siempre han tenido un lugar en el folklore y prácticamente en todos los países de Europa su nombre popular se refiere a su predilección por las orejas (p. ej. el nombre inglés «earwings»). «La dulce inocencia», dice una madre tijereta en uno de los cuentos de Hans Andersen hablando de su hijo. «Su mayor ambición sería poder deslizarse dentro de la oreja de un cura. Es tan patéticamente pueril que alegra el corazón de la madre.» Algunos cuentos realmente horripilantes cuentan cómo las tijeretas se abren paso a través del tímpano y depositan sus huevos en el cerebro. Naturalmente se trata de enormes disparates, si bien es verdad que de vez en cuando una tijereta puede deslizarse hacia el interior de una oreja, como dentro de cualquier otro rincón oscuro.
Las pinzas terminales son utilizadas tanto para atacar como para defenderse, pero la mayoría de las veces son usadas como amenaza. Las tijeretas únicamente muerden al hombre cuando son atacadas, como por ejemplo cuando uno se da la vuelta sobre ellas en la cama. Pueden dejar una pequeña contusión, pero la piel no es perforada.
El mejor método para evitar una plaga de tijeretas consiste en negarles las condiciones apropiadas de vida cerca de la casa. El crecimiento exuberante de plantas y los montones de abono proporcionan alojamientos excelentes para ellas. La molestia puede aligerarse atrapándolas en trampas. Simplemente llene una maceta con turba o fibra vegetal y colóquela con el fondo hacia arriba. Las tijeretas se deslizarán hacia el interior de la trampa que puede vaciarse cada mañana.

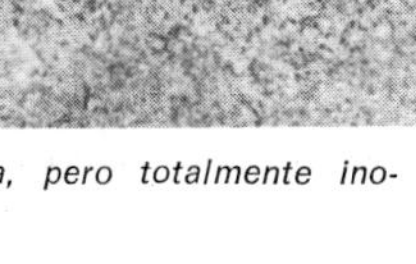

Ectobia lapona,
Ectobius lapponicus
(Pág. 21)

tran frecuentemente en las casas proceden de climas cálidos. Por otra parte, tran frecuentemente en las casas proceden de climas cálidos. Por otra parte, la ectobia lapona se encuentra a lo largo de toda Europa, desde Laponia hasta el Mediterráneo. Estas pequeñas y activas cucarachas viven principalmente en los bosques y en los brezales, donde se desplazan por la vegetación del suelo; también vuelan bien. En Laponia son animales «domésticos» muy corrientes en las tiendas de campaña y más al sur de Europa de vez en cuando pueden encontrarse en las casas. Se las ve con frecuencia en las casitas de campo de fin de semana, principalmente porque están junto a su hábitat natural.

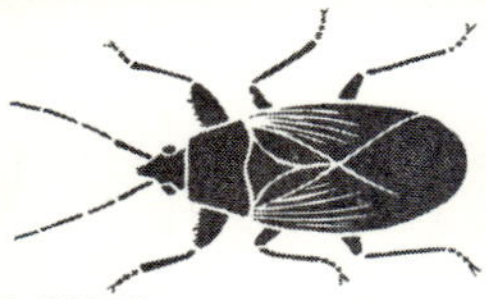

Chinche de los conos,
Gastrodes ferrugineus (Pág. 22)

Éste es un ejemplo de insecto que no tiene nada que hacer en una casa, pero que puede ser introducido en ella de vez en cuando. Es una chinche que vive en los bosques de coníferas, donde puede encontrarse debajo de la corteza de los árboles. En invierno grandes cantidades de estas chinches viven en conos de picea caídos, y si se cogen algunos de ellos para decoración, es bastante fácil que las chinches se abran paso hacia el interior de la casa.

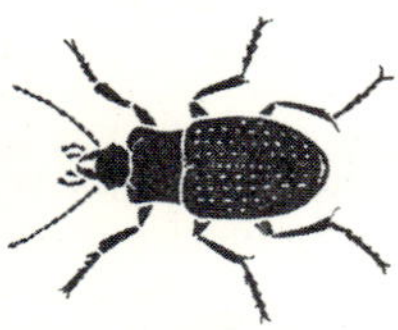

Carabus memoralis
(Pág. 25)

Se trata de un escarabajo rápido y ágil con unas poderosas patas y unas largas antenas. Las especies que normalmente se ven en las casas son de 2-3 cm de largo y de color negro o pardusco. Solamente unas cuantas pueden volar, y en algunas especies los élitros que cubren el abdomen están fusionados.

La mayoría de los escarabajos carábidos son depredadores, alimentándose de gusanos, babosas e insectos, y algunas especies han sido soltadas en los bosques americanos para combatir a las larvas de mariposas nocivas. Estos escarabajos manejan su presa de manera característica, ya que la mayor parte del proceso digestivo tiene lugar fuera del animal. Regurgitan jugos digestivos de color pardo oscuro sobre la presa, que de esta manera queda paralizada. Sus tejidos llegan a volverse líquidos poco a poco y luego son absorbidos.

Los carábidos o escarabajos del suelo pasan el día escondidos entre la vegetación, debajo de las piedras, detrás de las cortezas sueltas o en lugares parecidos. Varias especies son muy frecuentes en jardines y campos, y pueden introducirse en las casas cuando se desplazan por los alrededores de noche en busca de alimento. Se les ve con mayor frecuencia en los sótanos húmedos. Algunas especies son parcialmente vegetarianas y en casos poco frecuentes pueden atacar verduras y frutas, y muy raramente se ha demostrado que roan tejidos, pero en general los carábidos pueden considerarse como inofensivos. Si se siente amenazado, un carábido puede regurgitar sobre un dedo, y tienen además otra forma de guerra química. Si se coge uno, a menudo producirá una secreción de un olor penetrante y agreste que persiste en los dedos por mucho tiempo. La secreción es producida por ciertas glándulas de la parte posterior del abdomen; contiene diversos ácidos orgánicos y probablemente sirve como medio de defensa contra los atacantes. Algunos mamíferos que normalmente comen insectos son muy sensibles a los olores fuertes.

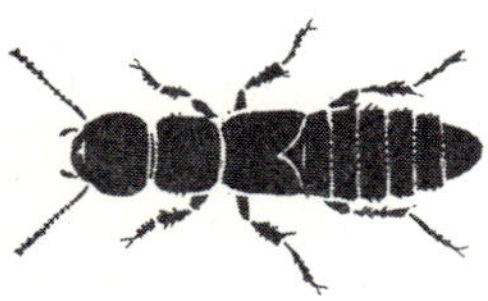

Caballo del diablo, *Staphylinus olens*
(Pág. 25)

Este gran escarabajo depredador es frecuente en los bosques, pero también se encuentra en los jardines y algunas veces entra en las casas cuando va en busca de presas, que generalmente son pequeños insectos, babosas y gusanos. Es fácilmente identificable por su talla (hasta 3 cm de largo) y por su color oscuro. Como es característico de los escarabajos estafilínidos, los élitros son muy cortos y de hecho sólo cubren la parte delantera del segmentado abdomen, mientras que el resto está por consiguiente libre y es muy móvil — algo parecido al abdomen de una tijereta. Cuando es amenazado, este escarabajo adopta una postura con el abdomen inclinado hacia arriba, de manera semejante a un escorpión. Sin embargo es una amenaza inútil, ya que el escarabajo no puede ni picar ni producir es-

coceduras con su abdomen. ¿Cuál es, pues, la función de este modelo de comportamiento? En realidad es un hecho el que algunas personas se asustan de él, y es bastante probable que los enemigos naturales de los escarabajos, aves y mamíferos insectívoros, también se asusten.
Naturalmente, un estafilínido intentará picar con sus poderosas mandíbulas cuando es apresado, pero éstas no son lo bastante poderosas para atravesar la piel, por lo que desde el punto de vista humano se trata de un insecto totalmente inofensivo.

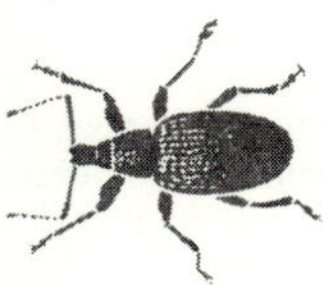

Gorgojo negro de la vid,
Otiorrhynchus sulcatus (Pág. 28)

Éste es uno de los gorgojos más grandes. Se desplaza de una forma lenta característica, y al igual que los demás gorgojos, es vegetariano. Las larvas viven en el suelo y se alimentan de las partes subterráneas de las plantas.
Los adultos evitan la luz y se esconden durante el día, con frecuencia en la capa más superficial del suelo, en la base de una planta, pero salen de noche para alimentarse. Atacan a muchas clases diferentes de plantas y pueden provocar importantes daños en los frutales y arbustos.
Estos escarabajos son introducidos algunas veces en las casas, generalmente con las plantas de interior. Si solamente se observan unos cuantos no hay necesidad de preocuparse. No pueden dañar los tejidos ni la madera, y tampoco pican ni producen escoceduras al hombre.

Cis boleti
(Pág. 26)

Un gran número de animales distintos pueden ser introducidos en la casa con flores cortadas y otros productos del

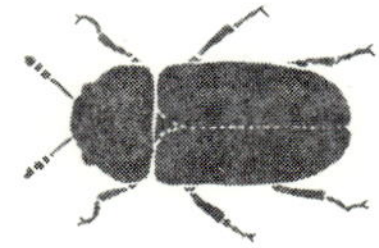

jardín, y raras veces existe alguna duda sobre su lugar de procedencia. Es especialmente molesto cuando una casa o piso de repente se encuentra lleno de estos pequeños escarabajos oscuros.
Las larvas viven en los hongos que crecen en tocones y árboles caídos, que pueden ser llevados a las casas con fines decorativos. Los escarabajos salen de los hongos a través de unos agujeros redondos, frecuentemente mucho tiempo después de que el objeto decorativo ha sido guardado y olvidado, y uno se pregunta de dónde proceden.
Algunos de los hongos que atacan la madera de los edificios tienen unos cuerpos fructíferos (análogos a los de los hongos venenosos) en los que dichos escarabajos pueden vivir, por lo que puede ser recomendable examinar la casa con respecto a estos hongos.

Mosca flotante, *Syrphus ribesii*
(Pág. 31)

Durante los fines de verano de algunos años las casas pueden estar plagadas de grandes cantidades de insectos bastante atractivos, parecidos a pequeñas avispas. Se trata de moscas flotantes,

Las moscas de enjambres de los desvanes viven en el exterior, pero de vez en cuando entran en las casas donde son confundidas con avispas pequeñas.

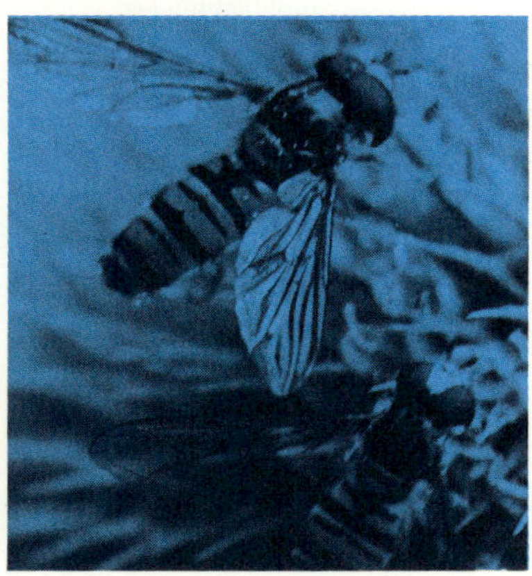

que en un día soleado pueden verse suspendidas casi inmóviles en el aire, y de pronto dispararse como una saeta tan velozmente que es muy difícil seguirlas con la vista.

Al igual que todas las moscas auténticas solamente poseen un par de alas, mientras que las avispas con las cuales pueden confundirse tienen dos pares.

Su parecido con las avispas proporciona un buen ejemplo del fenómeno conocido como mimetismo, por el que una pacífica especie inofensiva puede parecerse mucho a otra especie que es peligrosa y agresiva. Puede decirse que las avispas son peligrosas, y naturalmente no precisamente para el hombre, y anuncian este hecho porque poseen una sorprendente coloración amarilla y negra que sirve de advertencia.

Durante un período de tal vez millones de años, ciertas moscas flotantes han desarrollado una coloración de aviso parecida a la de las avispas. Esto no ha consistido en un esfuerzo consciente por parte de las moscas flotantes, sino que se trata del resultado de la selección natural durante un largo período de tiempo, basado en el principio de que aquellas moscas flotantes que más se parecen al modelo será menos probable que sean atacadas. Éstas serán las que sobrevivirán para pasar su coloración a sus descendientes.

Algunas veces a las moscas flotantes se les ve posadas sobre flores, especialmente umbelíferas, ya que se alimentan de néctar y de polen, con lo que son importantes en la polinización. Sus larvas son unas consumidoras de áfidos (pulgones) muy eficaces, por lo que además de ser atractivas, las moscas flotantes también son sumamente beneficiosas, y tratándose de ellas a veces puede que no sea aconsejable pulverizar el jardín con un insecticida. Cuando las moscas flotantes entran en la casa se debe simplemente a que ésta, con sus puertas y ventanas abiertas, actúa como una gran trampa en la que no encuentran la salida.

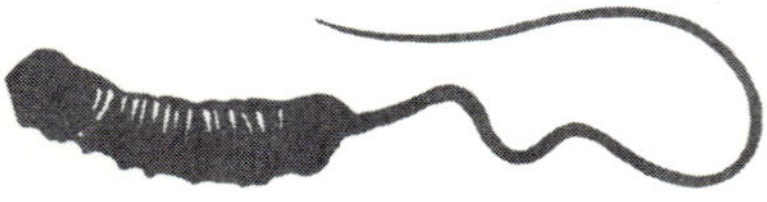

Larva zángano, *Eristalis tenax*
(Págs. 31 y 105)

Es la larva de un sírfido (familia a la que también pertenecen las moscas flotantes), y no es muy conocida, quizás porque vive en las zanjas de drenaje, en los estanques que reciben agua de los estercoleros y lugares parecidos con agua que está enormemente polucionada por materia orgánica.

En su extremo posterior, esta larva posee un tubo respiratorio que puede alargarse como un telescopio hasta una longitud de 15 cm. Con este órgano es capaz de alcanzar la superficie del agua deficiente en oxígeno y respirar el aire. Una vez completamente desarrollada y dispuesta a formar el capullo de crisálida, la larva, corrientemente conocida como cresa de cola de rata, sale sigilosamente a tierra y busca un lugar

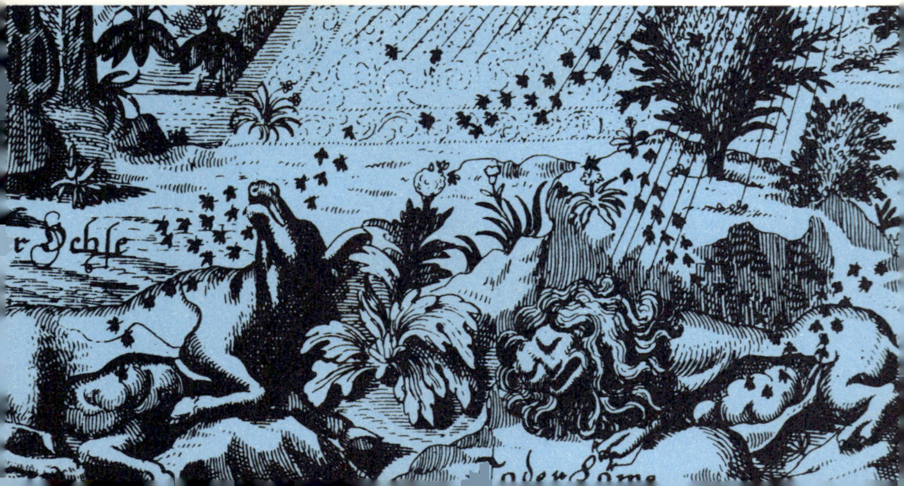

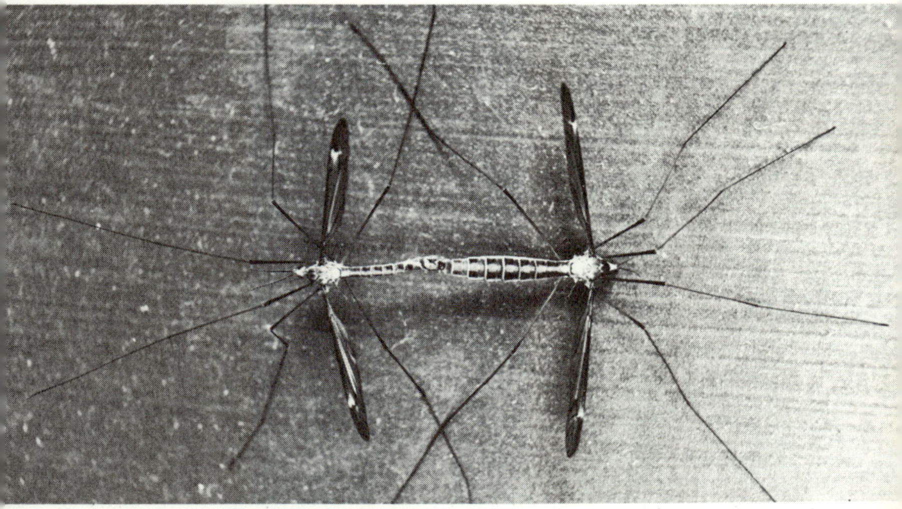

Típulas comunes apareándose en una pared interior formando un modelo decorativo.

seco apropiado. Actuando de esta manera puede entrar en los portales o en las bodegas. Las crisálidas tienen una longitud de 10-12 mm, son de color gris pardo y casi ovaladas, pero conservan la larga «cola» y parecen diminutos ratones grises.

Del capullo sale un sírfido adulto, pero a diferencia del ya mencionado, esta especie es extraordinariamente parecida a la abeja melífera (véase pág. 31).

Algunas larvas zángano pueden vivir en la carroña y éstas han dado origen a la antiquísima leyenda de que las abejas pueden proceder del cadáver corrompido de un buey. El mito ya era de sobras conocido en tiempo de los antiguos egipcios, cuando tanto el toro como la abeja eran animales sagrados, y de forma algo modificada se encuentra en la Biblia, donde Sansón, después de haber matado a un león, encuentra tanto abejas como miel en la boca del cadáver podrido. Existen también numerosas referencias a este fenómeno en la literatura griega y romana. Se creyó este mito justo hasta los tiempos modernos y la última explicación de que se trataba de sírfidos, no de abejas, no se dio hasta el decenio de 1880 a 1890.

Las cresas de cola de rata que se abren paso en las casas son totalmente inofensivas, y lo mejor es precisamente sacarlas fuera otra vez. Si continúan apareciendo y empiezan a ser una molestia, sería una buena idea averiguar de dónde han procedido y luego drenar el charco a fin de que los sírfidos adultos no puedan encontrar agua estancada contaminada en las cercanías inmediatas a la casa en la que puedan poner sus huevos.

Típula común, *Tipula paludosa*
(Págs. 30 y 105)

Las típulas se encuentran entre los animales que pueden provocar pánico en el dormitorio cuando, atraídas por la luz, llegan desde el exterior y aletean contra las pantallas de las lámparas.

Las típulas son simplemente moscas grandes. No se alimentan de adultas, ni tampoco pican ni producen escozor. La hembra pone sus huevos en el suelo, donde las larvas se alimentan de vegetación, causando a veces perjuicios royendo las raíces de las plantas.

Como se ha indicado en la página 159, algunas típulas pueden vivir en los viejos techos de paja.

Excrementos

No es extraño que se encuentren las heces o los excrementos de los animales antes de que se les vea a ellos mismos. En algunos casos será posible identificar la especie que ha producido los excrementos por su forma, color y tamaño, y por las condiciones en las que fueron encontrados.

Los excrementos de las arañas son de color blanco grisáceo y líquidos cuando son depositados, y de vez en cuando contienen los restos del exoesqueleto de la presa. Se encuentran especialmente debajo de las telarañas, por ejemplo como manchas en un cristal o como rayas grisáceas en las paredes. Los excrementos de las arañas que viven en las casas se encuentran a veces detrás de los cuadros y armarios, es decir, en lugares donde también puede haber excrementos de chinches de las camas, pero estos últimos serán más oscuros.

Las chinches depositan sus negros excrementos que contienen sangre en lugares resguardados (pág. 44). Se secan en forma de manchas circulares que algunas veces tienen una pequeña «cola» (véase la página siguiente). Son sumamente resistentes y por consiguiente muy útiles como indicios para demostrar la existencia de chinches en la casa.

Las pulgas depositan sus excrementos en forma de gotas de sangre más o menos digerida. Normalmente producen varias gotas parecidas mientras chupan, dejando así pequeñas manchas rojas en la piel, ropa o sábanas. Los excrementos de las pulgas pueden encontrarse en la piel de perros y gatos como partículas oscuras coaguladas, aproximadamente del tamaño de una cabeza de alfiler.

Los excrementos de piojo son más sólidos que los de pulga y no son absorbidos por la ropa. Generalmente son depositados en forma de oscuras partículas redondeadas.

Los excrementos de mosca son parecidos en forma y tamaño a los de las chinches, pero generalmente son algo más claros. Sin embargo, las moscas chupadoras de sangre pueden producir excrementos casi negros. Por regla general las moscas depositan sus excrementos al aire libre y con frecuencia en objetos que cuelgan del techo.

Las larvas de las polillas comunes de las pieles producen excrementos que pueden encontrarse junto con sus hilos de seda en los lugares en los que han estado alimentándose. Son casi esféricos y tienen el mismo color que el material del que las larvas se han estado alimentando.

Las larvas comedoras de madera de las carcomas, capricornios domésticos, etc., depositan sus excrementos en los túneles. La aparición de este material puede ser una ayuda para identificar la especie que ha estado atacando la madera, pero en muchos casos se requerirá un microscopio para conseguir una identificación exacta a partir de la forma de los excrementos.

Serrín de la carcoma común de los muebles.

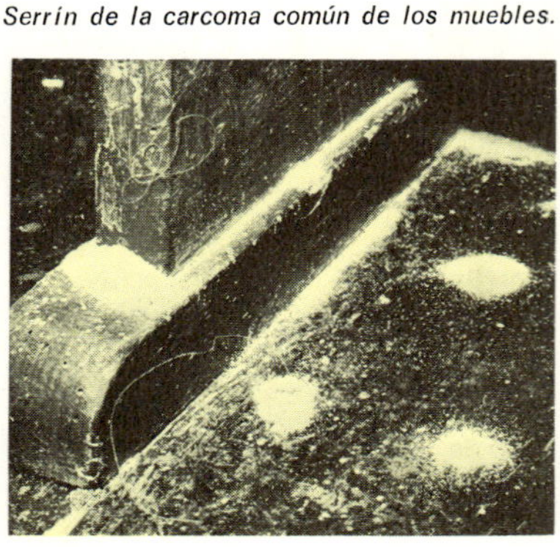

Ejemplos de excrementos.
Arriba izquierda: araña doméstica común
Arriba derecha: chinche.
Abajo izquierda: moscas.
Abajo derecha: larva de polilla común de las pieles.

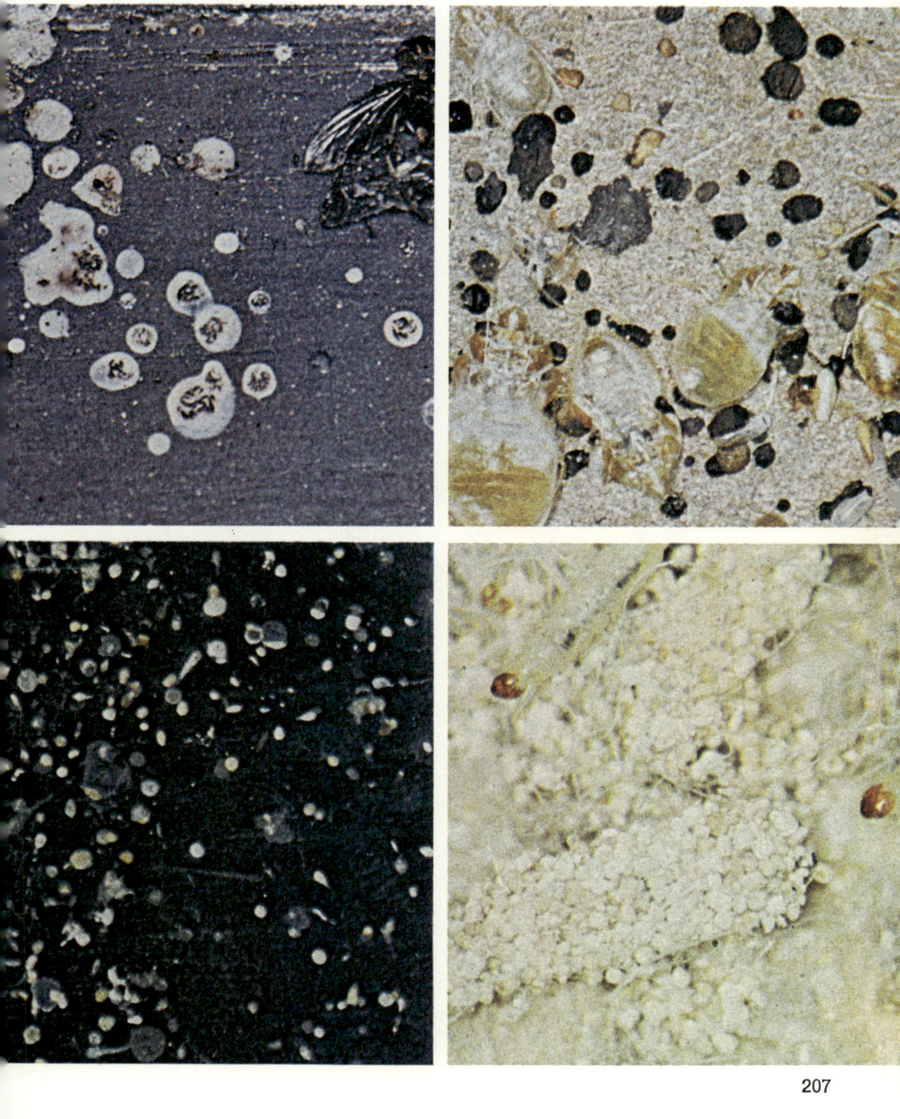

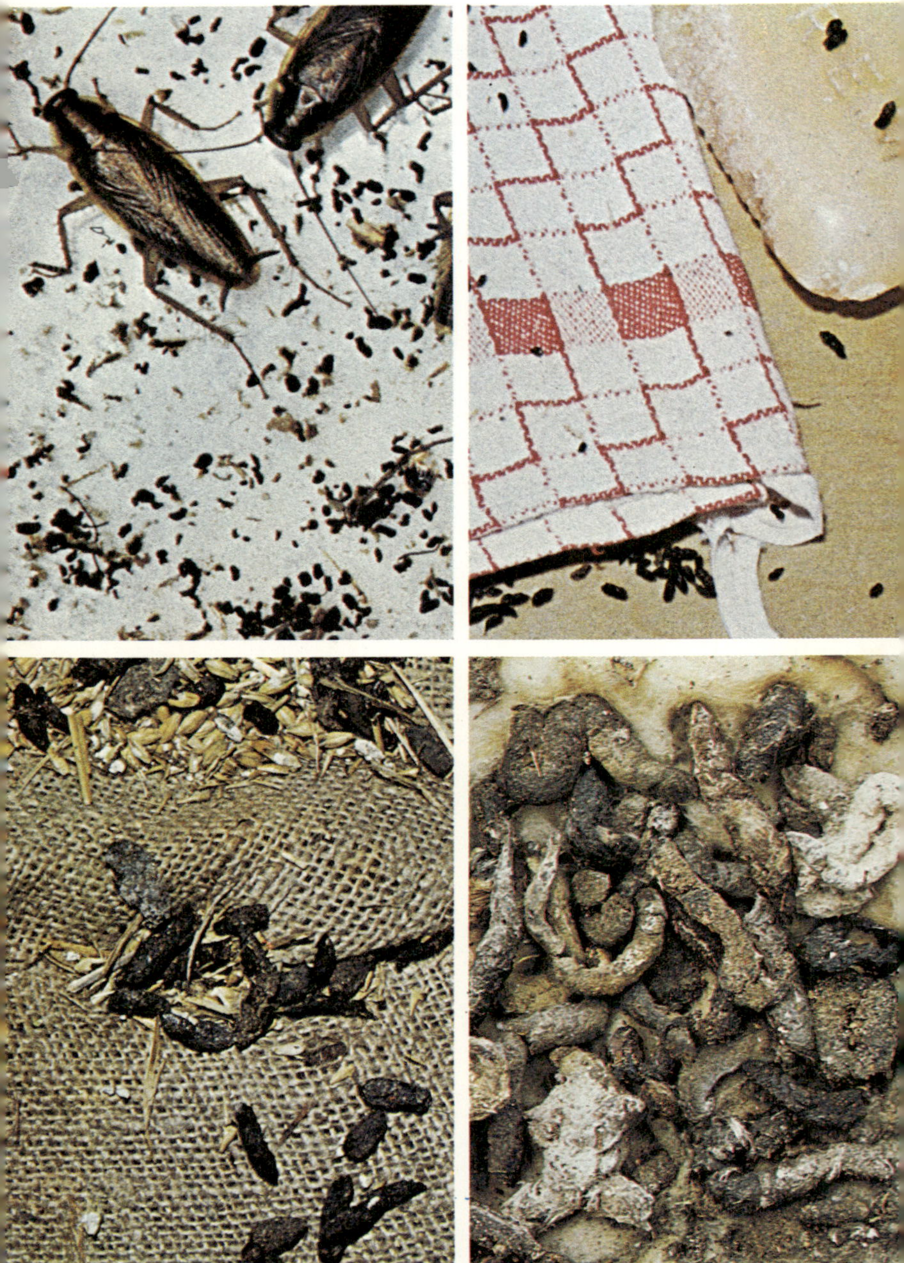

Los excrementos de cucaracha, en el caso de especies grandes, pueden confundirse fácilmente con los excrementos de ratón, aunque en general son algo más pequeños. Pueden distinguirse por el hecho de que van marcados con crestas longitudinales y sus extremos están más truncados.
Los excrementos del ratón casero son cilíndricos, y generalmente de cerca de 6 mm de longitud y 2,0-2,5 mm de anchura.
Los excrementos del ratón leonado son relativamente cortos y gruesos en comparación con los del ratón casero.
Los excrementos de la rata común son cilíndricos, generalmente de bordes romos y tienen cerca de 17 mm de largo y 6 mm de ancho, pero el tamaño varía mucho según la edad del animal. Las ratas comunes tienen la tendencia de utilizar lugares especiales como letrina, pero los excrementos también pueden encontrarse en otra parte, con frecuencia formando un montoncito.
Los excrementos de la rata negra son más cortos y más delgados que los de la rata común, de cerca de 10 mm de longitud y 2-3 mm de anchura, y con frecuencia ligeramente curvados y terminados en punta. Es característico de las ratas negras que viven en un desván que sus excrementos estén desparramados por todo el suelo, mientras que en las mismas condiciones las ratas comunes dejan sus excrementos en los rincones o a lo largo de las paredes.
Los excrementos de murciélago pueden ser bastante parecidos a los de los ratones, pero son mucho más porosos, ya que consisten únicamente en restos de insectos divididos en trozos pequeños. El color va desde pardo oscuro a negro, y el tamaño varía según la especie. Estos excrementos se encuentran con frecuencia en grandes montones inmediatamente debajo de las perchas de los animales en los desvanes y sótanos.
Los excrementos de la garduña son normalmente de 8-10 cm de longitud y 1,2 cm de anchura, cilíndricos y en general torcidos y alargados hasta un punto. El color es gris oscuro o negro (véase pág. 208). El contenido incluye piel, plumas y huesos. Estos excrementos tienen un fuerte olor y los animales frecuentemente establecen lugares especiales como letrina en cajas o lugares parecidos donde pueden acumularse grandes cantidades de excrementos.
Los excrementos de ave pueden reconocerse por la visible orina blanca que es depositada junto con las heces.

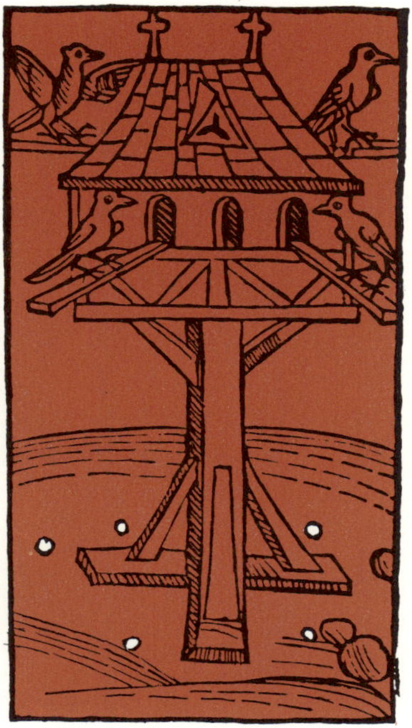

Ejemplos de excrementos
Arriba izquierda: cucaracha.
Arriba derecha: ratón casero.
Abajo izquierda: rata.
Abajo derecha: garduña.

Huellas

El rastreo de las huellas es ante todo una persecución al aire libre, pero incluso en casa de vez en cuando es posible descubrir algo a partir de la huella dejada por algún animal desconocido.
En los molinos y en otros establecimientos donde hay siempre cierta cantidad de polvo extendida por todas partes, las huellas proporcionarán con frecuencia un indicio de la presencia de plagas, aunque no siempre sea posible identificarlas con cierto grado de precisión.
Las huellas de los insectos son un problema difícil, principalmente porque un insecto tiene seis patas y en realidad no existe la posibilidad de identificar uno únicamente a partir de sus huellas. Todo lo más que podría deducirse sería una idea de su tamaño, y si dejó huellas visibles mientras se desplazaba o simplemente unas cuantas señales de deslizamiento tales como las que habrían sido dejadas por una larva.
Los ratones y las ratas poseen cuatro dedos bien desarrollados en cada pata delantera, mientras que las patas traseras, mucho más grandes, tienen cinco dedos. No es posible distinguir las diversas especies de ratones a partir de sus huellas, pero las de los ratones y ratas pueden distinguirse por su tamaño.
Las huellas de la garduña son oblongas, y casi siempre presentan la señal de lsa garras. Pueden distinguirse fácilmente de las huellas redondas de un gato doméstico, que es el único mamífero de gran tamaño con el que es probable que se confundan. Véase la pág. 188 para mayor información sobre las garduñas.

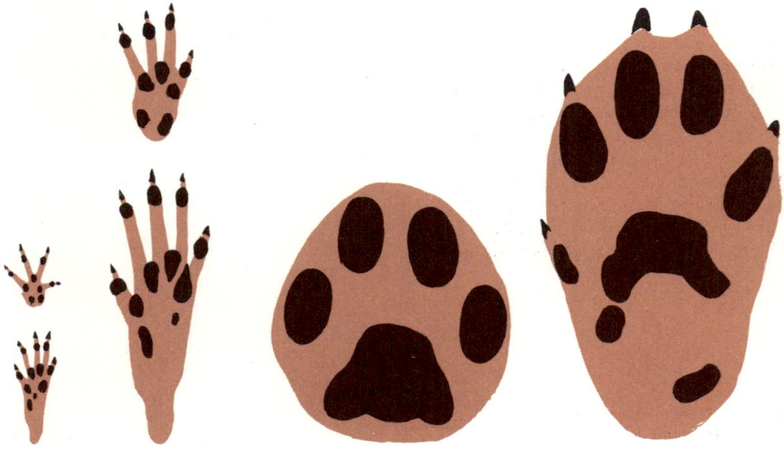

Ratón *Rata* *Gato* *Garduña*

Huellas de rata negra en el suelo de un almacén de cereales. Las líneas dobles curvas son huellas de escarabajo.

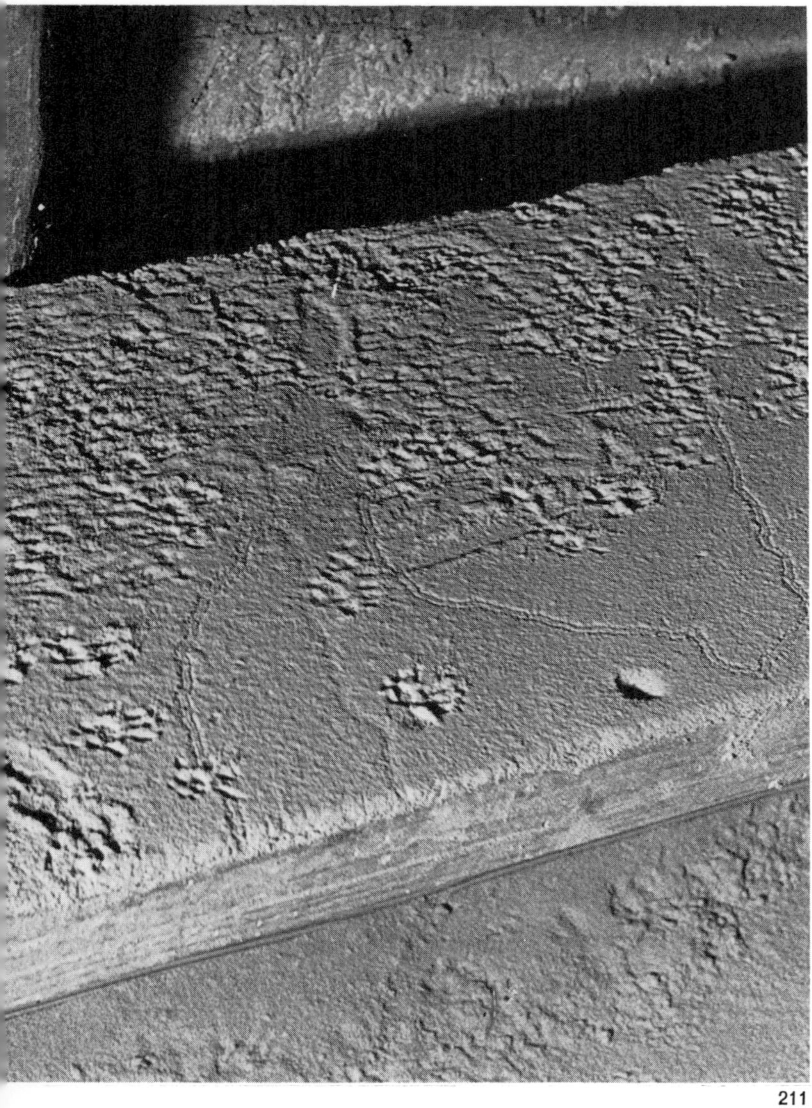

Olor

El sentido del olfato no está tan bien desarrollado en el hombre como lo está en la mayoría de los demás mamíferos, pero hay ocasiones en que incluso el aparato olfativo del hombre es de alguna utilidad para él.

Esto es aplicable especialmente en el caso de los comestibles. Nosotros somos, por ejemplo, muy sensibles al olor del alimento descompuesto, pero ciertos animales vivos también dejan huellas de olor.

Los ácaros de la harina en la harina o cereales comunican un olor algo dulce y nauseabundo a estos comestibles, mientras que el escarabajo *Tribolium destructor* produce una substancia de olor parecido al lisol, que será especialmente perceptible cuando las mercancías infestadas se han guardado muy apretadamente en los recipientes.

Las cucarachas poseen un olor característico algo dulce, pero tiene que haber varias de ellas antes de que éste llegue a ser manifiesto, y normalmente ya habrán dado muestras de su presencia de alguna otra manera.

La mayoría de las chinches producen un olor bastante desagradable. Procede de una secreción producida por unas glándulas pestilentes especiales de la cara inferior del tórax, y una habitación que albergue varios chinches tendrá frecuentemente un olor a mal ventilada nauseabundo.

La hormiga azabache *(Acanthomyops fuliginosus)*, que con frecuencia construye hormigueros en la madera, produce un olor acre aromático no desagradable que a veces le permite a uno encontrar el hormiguero por el olor. Por lo demás, las plagas de insectos de la madera no parecen tener ningún olor característico, pero el sofocante olor a mal ventilado y a moho en una casa es indicio de humedad.

Muchos carnívoros producen un olor acre que habrá sido percibido para cualquiera que se haya tropezado con las huellas de un zorro. En algunos lugares de Europa la garduña no es un extraño visitante de los desvanes de las casas de campo y produce una secreción procedente de unas glándulas que están en la base de la cola y que tiene un olor característico. La garduña produce esta secreción cuando es asustada, exactamente como lo hace la mofeta, y sirve como marca de olor ya que estos animales se comunican entre sí por medio del olfato.

Es un hecho curioso que el maloliente olor a carnívoro de una casa en algunos casos se ha encontrado que procede de los accesorios de lámparas hechos de bakelita, que debido a un defecto de fabricación despiden un olor acre cuando el accesorio llega a humedecerse.

La marca de olor también puede ser puesta por la orina y los excrementos, que en muchos animales tienen un olor característico. Esto ocurre, por ejemplo, en el caso de las ratas y los ratones.

El olor a descomposición de una casa casi siempre puede ser atribuido a un ratón muerto o a una rata debajo del suelo, y esto ocurre con frecuencia después que se ha puesto veneno en el suelo.

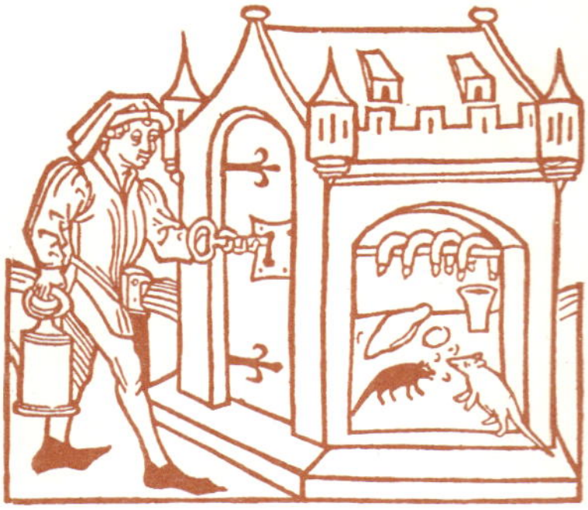

Ruidos

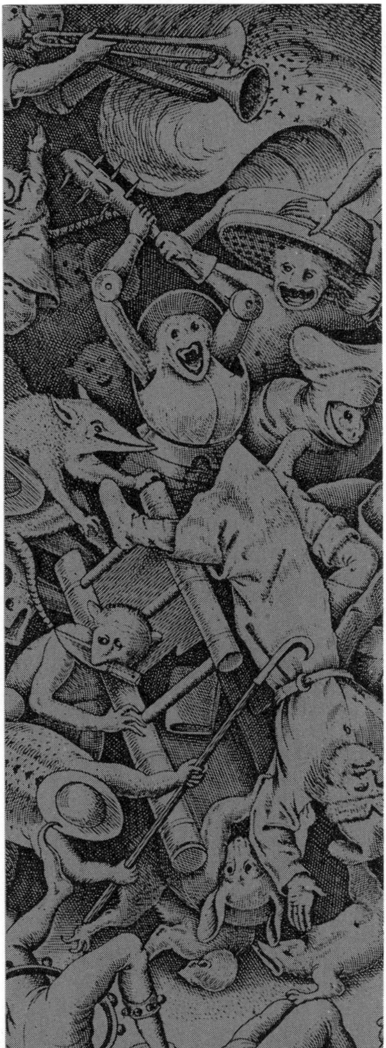

Normalmente la presencia de animales en una casa será confirmada al verlos directamente o al encontrar sus huellas. A veces, con todo, podemos utilizar nuestro sentido del oído, así como el del olfato.
Los sonidos producidos por los animales son muy variados y naturalmente proceden principalmente de las especies mayores. La mayoría de nosotros habrá padecido de insomnio debido a un ratón pertinaz intentando abrirse paso a través del rodapié, o lo habrá oído jugando al escondite con sus congéneres arriba en el desván.
A causa de su tamaño, las ratas tienden a hacer más ruido. Tienen una costumbre muy perturbadora de arrastrar grandes objetos de un lado a otro por la noche, lo cual ha dado origen a cuentos de espíritus. El hecho de que trate de ratas se reconoce por los gritos y chillidos que acompañan a sus pequeñas disputas.
Las garduñas de un desván también producen ruidos, especialmente si hay una hembra con una camada de numerosas crías juguetonas.
Los murciélagos pueden oírse con frecuencia durante el día mientras se trasladan de un lugar a otro de sus perchas y se molestan unos a otros. Por la noche también producen cierta cantidad de ruido cuando se despiertan y se preparan para salir volando.
Además de estos animales relativamente grandes, algunos de los mucho más pequeños también revelan su presencia por los ruidos que producen. Uno sólo tiene que pensar en el molesto zumbido de un mosquito en una habitación oscura, o en los abejorros y avispas que en general son oídos antes de ser vistos.
Los nidos de avispas, abejorros y abejas melíferas salvajes producen un zumbido continuo a lo largo del día y por

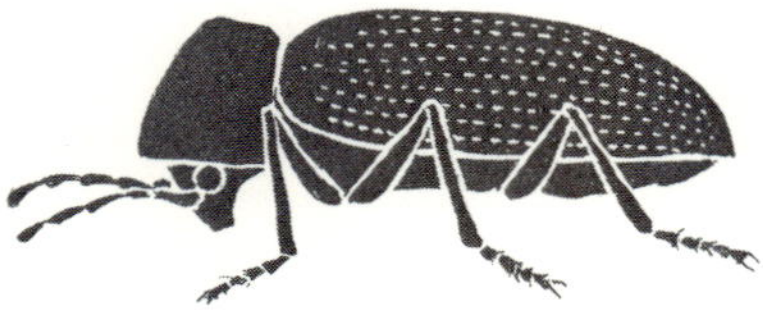

la noche, y a veces suena igual que el ronquido de un gran mamífero. El ruido aumenta de volumen cuando los insectos son perturbados por la vibración.

El ruido más sonoro producido por un insecto en las casas es sin duda el chirrido de un grillo doméstico. Los machos cantarán horas seguidas desde su rincón predilecto, y desafortunadamente con predilección por la noche. Sin embargo, el canto tiene la ventaja que delata su situación para que uno pueda ocuparse del asunto.

Las larvas de muchas plagas de la madera también pueden escucharse mientras la roen. El sonido que producen ha sido comparado al ruido de un clavo que es arrastrado sobre un trozo de madera áspera.

Algunas veces las larvas de las avispas de la madera o sírices roen tan fuertemente que parecen un ratón.

Entre los escarabajos cerambícidos, las larvas de *Callidium violaceum* y *Phymatodes testaceus* pueden oírse con frecuencia royendo debajo de la corteza. *Callidium* es especialmente común en los bordes de la corteza, por ejemplo, de la madera blanda del techo, mientras que *Phymatodes* se encuentra en los troncos del hogar de abedul y de haya. Las larvas del capricornio doméstico también pueden ser escuchadas de vez en cuando, especialmente los días calurosos de verano cuando son más activos y su apetito llega a un máximo. Normalmente una larva se alimentará durante 5-10 minutos cada hora y descansará el resto del tiempo.

Los ruidos que producen los animales al roer pueden ser una gran ayuda para confirmar que un ataque todavía es activo, ya que esto es con frecuencia muy difícil de detectar visualmente. Para este fin también puede utilizarse un aparato comparable al estetoscopio.

Muchas de las carcomas comunes de los muebles que viven en la madera también pueden hacerse notar mediante ruidos especiales. Son los sonidos en tic-tac escuchados por la noche cuando la casa está en silencio. Son producidos, por ejemplo, por los escarabajos del reloj de la muerte. El ruido es originado por el escarabajo adulto golpeando su tórax, en rápida sucesión, contra el sustrato. Tanto los machos como las hembras utilizan estas señales auditivas que sirven probablemente para guiarse unos a otros.

Algunas de las especies de piojos de los libros que viven en las casas pueden producir sonidos de golpecitos, y esto es aplicable especialmente a los piojos de los libros alados. Aquí de nuevo ambos sexos se comunican y producen el ruido golpeando el abdomen contra el sustrato. A menudo parecen elegir un lugar, tal como una superficie de papel pintado suelto, donde el sustrato sea resonante, con el fin de que el ruido producido sea más fuerte.

Puede haber una multitud de ruidos diferentes que se escuchen en la mayoría de las casas, y éstos en general pueden ser descubiertos con bastante rapidez. Sin embargo, algunas veces aparecen con una regularidad tal que uno está convencido que tienen que ser producidos por algún animal. Naturalmente el ruido puede proceder de uno de los animales arriba mencionados, pero en muchos casos puede deberse a deformaciones o tensiones creadas por los cambios de temperatura en el sistema de calefacción central o al crujido de la madera de los muebles provocado por las fluctuaciones periódicas de la temperatura y de la humedad.

Sobre las plagas animales en general

Uno podría llevarse la impresión de que todos los invertebrados del mundo están totalmente resueltos a hacernos la vida imposible, pero en realidad solamente una pequeña proporción de ellos puede ser considerada como animales nocivos. Los insectos son, por supuesto, con mucho el mayor grupo del reino animal, y también comprenden el mayor número de plagas. Se estima que han sido descritas aproximadamente un millón de especies diferentes de insectos, pero mucho menos de uno entre mil de ellos pueden ser acusados de provocar daños o perjuicios, de un tipo o de otro, al hombre. Además, lógicamente, algunos insectos son beneficiosos para el hombre.

Es difícil definir con precisión lo que es una plaga animal. Existen ciertas especies que están únicamente adaptadas a atormentarnos, el piojo de los vestidos es un buen ejemplo, pero no hay muchos a los que pueda achacárseles razonablemente el término de plaga. Bastará decir que algunas especies en ciertas condiciones pueden llegar a ser tan numerosas como para usurpar algunos bienes del hombre, y por consiguiente tienen que ser consideradas como plagas. Esto no excluye la posibilidad de que en ciertas condiciones diferentes puedan ser inofensivos o posiblemente incluso beneficiosos.

En la moderna agricultura y silvicultura, la finalidad del control de la plaga normalmente no consiste en examinar los animales nocivos implicados. En la mayoría de los casos será un principio más razonable reducirlos a un nivel al que el perjuicio que ocasionan pueda tolerarse, dependiendo el nivel efectivo de las consideraciones económicas.

Bastante más difícil es decidir cuántos invertebrados pueden tolerarse en una casa. La mayoría de la gente no se preocupará si hay unas cuantas moscas zumbando alrededor de las lámparas o si hay una araña suelta en un rincón del cobertizo, pero tenemos que admitir que para algunas personas la presencia de un solo invertebrado en la casa es una experiencia traumática.

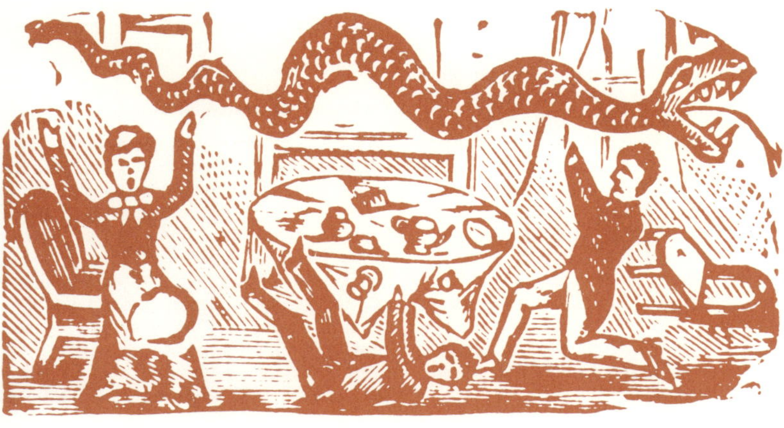

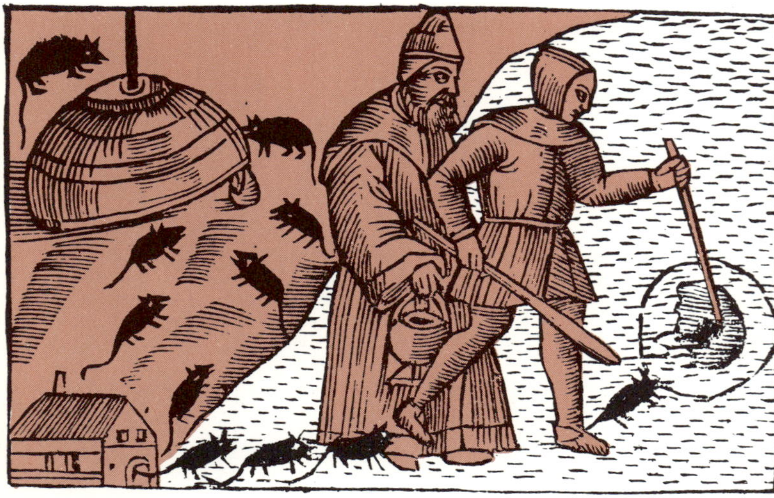

Caza de ratas en el siglo XVI, grabado en madera contemporáneo.

Prevención

Evidentemente no es posible excluir totalmente a los animales de una casa. En la mayoría de los casos el proceder más sensato consistirá en impedir la entrada de animales y, sujetos a consideraciones técnicas y estéticas, negarles condiciones de vida apropiadas si de veras consiguen entrar. Afortunadamente, tales medidas fomentarán también en general la higiene doméstica.

Los detalles sobre las medidas preventivas han sido ya tratados en todas las secciones de este libro, pero en general puede decirse que todo tipo de grietas, brechas y espacios inaccesibles son sumamente desaconsejables, especialmente en las cocinas y en los bares, ya que permiten la acumulación de suciedad y la multiplicación de plagas que serán más difíciles de controlar.

Aunque la exclusión total de todos los animales de una casa es virtualmente imposible, ciertas medidas sencillas tales como mallas adecuadas sobre las puertas y ventanas pueden ser eficaces para no dejar entrar a las moscas, mosquitos y avispas.

A un nivel más técnico, los insectos pueden evitarse mediante la denominada cortina de aire. Esto implica el montaje de una corriente de aire a través de la cual no puedan pasar los insectos.

En términos generales, todos los insectos y ácaros se desarrollan mejor en lugares con humedad elevada y temperaturas relativamente altas. Por consiguiente, se recomienda un depósito de comestibles fresco y seco y una limpieza sin abuso de agua.

Métodos de tratamiento

Aspiradores. No hay duda de que el uso diario de un aspirador es el medio más importante para tener las plagas bajo control, y esto es aplicable tanto a las casas particulares como a las industrias. Muchos invertebrados son destruidos y eliminados mediante el aspirador. Como ya se ha indicado, algunas plagas se desarrollan mejor en los lugares donde haya un depósito de polvo.

Los matamoscas pueden ser un arma útil cuando sólo tenga que hacerse frente a unos cuantos mosquitos o moscas.

Calor. Los insectos son muy sensibles a las temperaturas elevadas y en media hora serán destruidos a 60 °C; esto es aplicable a los huevos, a las larvas y a los adultos. De este modo, la ropa caliente destruirá todos los bichos que contenga, y calentar los comestibles y los objetos de madera también puede resultar un método de tratamiento racional.

Frío. A temperaturas inferiores a 10 °C la mayoría de los insectos interrumpen todo movimiento y el desarrollo y dejan de poner huevos. Con todo, se requieren temperaturas incluso más bajas para matarlos, y existe una diferencia considerable en la tolerancia de las diferentes especies. Los insectos que están adaptados a un clima templado toleran en invierno temperaturas más bajas que los que proceden de los trópicos (véase pág. 189). Tal vez tenga suerte el hombre por el hecho de que una gran cantidad de plagas de las casas y de los comestibles hayan procedido de lugares del mundo más cálidos. Éstas no pueden sobrevivir al invierno en una habitación sin calefacción, y naturalmente serán destruidas por congelación.

Trampas luminosas. Muchos insectos se dirigen a la luz y la mayoría son especialmente atraídos por la luz que esté en la zona ultravioleta del espectro. Esta luz es invisible para nosotros y algunas veces se la conoce familiarmente como luz negra.

Los entomólogos han utilizado por mucho tiempo trampas luminosas para recoger mariposas y otros insectos, y más recientemente ha habido un interés creciente en utilizar este tipo de aparato para el control de los insectos. Las trampas luminosas actúan de diferentes maneras. La luz puede proceder de bombillas eléctricas o de tubos, y el mecanismo de captura puede implicar la aspiración de los insectos hacia un recipiente por medio de una corriente de aire o la atracción a una rejilla cargada eléctricamente que los matará por electrocución. Los insectos muertos caerán luego en una cubeta de recolección.

Se ha demostrado que las trampas luminosas son muy eficaces contra las avispas. Una vez correctamente colocadas pueden conservar las panaderías y tiendas de frutas prácticamente libres de estos insectos. Las moscardas y muchas moscas e insectos más pequeños también son atrapados, pero en la mayoría de los casos se ha visto que tales trampas no son tan eficaces para hacer frente a las moscas domésticas comunes. Las trampas luminosas no son apropiadas para atrapar mosquitos y otros insectos molestos de las terrazas, de los huertos, etc. Una trampa luminosa colocada en el jardín destruirá ciertamente una gran cantidad de insectos, pero atraerá todavía muchos más a la zona, y de los destruidos la mayoría serán inofensivos.

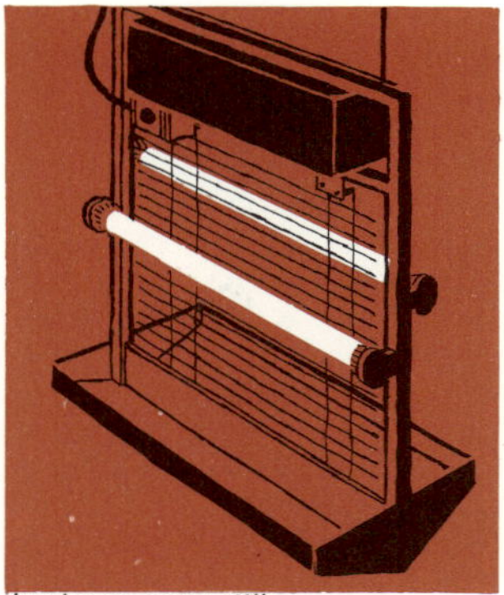

Trampa luminosa con rejilla.

Otras trampas. Para las ratas y los ratones las trampas serán en general el método de control más eficaz (véase pág. 87). Los anticuados papeles matamoscas pegajosos todavía pueden obtenerse en algunos lugares, pero en la actualidad la mayoría de la gente los encontraría totalmente repugnantes. Las trampas de cucarachas aparecen de vez

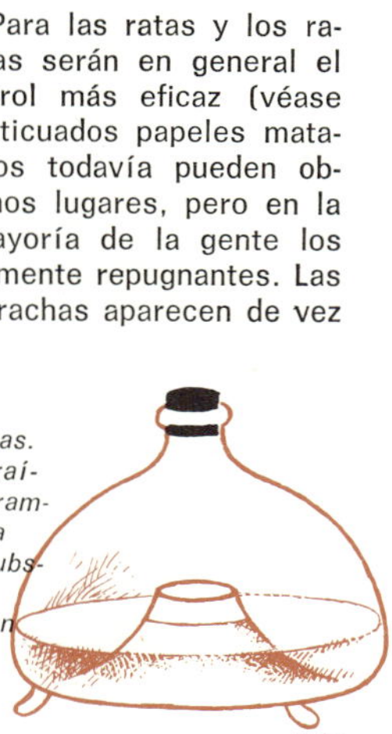

Trampa atrapamoscas. Las moscas son atraídas debajo de la trampa por la presencia de azúcar u otra substancia dulce parecida. Cuando vuelan hacia arriba son atrapadas.

en cuando en el mercado, pero hasta ahora no han demostrado ser muy eficaces.

Irradiación radiactiva. Hablando en términos generales, dicha irradiación puede afectar a los insectos de tres maneras. Una dosis relativamente débil aumentará el índice de mutación, una dosis algo más elevada esterilizará los insectos, y una dosis realmente alta los matará. Las poblaciones de insectos han sido controladas con éxito soltando machos esterilizados en cantidades tan elevadas que todas las hembras apareadas con ellos ponían más tarde huevos no fecundados. Sin embargo, este método no convendría a los insectos de la casa. La irradiación radiactiva se ha utilizado en algunos lugares para controlar las plagas de los cereales, pero el método rara vez es económicamente viable, en parte porque la cantidad de irradiación requerida para matar a un insecto es muy grande, en realidad aproximadamente 500 veces mayor que la que un humano puede tolerar.

Control biológico. La puesta en libertad de depredadores, parásitos o microorganismos patógenos que limitan el número de plagas, puede ser un método muy eficaz para controlar las plagas de la agricultura. Las plagas domésticas tienen también sus enemigos naturales (véase, p. ej., pág. 150) y posiblemente podrían utilizarse con mayor eficacia que en la actualidad. Sin embargo, el problema estriba en que en una casa se requiere una erradicación rápida y completa, mientras que los enemigos naturales normalmente sólo podrán restringir las poblaciones de animales nocivos hasta cierto nivel.

Métodos químicos. Cuando los modernos insecticidas entraron en uso a principios de los años cuarenta —el DDT fue el primero— hubo un enorme optimismo. Estas sustancias eran eficaces contra los mosquitos, las moscas, los piojos y las pulgas que propagaban enfermedades, y contra una amplia gama de plagas vegetales, de modo que la producción de alimento total de la tierra podría empezar a aumentar.

Estos insecticidas son todavía unas armas importantes en la lucha contra el hambre y la enfermedad, y muchos de ellos son sumamente eficaces cuando se utilizan en casa. Sin embargo, se ha demostrado que su uso no está tan exento de problemas como se creía al principio. En parte implica los muy discutidos envenenamientos y contamina-

«Control biológico», uno de los más antiguos grabados en madera conocido alrededor de 1420).

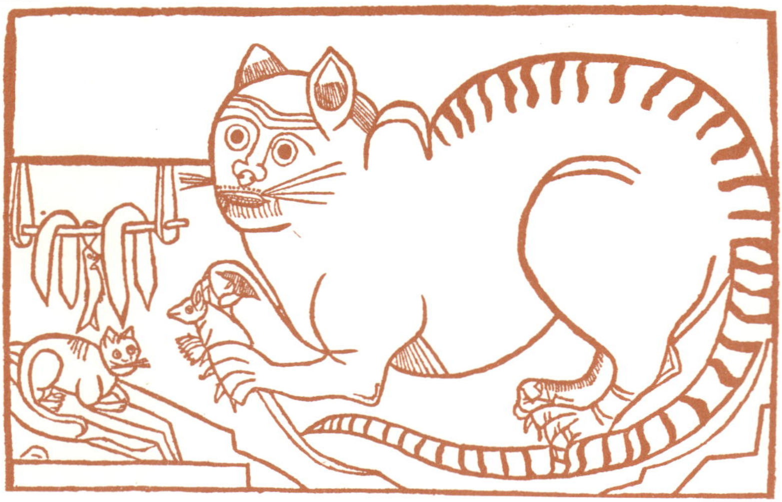

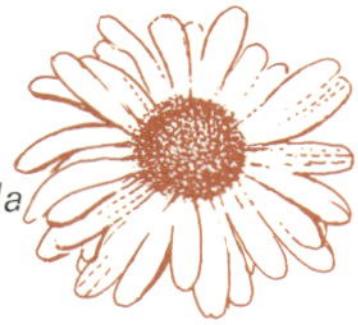

Piretro, substancia extraida del crisantemo

ciones del ambiente (véase pág. 220) y además pronto se demostró que algunos animales pueden desarrollar una fuerte resistencia frente a estos venenos (pág. 220).

Los insecticidas pueden administrarse de distintas formas. Los polvos, por ejemplo, son muy apropiados para tratar grietas y hendiduras. Las pulverizaciones son utilizadas cuando no es práctico tener polvo desparramado por el suelo. A pesar de su elevado coste, las pulverizaciones en aerosol han llegado a utilizarse extensamente en estos últimos años para fines domésticos. En general el contenido consiste en diversas soluciones de insecticida junto con un propulsor que expulsa la solución en forma de una fina pulverización. Los barnices insecticidas son utilizados, por ejemplo, contra cucarachas y homigas. Sus principios activos son unos venenos muy peligrosos, pero su composición ha sido ideada de tal manera que el veneno no pueda propagarse sino que permanece donde se ha aplicado el barniz, generalmente en zonas a lo largo de las paredes y suelos. Además, el veneno no asciende todo a la superficie al mismo tiempo, sino que sale poco a poco, de tal manera que una simple aplicación puede ser eficaz durante varios meses.

En vista de los otros muchos métodos eficaces de tratamiento, el uso de gas venenoso está en la actualidad justamente restringido. Así, el gas puede utilizarse contra plagas de insectos en cereales, comestibles, tabaco y diversas provisiones, y también en los molinos, donde se utiliza rutinariamente para librarse de la polilla gris de la harina. El gas también se utiliza en los barcos para matar las ratas, con el fin de prevenir la propagación de enfermedades. La madera, las pieles y el cuero también pueden tratarse con gas.

Los insecticidas corrientemente utilizados pueden dividirse en cuatrc grupos importantes, de acuerdo con su origen: 1) los llamados venenos naturales derivados de las plantas. 2) Los venenos clorados. 3) Los compuestos orgánicos fosforosos. 4) Substancias inorgánicas. El veneno vegetal más importante es el piretro, que deriva de una planta del grupo del crisantemo. No es muy venenoso para los animales de sangre caliente, pero actúa muy rápidamente sobre los insectos. El piretro se descompone rápidamente cuando se expone a la luz y al aire, y a veces va incorporado a los insecticidas que se utilizan en las casas, ya que no constituye un riesgo para los comestibles.

La rotenona, obtenida de diversas plantas tropicales, se utiliza especialmente contra los parásitos.

Los insecticidas clorados, tales como el DDT y el lindano, no son especialmente venenosos para los animales de sangre caliente, pero las objeciones para su uso derivan del hecho que se descomponen muy despacio. Esto, unido al hecho de que son solubles en las grasas, significa que tienen una tendencia a acumularse en los tejidos adiposos de los animales. Los insecticidas clorados van incorporados a diversos polvos contra hormigas y a ciertos conservadores de la madera donde se requiera un largo tiempo de acción. La dieldrina es bastante más venenosa que las sustancias arriba mencionadas, y su uso está limitado en la actualidad principalmente a los barnices insecticidas y a algunos conservadores de la madera.

Los compuestos orgánicos fosforosos incluyen el paratión, que es sumamente venenoso y por consiguiente no tiene que utilizarse en las casas. Por otra parte, las substancias de este grupo se descomponen con relativa rapidez en la naturaleza y por lo tanto no representan un grave problema de contaminación.

Las substancias orgánicas utilizadas en forma de polvos contra los insectos incluyen el ácido bórico y el kieselguhr. Algunos insecticidas tienen que ser comidos por los insectos para que sean eficaces. Éstos pueden ir incorporados al alimento, como por ejemplo cuando los artículos de lana están impregnados contra las polillas o la madera contra los insectos perforadores de ésta, o pueden colocarse en la comida suministrada como cebo. Algunos polvos insecticidas actúan también en el tubo digestivo y los insectos los toman cuando se limpian con sus apéndices bucales.

Otros insecticidas actúan a través de la piel, como venenos de contacto. En realidad, la mayoría de los modernos insecticidas sintéticos (pulverizadores, polvos, barnices) actúan de esta forma. Los gases operan sobre el sistema respiratorio de los insectos.

Esta división en categorías no está totalmente definida. Algunos de los venenos que actúan en el sistema digestivo poseen una ligera acción como venenos de contacto, y la mayoría de los venenos de contacto también son eficaces cuando llegan al estómago.

PELIGROS DEL USO DE VENENOS

En los últimos años ha habido mucha discusión sobre los peligros implicados en el uso de estas substancias venenosas. Con el fin de evitar malentendidos es importante hacer la diferencia entre tres clases principales de riesgos. En primer lugar está el peligro de un envenenamiento agudo. Una substancia puede ser tan venenosa que una pequeña dosis tomada por descuido o por equivocación puede resultar peligrosa. En segundo lugar, existe el peligro de envenenamiento crónico. Algunas substancias no son especialmente venenosas en pequeñas dosis, pero son descompuestas o excretadas muy lentamente, de modo que una pequeña dosis diaria puede acumularse en el organismo y finalmente alcanzar un nivel al que llega a ser perjudicial.

En tercer lugar, el abuso de substancias que se descomponen lentamente ha dado origen al temor de que puedan acumularse en el suelo y en el agua y de que tengan un efecto perjudicial sobre la vida animal y vegetal. Afortunadamente este problema no es grave en el caso del control de plagas en el hogar.

El peligro de envenenamiento agudo es muy pequeño con las substancias suministradas para uso doméstico. Sin embargo, con los insecticidas que se utilizan en dependencias de granjas, silos y depósitos de cereales, en la industria de fabricación de alimentos y en las casas particulares existe siempre el peligro de que pequeñas dosis diarias puedan llegar a totalizar un nivel peligroso.

Sobre la resistencia

Uno de los inconvenientes del uso de venenos es que algunos animales pueden, al parecer, desarrollar una resistencia frente a ellos. Esto no significa que un solo individuo llegue a ser resistente durante su vida. Dentro de un gran número de individuos, tales como una población de moscas, habrá numerosas combinaciones diferentes de material hereditario, y entre éstos existirán algunos individuos con una constitución génica que confiera un mayor grado de resistencia frente a un veneno determinado. Para dichos individuos existirá una tendencia a sobrevivir y transmitir esta resistencia a su descendencia.

Esa capacidad para resistir no significa sin embargo que los animales sean por lo demás superiores a los demás tipos. Por el contrario, se ha demostrado que las cucarachas resistentes a la dieldrina, por ejemplo, poseen una capacidad reproductora reducida comparada con la población original de cucarachas sensibles a este veneno.

Normalmente la resistencia se desarrolla solamente hacia un veneno concreto que se ha utilizado, o hacia venenos del mismo tipo, como por ejemplo los venenos clorados. En dichos casos sería posible encontrar una substancia de composición diferente que resultara eficaz.

No hay duda de que la resistencia de ciertas plagas a los venenos es un problema grave, pero en muchos casos se ha demostrado que el tratamiento ineficaz era debido al uso de métodos inadecuados. Algunas veces un tratamiento ha sido considerado como ineficaz porque se ha visto que los insec-

tos se marchaban arrastrándose al parecer sin ser dañados por el veneno. Esto ocurre con frecuencia y se debe al hecho de que los venenos sintéticos para los insectos actúan muy lentamente, y pueden pasar varias horas antes de que los animales mueran.

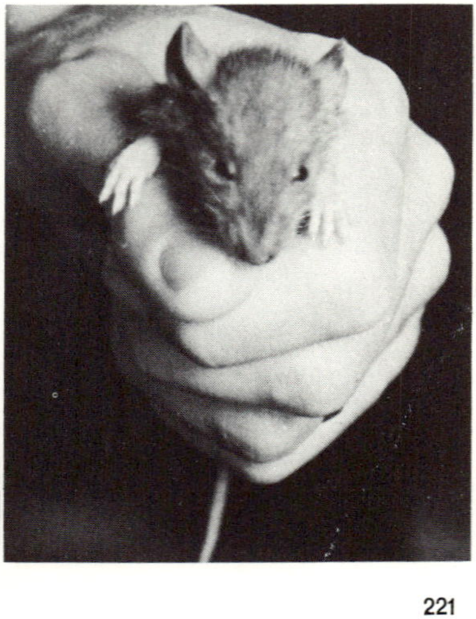

Índice alfabético

Bibliografía

Bang, P.: Dyrespor, spor og sportegn efter pattedyr og fugle, Copenhague, 1972.

Boas, J. E. V.: Dansk Forstzoologi. Gyldendal, 1923.

Bergsøe, Vilh.: Fra Mark og Skov. Gyldendal, 1916.

Busvine, J. R.: Insects and hygiene. The biology and control of insect pests of medical and domestic importance. Londres, 1966.

Jawes, M. T., and Harwood, R. F.: Herms's Medical Entomology, 1969.

Keiding, Johs.: Byer og huse som levested, Danmarks Natur, bind 9, págs. 346-71, 1970.

Mallis, A.: Handbook of Pest control. Nueva York, 1960.

Mathlein, R. og B. Tunblad: Skadedjur och snyltgäster i hus, hem och förråd, 1971.

Statens Skadedyrlaboratorium: Div. vejledninger om indendørs skadedyr, med bekæmpelsesanvisninger.

Weidner, H.: Bestimmungstabellen der Vorratsschädlinge und des Hausungeziefers Mitteleuropas, Stuttgart, 1971.

Wichmand, Hans: Boligens dyreliv. Danmarks Natur, bind 9, págs. 437-93. 1970.

Wichmand, Hans: Gæster i husene. Danmarks Natur, bind 9, págs. 371-89. 1970.

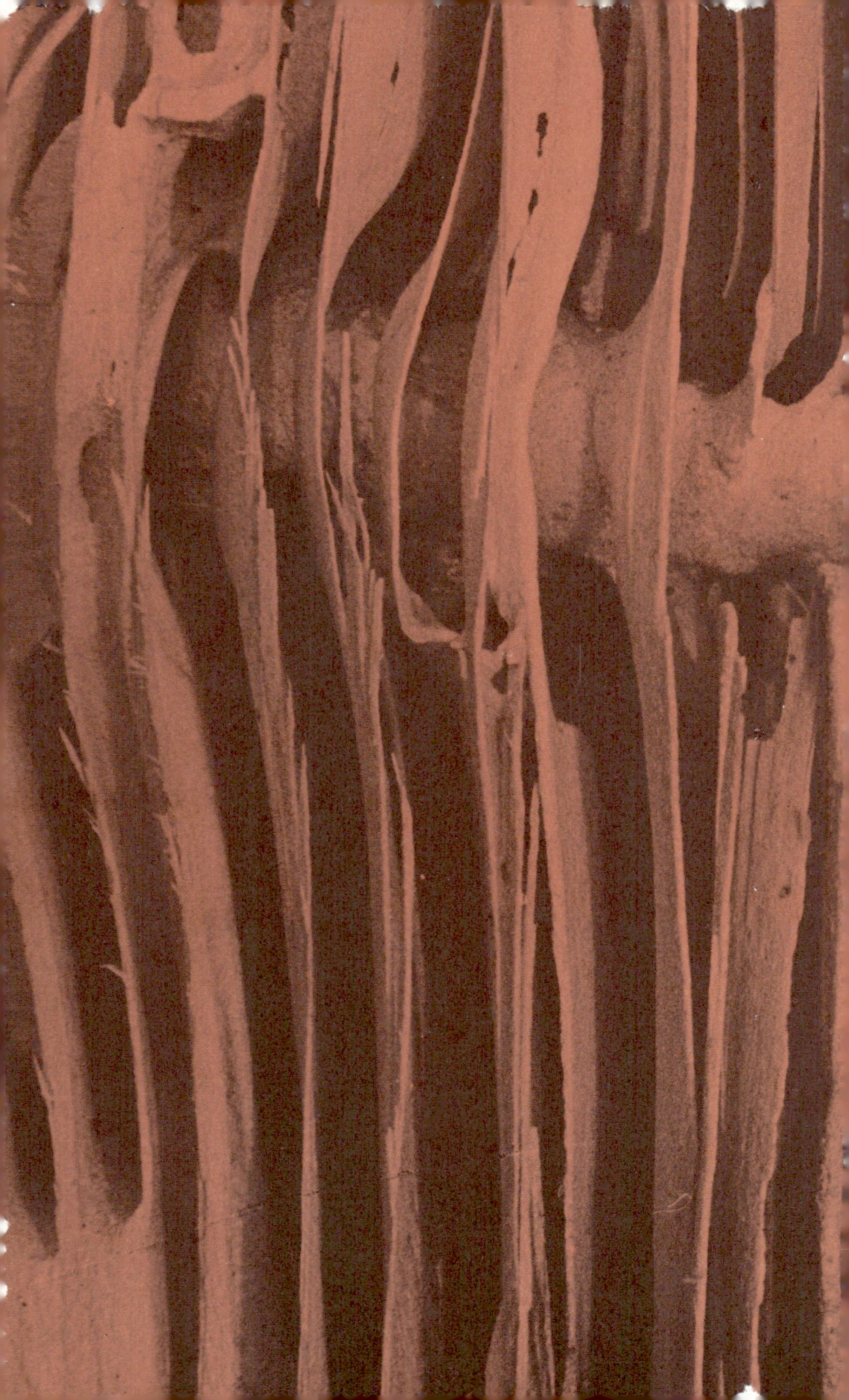